U0302928

国家973 计划项目

"中医临床各科诊疗理论框架结构研究" 成果

金元四大家医书校注丛书

石 岩 总主编

儒门事亲

——（金）张从正 著

石 岩

马 丹 陈 雷

闫海军 杨宇峰 校注

科学出版社

北京

内 容 简 介

　　《儒门事亲》是一部中医理论与临床实践紧密结合的著作，金代张从正著。张从正，字子和，号戴人，睢州考城人（今河南睢县、兰考一带），为金元四大家之一，攻下派的一代宗师。本书约成书于公元1228年，共15卷，20余万言，其注重阐发六实邪为诸病之因，倡导用攻下三法治疗，创立"攻邪论"的思想。在具体应用汗、吐、下三法时，张氏从治法范围、适应证、禁忌证等方面做了系统阐述，较前人认识有了较大的扩充。三法均有具体用法、注意事项、禁忌证，其中有不少精辟的论述和创见，如邪未去而不可言补，养生当论食补，治病当论药攻等，并附较多验案。

　　本书内容实用性强，对现代中医临床有启发，适用于医史文献研究者和临床医生，也可供中医爱好者阅读。

图书在版编目（CIP）数据

儒门事亲 /（金）张从正著；石岩等校注. —北京：科学出版社，2022.1
（金元四大家医书校注丛书 / 石岩总主编）
ISBN 978-7-03-069348-8

Ⅰ. ①儒… Ⅱ. ①张… ②石… Ⅲ. ①中医临床–经验–中国–金代
Ⅳ. ①R249.464

中国版本图书馆 CIP 数据核字（2021）第 136273 号

责任编辑：刘　亚 / 责任校对：张小霞
责任印制：徐晓晨 / 封面设计：黄华斌

科 学 出 版 社 出版
北京东黄城根北街 16 号
邮政编码：100717
http://www.sciencep.com

北京中科印刷有限公司 印刷
科学出版社发行　各地新华书店经销
*
2022 年 1 月第 一 版　　开本：720×1000 1/16
2022 年 1 月第一次印刷　印张：21
字数：350 000
定价：**108.00 元**
（如有印装质量问题，我社负责调换）

丛书编委会

主　编　石　岩

副主编　刘庚祥　傅海燕　杨宇峰

编　委　（以姓氏笔画为序）

　　　　　马　丹　王　雪　王宏利　王蕊芳

　　　　　艾　华　曲妮妮　吕　凌　闫海军

　　　　　杨宇峰　谷　松　谷建军　张　华

　　　　　陈　雷　邰东梅　尚　冰　季顺欣

　　　　　赵鸿君　战佳阳　曹　瑛

总前言

中医药学是一个伟大的宝库，其学术源远流长，其理论博大精深，其学说百家争鸣。若要真正掌握其思想精髓，灵活应用以治病救人，非熟读、领悟历代医学经典别无他路。国家中医药管理局因此提出"读经典，做临床"的口号，以倡导中医界的同事、学子，认真研读历代有代表性的中医典籍，以提高中医理论与临床水平。

金元时期是中医药学迅速发展的时期。受宋明理学的影响，中医药学针对宋以前的诊疗模式、临症方法展开了学术争鸣，全面探究病因病机理论，形成了新的外感内伤病机学说，即金元四大家的学术争鸣。他们对宋以前那种"方证相应""以方名证"，临证辨识"方证"的诊疗模式提出了挑战，开始大量使用《内经》阴阳五行、脏腑气血学说探讨病因病机，推导和辨析临症证候及症状发生和变化的机理。

金元四大家以刘完素为首。刘完素，字守真，自号通玄处士。河间人（今河北省河间县），故尊称刘河间。他在精研《素问》《伤寒论》的基础上，以"火热论"阐发六气病机，提出了"六气皆从火化"的著名论点，力主寒凉治病，创立了寒凉学派。主要著作有《素问玄机原病式》《黄帝素问宣明论方》和《素问病机气宜保命集》。

张从正，字子和，自号戴人。睢州考城人（今河南睢县、兰考一带）。私淑刘河间，治病宗河间寒凉之法，又发展河间寒凉学派为以寒凉攻邪为特点的攻邪学派。他认为疾病"或自外而入，或由内而生，皆邪气也"，邪留则正伤，邪去则正安，故治疗上以汗、吐、下三法攻除疾病。其代表作为《儒门事亲》。

李杲，字明之，真定人（今河北正定），居于东垣地区，晚号东垣老人。师事张元素，依据《内经》以胃气为本的理论，提出了"内伤脾胃，百病由生"的观点，治疗上强调调理脾胃，升提中气，创立了补土学派。其代表作为《脾胃论》

《内外伤辨惑论》和《兰室秘藏》。

朱震亨，字彦修，婺州义乌人（今浙江义乌市），其乡有小河名丹溪，故尊之为丹溪翁。丹溪师事罗知悌，又受到刘完素、张从正、李杲三家学说的影响及程、朱理学的影响，倡导"阳常有余，阴常不足"和"相火"易于妄动耗伤精血的观点，治疗上主张滋阴降火，善用滋阴降火药，后世称其学术流派为养阴派。丹溪的著作，以《局方发挥》《格致余论》和《金匮钩玄》为代表，而《丹溪心法》等则为其门人弟子整理其学术经验而成书。

金元四大家及其传承弟子经过不断的研究、探讨与实践，构建了当时中医学临症诊疗模式及临症的基本理论框架，即"时方派"的特色学术。时方派的理论、实践及诊疗模式是在宋代医学着重方剂的收集、整理、汇总的基础上，又在临症理论、诊疗模式方面进行了一次更深入的研讨、辨析与提高，把古代有着各自发展轨迹的"医经理论"与"经方实践"在方法上进行了相融的构建，形成了金元时期用医经理论推导、辨析、诠释"方"与"证"之间关系的辨（病机）证施治的基本模型。这种初始的模型经过后世的不断发展、完善，逐渐丰富它的理论框架，形成了后世中医学临症的主流模式，亦是我们现代中医临症官方的主流模式。因此，认真研读金元四大家的著作，探讨金元时期学术争鸣的起因与内涵，辨析当时临症模式转换的背景及辨（病机）证施治的形成与发展，对于我们研究现代中医临症的诊疗模式，临症理论的框架结构具有不可或缺的意义。

作为国家重点研究课题 973 项目的一部分，我们汇集了金元四大家有影响的代表作 11 部及从诸书中汇总的《朱丹溪医案拾遗》1 部，编辑成"金元四大家医书校注丛书"。通过筛选好的底本，配合校勘讹误，注释疑难，诠释含义等方式，深入准确地理解原著内容，以期方便读者学习了解金元四大家医书的内容。同时从学说的源流、背景、学术特色及对后世的影响等方面，对各书进行了系统研究。

不过限于水平，错误与疏漏之处在所难免，切望广大专家、读者批评指正。

编　者

2020 年 10 月

校注 · 说明

　　《儒门事亲》是金代著名医学大家张从正的名著，共 15 卷，约成书于 1228 年。该书所载包括了内、外、妇、儿、五官、针灸等各科内容，每卷均引用了《内经》《本草》等经典著作的有关论述，然后加以引申，并制定处方。这对促进理论与临床实践相结合起到重要作用。

　　此次校勘《儒门事亲》是以明·万历二十九年（1601 年）王肯堂撰，吴勉学校《古今医统正脉全书》本为底本，以《四库全书》本为主校本（简称"《四库》本"），以《中国医学大成》本（简称"《大成》本"）和上海千顷堂书局出版晚清宣统庚戌石印本（简称"《宣统》本"）为参校本。

　　校勘和注释的过程中遇到的一般问题，均按照本丛书的统一规定处理。需要特殊说明的问题如下：

　　一、底本竖排格式改为横排，底本表示文字位置的"右"、"左"，一律改为"上"、"下"，不出校记。

　　二、凡底本因刻致误的明显错别字，径改不注。校本有异文，有参考价值的，出校记说明之。

　　三、底本中不规范的药名，一律径改为规范字，如"耆"改作"芪"、"檗"改作"柏"等，不再出校记说明。

　　四、原文中的异体字、古今字、俗写字，凡常见者一律径改为通行的简化字，不出校记，如"欬"改作"咳"、"於"改作"于"、"觔"改作"斤"等。对于原文中的冷僻字未经规范简化者，以及不常见的通假字、异体字等，酌情予以注释。

　　五、为便于读者阅读，本次整理对文中字词进行了详细注释，并以按语形式对原文加以说明。因水平所限，错误与疏漏之处在所难免，望广大读者指正。

　　六、为使读者深入了解本书价值，特补录了《四库全书总目提要》中关于本书的提要。另外，将"张子和《儒门事亲》理论特色研究"一文附于书后，以供参考。

校注者

2020 年 12 月

目 录

卷　　四

卷　五

卷　六

卷　七

卷 十 二

卷 十 三

卷 十 四

卷 十 五

提　　要

　　《儒门事亲》十五卷，金张从正撰。从正字子和，号戴人，睢州考城人。兴定中召补太医，寻辞去。事迹具《金史·方技传》。从正与麻知几、常仲明辈讲求医理，辑为此书。刘祁《归潜志》称，麻知几九畴^①与之善，使子和论说其术，因为文之，则此书实知几所记也。其例有说有辨，有记有解，有诚有笺，有诠有式，有断有论，有疏有述，有衍有诀，有十形三疗，有六门三法，名目颇烦碎，而大旨主于用攻。其曰《儒门事亲》者，以为惟儒者能明其理，而事亲者当知医也。从正宗河间刘守真，用药多寒凉，其汗吐下三法当时已多异议，故书中辨谤之处为多。丹溪朱震亨亦讥其偏，后人遂并其书置之。然病情万状，各有所宜，当攻不攻与当补不补厥弊维均，偏执其法固非，竟斥其法亦非也。惟中间负气求胜，不免过激。欲矫庸医恃补之失，或至于过直。又传其学者不知察脉虚实，论病久暂，概以峻利施治，遂致为世所藉口。要之未明从正本意耳。

『注释』

　　①麻知几九畴：麻九畴（1183～1232 年），字知几，号征君，初名文纯，金代易州（今河北易县）人。与名医张子和游，尽传其学，且为润色其所著书。

『按语』

　　本文摘自《四库全书总目提要》，其介绍了《儒门事亲》的成书过程、文章体裁和具体内容。提要重点阐发了六实邪为诸病之因，倡导用汗、吐、下三法治疗，创立"攻邪论"的思想，并且其所用药物尊崇刘完素，偏于寒凉，颇有心得。尽管后人对该书攻邪论思想给予了充分的肯定，但也受到一些医家如朱丹溪的批评。提要之末指出"病情万状，各有所宜"，是攻是补还应辨证治疗，不应偏执其法，以免延误病情，望读者用心体会。

卷 一

七方十剂绳墨①订一

方有七，剂有十，旧矣。虽有说者，辨其名而已，敢申昔人已创之意而为之订。夫方者，犹方术之谓也。《易》曰：方以类聚。是药之为方，类聚之义也。或曰：方谓五方也。其用药也，各据其方。如东方濒海卤斥，而为痈疡；西方陵居华食，而多顑腄赘瘿②；南方瘴雾卑湿，而多痹疝；北方乳食，而多藏寒满病；中州食杂，而多九疸③、食痨、中满、留饮、吐酸、腹胀之病。盖中州之地，土之象也，故脾胃之病最多。其食味、居处、情性、寿夭，兼四方而有之。其用药也，亦杂诸方而疗。如东方之藻带，南方之丁木，西方之姜附，北方之参苓，中州之麻黄、远志，莫不辐辏而参尚。故方不七，不足以尽方之变；剂不十，不足以尽剂之用。剂者，和也。方者，合也。故方如瓦之合，剂犹羹之和也。方不对病，则非方；剂不蠲疾，则非剂也。七方者，大、小、缓、急、奇、偶、复也；十剂者，宣、通、补、泻、轻、重、滑、涩、燥、湿也。

夫大方之说有二：有君一臣三佐九之大方，有分两大而顿服之大方。盖治肝及在下而远者，宜顿服而数少之大方；病有兼证而邪不专，不可以一二味治者，宜君一臣三佐九之大方。王太仆以人之一身三折之，上为近，下为远。近为心肺，远为肾肝，中为脾胃。胞䐡④胆亦有远近。以予观之，身半以上，其气三，天之分也；身半以下，其气三，地之分也。中脘，人之分也。又手之三阴阳，亦天也，其气高；足之三阴阳，亦地也，其气下；戊己之阴阳，亦人也，其气犹中州。故肝之三服，可并心之七服；肾之二服，可并肺之九服也。

小方之说亦有二，有君一臣二之小方，有分两微而频服之小方。盖治心肺及在上而近者，宜分两微而少服而频之小方，徐徐而呷之是也。病无兼证，邪气专，可一二味而治者，宜君一臣二之小方。故肾之二服，可分为肺之九服及肝之三服也。

缓方之说有五。有甘以缓之之缓方。糖、蜜、枣、葵、甘草之属是也。盖病在胸膈，取甘能恋也。有丸以缓之之缓方。盖丸之比汤散，其气力宣行迟故也。

有品件群众⑤之缓方。盖药味众，则各不得骋其性也。如万病丸，七八十味递相拘制也。有无毒治病之缓方。盖性无毒则功自缓矣。有气味薄药之缓方。盖药气味薄，则长于补上治上，比至其下，药力已衰。故补上治上，制之以缓。缓则气味薄也。故王太仆云：治上补上，方若迅急，则上不住而迫走于下。制缓方而气味厚，则势与急同。

急方之说有四⑥。有急病急攻之急方，如心腹暴痛，两阴溲便闭塞不通，借备急丹以攻之。此药用不宜恒，盖病不容俟也。又如中风牙关紧急，浆粥不入，用急风散之属亦是也。有汤散荡涤之急方，盖汤散之比丸，下咽易散而施用速也。有药性有毒之急方。盖有毒之药，能上涌下泄，可以夺病之大势也。有气味厚药之急方。药之气味浓者，直趣于下而气力不衰也。故王太仆云：治下补下，方之缓慢，则滋道路而力又微，制急方而气味薄，则力与缓等。

奇方之说有二。有古之单方之奇方，独用一物是也。病在上而近者，宜奇方也。有数合阳数之奇方，谓一、三、五、七、九，皆阳之数也。以药味之数皆单也。君一臣三，君三臣五，亦合阳之数也。故奇方宜下不宜汗。

偶方之说有三。有两味相配之偶方，有古之复方之偶方。盖方之相合者是也。病在下而远者，宜偶方也。有数合阴数之偶方，谓二、四、六、八、十也，皆阴之数也。君二臣四，君四臣六，亦合阴之数也。故偶方宜汗不宜下。

复方之说有二，方有二方、三方相合之复方，如桂枝二越婢一汤。如调胃承气汤方，芒硝、甘草、大黄，外参以连翘、薄荷、黄芩、栀子以为凉膈散。是本方之外，别加余味者，皆是也。有分两均剂之复方。如胃风汤各等分是也。以《内经》考之，其奇偶四则，反以味数奇者为奇方，味数偶者为偶方。下复云：汗者不以奇，下者不以偶。及观仲景之制方，桂枝汤，汗药也，反以三⑦味为奇；大承气汤，下药也，反以四味为偶。何也？岂临事制宜，复有增损者乎！考其大旨，王太仆所谓汗药如不以偶，则气不足以外发。下药如不以奇，则药毒攻而致过，必如此言。是奇则单行、偶则并行之谓也。急者下，本易行，故宜单；汗或难出，故宜并。盖单行则力孤而微，并行则力齐而大，此王太仆之意也。然太仆又以奇方为古之单方，偶为复方，今此七方之中，已有偶又有复者，何也？岂有偶方者，二方相合之谓也；复方者，二方四方相合之方欤！不然，何以偶方之外，又有复方者欤？此"复"字，非"重复"之"复"，乃"反复"之"复"。何以言之？盖《内经》既言奇偶之方，不言又有重复之方，惟云"奇之不去则偶之，是为重方"。重方者，即复方也。下又云："偶之不去，则反佐以取之。所谓寒热温凉，反从其病也。由是言之，复之为方，反复，亦不远《内经》之意也。

所谓宣剂者，俚人皆以宣为泻剂，抑不知十剂之中，已有泻剂。又有言宣为通者，抑不知十剂之中，已有通剂。举世皆曰：春宜宣，以为下夺之药，抑不知仲景曰，大法春宜吐，以春则人病在头故也。况十剂之中，独不见涌⑧剂，岂非宣剂，即所谓涌剂者乎！《内经》曰："高者因而越之"，"木郁则达之"。宣者，升而上也，以君召臣曰宣，义或同此。伤寒邪气在上，宜瓜蒂散。头痛，葱根豆豉汤。伤寒懊憹，宜栀子豆豉汤。精神昏愦，宜栀子厚朴汤。自瓜蒂以下，皆涌剂也，乃仲景不传之妙。今人皆作平剂用之，未有发其秘者。予因发之，然则为涌明矣。故风痫中风，胸中诸实痰饮，寒结胸中，热蔚化上，上而不下，久则嗽喘满胀，水肿之病生焉，非宣剂莫能愈也。

所谓通剂者，流通之谓也。前后不得溲便，宜木通、海金沙、大黄、琥珀、八正散之属；里急后重，数至圊⑨而不便，宜通因通用。虽通与泻相类，大率通为轻，而泻为重也。凡痹麻蔚滞，经隧不流，非通剂莫能愈也。

所谓补剂者，补其不足也。俚人皆知山药丸、鹿茸丸之补剂也。然此乃衰老下脱之人，方宜用之。今往往于少年之人用之，其舛甚矣。古之甘平、甘温、苦温、辛温，皆作补剂，岂独硫黄、天雄然后为补哉！况五脏各有补泻，肝实泻心，肺虚补肾。《经》曰：东方实，西方虚，泻南方，补北方。大率虚有六：表虚、里虚、上虚、下虚、阴虚、阳虚。设阳虚则以干姜、附子，阴虚则补以大黄、硝石。世传以热为补，以寒为泻，讹非一日。岂知酸苦甘辛咸，各补其脏。《内经》曰：精不足者，补之以味。善用药者，使病者⑩而进五谷者，真得补之道也。若大邪未去，方满方闷，心火方实，肾水方耗，而骤言鹿茸、附子，庸诅⑪知所谓补剂者乎！

所谓泻剂者，泄泻之谓也。诸痛为实，痛随利减。《经》曰：实则泻之。实则散而泻之。中满者，泻之于内。大黄、牵牛、甘遂、巴豆之属，皆泻剂也。惟巴豆不可不慎焉。盖巴豆其性燥热，毒不去，变生他疾。纵不得已而用之，必以他药制其毒。盖百千证中，或可一二用之。非有暴急之疾，大黄、牵牛、甘遂、芒硝足矣。今人往往以巴豆热而不畏，以大黄寒而反畏，庸诅知所谓泻剂者哉！

所谓轻剂者，风寒之邪，始客皮肤，头痛身热，宜轻剂消风散，升麻、葛根之属也。故《内经》曰：因其轻而扬之。发扬所谓解表也。疥癣痤痱，宜解表，汗以泄之，毒以熏之，皆轻剂也。故桂枝、麻黄、防风之流亦然。设伤寒冒风，头痛身热，三日内用双解散及嚏药解表出汗，皆轻剂之云耳。

所谓重剂者，镇缒⑫之谓也。其药则朱砂、水银、沉香、水石、黄丹之伦，以其体重故也。久病咳嗽，涎潮于上，咽喉不利，形羸不可峻攻，以此缒之。故《内经》曰：重者，因而减之。贵其渐也。

所谓滑剂者，《周礼》曰：滑以养窍。大便燥结，小便淋涩，皆宜滑剂。燥结者，其麻仁、郁李之类乎！淋涩者，其葵子、滑石之类乎！前后不通者，前后两阴俱闭也，此名曰三焦约也。约，犹束也。先以滑剂润养其燥，然后攻之，则无失矣。

所谓涩剂者，寝汗不禁，涩以麻黄根、防己；滑泄不已，涩以豆蔻、枯白矾、木贼、乌鱼骨、罂粟壳。凡酸味亦同乎涩者，收敛之意也。喘嗽上奔，以畜[13]汁、乌梅煎宁肺者，皆酸涩剂也。然此数种，当先论其本，以攻去其邪，不可执一以涩，便为万全也。

所谓燥剂者，积寒久冷，食已不饥，吐利腥秽，屈伸不便，上下所出水液，澄彻清冷，此为大寒之故，宜用干姜、良姜、附子、胡椒辈以燥之。非积寒之病，不可用也。若久服，则变血溢、血泄、大枯大涸、溲便癃闭、聋瞽痿弱之疾。设有久服而此疾不作者，慎勿执以为是。盖疾不作者或一二，误死者百千也。若病湿者，则白术、陈皮、木香、防己、苍术等，皆能除湿，亦燥之平剂也。若黄连、黄柏、栀子、大黄，其味皆苦。苦属火，皆能燥湿，此《内经》之本旨也。而世相违久矣。呜呼！岂独姜附之俦[14]，方为燥剂乎？

所谓湿剂者，润湿之谓也。虽与滑相类，其间少有不同。《内经》曰：辛以润之。盖辛能走气、能化液故也。若夫硝性虽咸，本属真阴之水，诚濡枯之上药也。人有枯涸皴揭之病，非独金化为然。盖有火以乘之，非湿剂莫能愈也。

『注释』

①墨：木匠取直的工具。此处指法度。

②頵腄（yūn chuí 晕垂）赘瘘：头颈部发生臃肿、瘿瘤等疾病。《说文》言："頵，头大貌"，"腄，瘢胝也"。

③九疸：心疸、肝疸、脾疸、肾疸、胃疸、肉疸、舌疸、膏疸、髓疸。

④䐈（zhí 直）：直肠。《灵枢·淫邪发梦》曰："客于胞䐈，则梦溲便。"

⑤品件群众：药物种类繁多。

⑥四：原作"五"，据《宣统》本改。

⑦三：据桂枝汤药物种类数当作"五"。

⑧涌：原作"通"，据《大成》本改为"涌"。

⑨圊（qīng 青）：厕所。

⑩者：按文义疑作"去"。

⑪庸讵（jù 巨）：岂，怎么。

⑫缒（zhuì 坠）：用绳子拴着坠下，引申为下坠。

⑬齑：原作"蘁"，是"齑"的古字。捣碎的姜、蒜、韭菜等。

⑭俦（chóu 仇）：类，同类。

『按语』

本篇详述了"七方"、"十剂"确定的方剂组方原则及功效，是张子和论述方剂理论的重要文稿，为指导临床遣方用药提供了理论指导。

指风痹痿厥近世差互①说二

风痹痿厥四论，《内经》言之详矣。今余又为之说，不亦赘乎！曰："非赘也。"为近世不读《内经》者，指其差互也。夫风痹痿厥四证，本自不同，而近世不能辨，一概作风冷治之，下虚补之，此所以旷日弥年而不愈者也。夫四末之疾，动而或劲者为风，不仁或痛者为痹，弱而不用者为痿，逆而寒热者为厥，此其状未尝同也。故其本源又复大异。风者，必风热相兼；痹者，必风湿寒相合；痿者，必火乘金；厥者，或寒或热，皆从下起。今之治者，不察其源，见其手足瘛曳②，便谓之风。然《左传》谓风淫末疾③，岂不知风、暑、燥、湿、火、寒六气，皆能为四末之疾也哉！敢详条于下，有意于救物者，试择焉可也。

夫风之为状，善行而数变。《内经》曰：诸风掉眩，皆属肝木。掉摇眩运，非风木之象乎？纤曲劲直，非风木之象乎？手足瘛颤，斜目㖞④口，筋急挛搐，瘛疭⑤惊痫，发作无时，角弓反张，甚则吐沫，或泣或歌，喜怒失常，顿僵暴仆，昏不知人，兹又非风木之象乎？故善行而数变者，皆是厥阴肝之用也。夫肝木所以自甚而至此者，非独风为然。盖肺金为心火所制，不能胜木故也。此病之作，多发于每年十二月，大寒中气⑥之后，及三月四月之交，九月十月之交。何以言之？大寒中气之后，厥阴为主气，巳亥之月，亦属厥阴用事之月，皆风主之时也。故三月四月之交，多疾风暴雨。振拉摧拔，其化为冰雹。九月十月之交，多落木发屋之变。故风木郁极甚者，必待此三时而作。凡风病之人，其脉状如弓弦而有力，岂敢以热药投之，更增其势哉！

今人论方者，偶得一方，间曾获效，执以为能。着灸施针，岂由病者！巧说病人，使从己法。不问品味刚柔，君臣轻重，何脏何经，何部何气，凡见风证偏枯，口眼㖞斜，涎潮昏愦，便服灵宝、至宝、清心、续命等药。岂知清心之杂以姜桂，灵宝之乱以起石、硫磺，小续命汤藏以附子！惟夫至宝，其性尚温。《经》

曰：风淫于内，治以辛凉。如之何以金石大热之药，以治风耶？有以热治热者，一之为甚，其可再乎！故今之刘河间自制防风通圣散、搜风丸之类，程参政祛风丸、换骨丹，用之者获效者多矣。而谤议百出，以诬其实。余尝见《内经·气交变论》中，言五郁之法⑦，郁极则为病。况风病之作，仓卒之变生。尝治惊风痫病，屡用汗、下、吐三法，随治随愈。《内经》中明有此法。五郁中木郁达之者，吐之令其条达也。汗者是风随汗出也，下者是推陈致新也。此为汗、下、吐三法也。愈此风病，莫知其数，如之何废而不用也？余恐来者侮此法，故表而出之。昔项开完颜氏风病搐，先右臂并右足，约搐六七十数，良久，左臂并左足亦搐六七十数，不瘥，两目直视，昏愦不识人。几月余，求治于余，先逐其寒痰三、四升；次用导水禹功丸、散，泄二十余行；次服通圣散辛凉之剂，不数日而瘥，故书此以证之。

夫痹之为状，麻木不仁，以风湿寒三气合而成之。故《内经》曰：风气胜者为行痹。风则阳受之，故其痹行，且剧而夜静。世俗莫知，反呼为走注⑧疼痛虎咬之疾。寒气胜者为痛痹。寒则阴受之，故其痹痛，且静而夜剧。世俗不知，反呼为鬼忤。湿气胜者为著痹。湿胜则筋脉皮肉受之，故其痹著而不去，肌肉削而著骨。世俗不知，反呼为偏枯。此疾之作，多在四时阴雨之时，及三月九月，太阳寒水用事之月。故草枯水寒为甚，或濒水之地，劳力之人，辛苦失度，触冒风雨，寝处津湿，痹从外入。况五方七地，寒暑殊气，刚柔异禀，饮食起居，莫不相戾⑨。故所受之邪，各有浅深。或痛或不痛，或仁或不仁，或筋屈而不能伸，或引而不缩。寒则虫行，热则纵缓，不相乱也。皮痹不已，而成肉痹。肉痹不已，而成脉痹；脉痹不已，而成筋痹；筋痹不已，而成骨痹；久而不已，内舍其合。若脏腑俱病，虽有智者，不能善图也。凡病痹之人，其脉沉涩。

今人论方者，见诸痹证，遽作脚气治之，岂知《内经》中本无脚气之说。或曰：诸方亦有脚气统论，又有脚气方药，若止取《素问》，则诸方皆非！即曰痹病以湿热为源，风寒为兼，三气合而为痹。奈何治此者，不问经络，不分脏腑，不辨表里，便作寒湿脚气，乌之附之，乳之没之，种种燥热攻之；中脘灸之，脐下烧之，三里火之，蒸之熨之，汤之炕之。以至便旋涩滞，前后俱闭，虚燥转甚，肌肤日削，食饮不入，邪气外侵，虽遇扁、华，亦难措手。若此者何哉？胸膈间有寒痰之故也。痹病本不死，死者医之误也。虽亦用蒸之法，必先涌去其寒痰，然后诸法皆效。《内经》曰：五脏有俞穴，六腑有合穴。循脉之本分，各有所发之源，以砭石补之，则痹病瘳。此其《内经》中明白具载，如之何不读也？陈下酒监魏德新，因赴冬选，犯寒而行。真气元衰，加之坐卧冷湿，食饮失节，以冬遇此，遂作骨痹。骨属肾也。腰之高骨坏而不用，两胻似折，面黑如炭，前后廉痛，痿厥嗜卧。遍问诸医，皆作肾虚治之。余先以玲珑灶熨蒸数日，次以苦剂，上涌讫，寒痰三二升。下虚上实，明可见矣。次以淡剂，使白术除脾湿，令茯苓养肾水，责官桂伐风木。寒气偏胜，则加姜、附，否则不加。又刺肾俞、太溪二穴，二日一刺。前后一月，平复如故。仆尝用治伤寒汗、下、吐三法，移为治风痹痿厥之法，愈者多矣。

痿之为状，两足痿弱，不能行用。由肾水不能胜心火，心火上烁肺金。肺金受火制，六叶皆焦，皮毛虚弱，急而薄著，则生痿躄。躄者，足不能伸而行也。夫肾水者，肺金之子也。令肾水衰少，随火上炎。肾阳不摄，则精髓衰竭^⑩，由使内^⑪太过而致。然《至真要大论》云诸痿喘呕皆属于上者，上焦也。三焦者，手少阳相火也。痿、喘、呕三病，皆在膈上，属肺金之部分也。故肌痹传为脉痿；湿痹不仁，传为肉痿；髓竭足躄，传为骨痿；房室太过为筋痿，传为白淫。大抵痿之为病，皆因客热而成，好以贪色，强力过极，渐成痿疾。故痿躄属肺，脉痿属心，筋痿属肝，肉痿属脾，骨痿属肾。总因肺受火热，叶焦之故，相传于四脏，痿病成矣。直断曰痿病无寒。故痿之作也，五月、六月、七月，皆其时也。午者，少阴君火之位；未者，湿土庚金伏火之地；申者，少阳相火之分。故痿发此三月之内，以为热也。故病痿之人，其脉浮而大。

今之行药者，凡见脚膝痿弱，难于行步，或一足不伸，便作寒湿脚气治之，骤用乌、附、乳、没、自然铜、威灵仙之类，燔针、艾火，汤煮、袋蒸，痿弱转加，如此而死，岂亦天乎！夫治痿与治痹，其治颇异。风寒湿痹，犹可蒸汤灸燔，时或一效。惟痿用之转甚者，何也？盖以痿肺热为本，叶焦而成痿，以此传于五脏，岂有寒者欤？若痿作寒治，是不刃而杀之也。夫痿病不死，死者用药之误也。陈下一武弁宋子玉，因驻军息城，五、六月间，暴得痿病，腰胯两足，皆不任用，躄而不行，求治于予。察其两手，脉俱滑之而有力。予凭《内经》火淫于内，治以咸寒，以盐水越其膈间寒热宿痰。新者为热，旧者为寒。或宿食宿饮在上脘者，皆可涌之。宿痰既尽，因而下之。节次数十行，觉神志日清，饮食日美，两足渐举，脚膝渐伸。心降肾升，便继以黄连解毒汤，加当归等药，及泻心汤、凉膈散、柴胡饮子，大作剂煎，时时呷之。《经》曰：治心肺之病最近，用药剂不厌频而少；治肾肝之病最远，用药剂不厌顿而多。此法人皆怪之。然余治痿，寻常用之，如拾遗物。予若以此诳人，其如获罪于天何？此宋子玉之证，所以不得不书也，且示信于来世。故《内经》谓治痿之法，独取阳明经。阳明经者，胃脉也，五脏六腑之海也，主润养宗筋。宗筋主束骨。束骨在脐下阴毛际上是也。又主大利机关。机关者，身中大关节也，以司曲伸。是以阳明虚则宗脉纵，宗脉纵则大脉不伸，两足痿弱。然取阳明者，胃脉也。

胃为水谷之海，人之四季，以胃气为本。本固则精化，精化则髓充，髓充则足能履也。《阴阳应象论》曰：形不足者，温之以气；精不足者，补之以味。味者，五味也。五味调和，则可补精益气也。五味、五谷、五菜、五果、五肉，五味贵和，不可偏胜。又曰：恬淡虚无，真气从之，精神内守，病安从来？若用金石草木补之者，必久而增气，物化之常，气增而久，夭之由也。所以久服黄连、苦参者，而反化为热，久服热药之人，可不为寒心哉？余尝用汗、下、吐三法，治风痹痿厥，以其得效者众，其敢诬于后人乎！厥之为状，手足及膝下或寒或热也。举世传脚气寒湿之病，岂知《内经》中无脚气之说？王太仆亦云：本无脚气，后世广饰方论，而立此名。古之方谓厥者，即今所谓脚气者也。然厥当分二种，次分五脏。所谓二种者，有寒厥，亦有热厥。阳气衰于下则为寒厥；阴气衰于下则为热厥。热厥为手足热也；寒厥为手足寒也。阳经起于足指之表；阴经起于足心之下。阳气胜，足下热；阴气胜，足下寒。又曰：阳主外而厥在内，阴主内而厥在外。若此者，阴阳之气，逆而上行故也。夫春夏则阳多阴少；秋冬则阴壮阳衰。人或恃赖壮勇，纵情嗜欲于秋冬之时，则阳夺于内，精气下溢，邪气上行。阳气既衰，真精又竭，阳不荣养，阴气独行，故手足寒，发为寒厥也。人或醉饱入房，气聚于脾胃，主行津液，阴气虚，阳气入，则胃不和，胃不和则精气竭，精气竭则四肢不荣，酒气与谷气相薄，则内热而溺赤，气壮而慓悍。肾气既衰，阳气独胜，故手足热，发而为热厥也。

　　厥亦有令人腹暴满不知人者，或一二日稍知人者，或卒然闷乱无觉知者。皆因邪气乱，阳气逆，是少阴肾脉不至也。肾气微少，精血奔逸，使气促迫，上入胸膈，宗气反结心下，阳气退下，热归阴股，与阴相助，令身不仁，又五络皆会于耳中，五络俱绝，则令人身脉皆动，而形体皆无所知，其状如尸，故曰尸厥。有涎如拽锯声在喉咽中为痰厥；手足搐搦者为风厥；因醉而得之为酒厥；暴怒而得之为气厥；骨痛爪枯为骨厥；两足指挛急，屈伸不得，爪甲枯结为臂厥；身强直如椽者为肝厥；喘而惋^⑫者，狂走攀登为阳明厥，皆气逆之所为也。

　　今人见兹厥者，皆谓之跋著掠著，此是何等语也？非徒其名之谬，因其名之谬，而乖其实也。既言跋著、中著、掠著，必归之风，此清心、灵宝、至宝，又为先驱矣！鼻中嗅^⑬药，身上炳火^⑭。岂知厥之为病，如前所说者耶？顷西华季政之病寒厥，其妻病热厥，前后十余年。其妻服逍遥十余剂，终无寸效。一日，命余诊之，二人脉皆浮大而无力。政之曰："吾手足之寒，时时渍以热汤，渍而不能止。吾妇手足之热，终日以冷水沃而不能已者，何也？"余曰："寒热之厥也，此皆得之贪饮食，纵嗜欲。遂出《内经·厥论》证之。"政之喜曰："《内经》真圣书也！十余年之疑，今而释然，纵不服药，愈过半矣。"仆曰：热厥者，寒在上也；寒厥者，热在上也。寒在上者，以温剂补肺金；热在上者，以凉剂清心火。分处二药，令服之不辍。不旬日，政之诣门谢曰：寒热之厥皆愈矣。其妻当不过数月而有娠，何哉？阴阳皆和故也。凡尸厥、痿厥、风厥、气厥、酒厥，可一涌而醒，次服降心火，益肾水，通血和气之药，使粥食调养，无不瘥者。若其余诸厥，仿此行之，慎勿当疑似之间，便作风气，相去邈矣。

『 注释 』

①互：原作"玄"，据原目录和文义改。互，差错。

②手足軃曳（duǒ yè 朵业）：证名。手足筋脉弛缓无力，类似四肢不收。多由风邪乘袭经脉所致。见《备急千金要方·诸风》，"风懿不能言，四肢不收，手足軃曳"。軃曳，手足下垂的样子。

③风淫末疾：风气太过，易患四肢疾病。

④喎（wāi 歪）：指嘴歪。

⑤瘛疭（chì zòng 赤纵）：筋脉痉挛。

⑥大寒中气：一年有二十四节气，每月有二气，在月首者为节气，在月中者为中气，因大寒均在月中，故称大寒中气。

⑦法：按《素问·气交变大论》无"五郁之法"之说，《素问·六元正纪大论》有"五郁之发"之说，当从之。

⑧走注：行痹别称。

⑨相戾：相反。

⑩肾阳不摄，则精髓衰竭：《四库》本作"肾主两足，故骨髓衰竭"，可参。

⑪使内：房事。

⑫啘（yuě 哕）：干呕。

⑬嗅（xiù 秀）：同"齅"。

⑭焫（ruò 若）火：指火针疗法或热灸法。

『 按语 』

本篇从病因、病机、临床表现等方面阐述了风、痹、痿、厥的差别，指出动而劲者为风，不仁或痛者为痹，弱而不用者为痿，逆而寒热者为厥。本篇还描述了张氏长于处理医患关系，通过向病人解释病情，消除病人的疑虑，争取病人积极配合的事例。

立诸时气解利禁忌式^①三

春之温病，夏之热病，秋之疟及痢，冬之寒气及咳嗽，皆四时不正之气也，总名之曰伤寒。人之劳役辛苦者，触冒此四时风、寒、暑、湿不正之气，遂成此疾。人之伤于寒也，热郁于内，浅则发，早为春温；若春不发而重感于暑，则夏为热病；若夏不发而重感于湿，则秋变为疟痢；若秋不发而重感于寒，则冬为伤寒。故伤寒之气最深。然而伤寒及温热，但发必先发热恶寒，头项痛，腰脊强者，一日在太阳经故也。《内经》中虽言一日太阳者，传受常也。亦有太阳证，至了不传者，止可汗之，如升麻汤、解肌汤、逼毒散、五积散之类，发散则愈也。盖病人热甚，更以辛温，则病必转加。今代刘河间先生，自制辛凉之剂，以通圣、益元散相合，各五、七钱，水一中碗，入生姜十余片，葱须头二十余根，豆豉一撮，同煎至五、七沸，去滓，分作二服，先以多半服之，顷以钗股于喉中探引，尽吐前药。因其一涌，腠理开发，汗出周身，复将余药温热而服之，仍以酸醋辛辣浆粥投之，可以立愈。

解利伤寒、温湿热病，治法有二。天下少事之时，人多静逸，乐而不劳。诸静属阴，虽用温剂解表发汗，亦可获愈。及天下多故之时，荧惑失常，师旅数兴，饥馑相继，赋役既多，火化大扰，属阳，内火又侵。医者不达时变，犹用辛温，兹不近于人情也。止可用刘河间辛凉之剂，三日以里之证，十痊八九。予用此药四十余年，解利伤寒、温热、中暑、伏热，莫知其数，非为炫也。将以证后人之误用药者也。

予尝见世医，用升麻、五积解利伤寒、温疫等病，往往发狂谵语，衄血泄血，喘满昏瞀，懊憹闷乱，劳复。此数证，非伤寒便有此状，皆由辛温之剂，解之不愈，而热增剧，以致然也。凡解利伤寒、时气疫疾，当先推天地寒暑之理，以人参之。南陲之地多热，宜辛凉之剂解之；朔方之地多寒，宜辛温之剂解之；午未^②之月多暑，宜辛凉解之；子丑之月多冻，宜辛温解之；少壮气实之人，宜辛凉解之；老者气衰之人，宜辛温解之；病人因冒寒、食冷而得者，宜辛温解之；因役劳、冒暑而得者，宜辛凉解之；病人禀性怒急者，可辛凉解之；病人禀性和缓者，可辛温解之；病人两手脉浮大者，可辛凉解之；两手脉迟缓者，可辛温解之。如是之病，不可一概而用。偏热^③寒凉及与辛温，皆不知变通者。

夫地有南北，时有寒暑，人有衰旺，脉有浮沉，剂有温凉，服有多少，不可差互。病人禁忌，不可不知。

　　昔有人春月病瘟，三日之内，以驴车载百余里，比及下车，昏瞀不知人，数日而殂④；又有人饮酒过伤，内外感邪，头痛身热，状如伤寒，三四日间，以马驮还家，六七十里，到家百骨节皆痛，昏愦而死，此余亲睹。若此之类，不容更述。假如瘟病、伤寒、热病、中暑、冒风、伤酒，慎勿车载马驮，摇撼顿挫大忌。夫动者，火之化；静者，水之化也。静为阴，动为阳；阳为热，阴为寒。病已内扰，又复外扰，是为至扰。奈人之神，讵⑤能当之？故远行得疾者，宜舟泛床抬，无使外扰，故病不致增剧。

　　又若伤寒、时气、瘟病，尝六、七日之间不大便，心下坚硬，腹胁紧满，止可大、小承气汤下之。其肠胃积热，慎勿用巴豆、杏仁，性热大毒之药。虽用一二丸下之，利五七行，必反损阴气，涸枯津液，燥热转增，发黄谵语，狂走斑毒，血泄闷乱。轻者为劳复，重者或至死。间有愈者幸矣，不可以为法。故伤寒新愈之人，慎勿食猪、鱼、杂果、醲酒、湿面及沐浴房室事。如犯，病必再发。爱其身者，不可不慎。

　　又如正二、三月，人气在上，瘟疫大作，必先头痛，或骨节疼，与伤寒、时气、冒暑、风湿及中酒之人，其状皆相类，慎勿便用巴豆大毒之药治之。元光春，京师翰林应奉李屏山，得瘟疫证，头痛，身热，口干，小便赤涩。渠素嗜饮，医者便与酒癥丸，犯巴豆利十余行。次日，头痛诸病仍存。医者不识，复以辛温之剂解之，加之卧于暖炕，强食葱、醋汤，图获一汗。岂知种种客热，叠发并作，目黄斑生，潮热血泄，大喘大满，后虽有承气下之者，已无及矣！至今议者纷纷，终不知热药之过，往往独归罪于承气汤。用承气汤者，不知其病已危，犹复用药，学经不明故也，良可罪也。然议者不归罪于酒癥丸者，亦可责也。夫瘟证在表不可下，况巴豆之丸乎！巴豆不已，况复发以辛温之剂乎！必有仲尼方明治长之非罪⑥，微生高之非直⑦。终不肯以数年之功，苦读《内经》，但随众好恶，为之毁誉。若此者，皆妄议者也。不真知其理，遽加毁誉，君子之所不取。

　　以予论之，凡伤寒之气有六禁。初病之时，其似中酒伤食者，禁大下之，一禁也；当汗之时，宜详时之寒暑，用衾衣之厚薄，禁沐浴之火炕重被、热粥燔针，二禁也；当汗之时，宜详解脉之迟数，用辛凉之剂，禁妄用热药，三禁也；当下之时，宜审详证，下之药，禁巴豆、银粉丸方，四禁也；远来之病人，禁车载马驮，五禁也；大汗之后，禁杂食嗜欲，忧思作劳，六禁也。故凡有此者，宜清房凉榻，使不受客热之邪；明窗皓室，使易见斑出黄生之变。病者喜食凉，则从其凉；喜食温，则从其温。清之而勿扰，休之而勿劳。可辛温则辛温解之，可辛凉则辛凉解之。所察甚微，无拘彼此。欲水之人，慎勿禁水。但饮之后，频与按摩其腹，则心下自动。若按摩其中脘，久则必痛。病人获痛，复若有水结，则不敢按矣。止当禁而不禁者，轻者危，重则死；不当禁而禁者，亦然。今之士大夫，多为俗论。先锢其心，虽有正论，不得而入参。昔陆象先尝云：天下本无事，庸人扰之为烦耳！余亦曰：正气本乱，庸医扰之为剧耳！

『注释』

①式：准则。

②午未：夏历以演月为岁首（正月），午未之月指五月、六月。下文"子丑之月"指十一月、十二月。

③热：据文义疑作"执"。

④殂（cú 粗二声）：死亡。

⑤讵（jù 巨）：副词，表示反诘，难道。

⑥仲尼方明冶长之非罪：孔子才清楚公冶长并没有罪过。

⑦微生高之非直：微生高并非直爽的人。微生高，姓微生，名高，春秋时鲁国人。

『按语』

本篇从解利伤寒、湿温、热病、时气疫疠等方面阐释了用药禁忌。治疗外感伤寒温病时，不可泛用辛温之剂解表发汗，若其证属阳者，需用辛凉之剂解利伤寒、湿温、热病、中暑、伏热等，通过涌吐之法使病邪去除。解利伤寒、时气疫疠时，应根据因地、因人、因时的原则给予相应的治疗方案。此外，张氏根据伤寒的发病特点提出"六禁"理论切合临床应用。

疟非脾寒及鬼神辩四

夫疟，犹酷疟之疟也。以夏伤酷暑而成痎疟①也，又有痞②虐，连岁不已，此肝经肥气③之积也。多在左胁之下，状如覆杯，是为痞疟，犹痞也。久而不已，令人瘦也。《内经》既以夏伤于暑而为疟，何后世之医者，皆以脾寒治之？世医既不知邪热蓄积之深为寒战，遂为寒战所感；又不悟邪热入而后出于表，发为燥渴，遂为交争所感。相传以姜、附、硫黄、平胃、异功散、交解饮子治之，百千之中，幸其一效。执以为是，至使父子兄弟相传。及其疟之甚者，则归之祟怪，岂可不大笑耶？《内经》：拘于鬼神者，不可与言至德④。何世俗之愚而难化也？又或因夏日饮冷过常，伤食生硬、瓜果、梨枣之属，指为食疟，此又非也。岂知《内经》之论则不然。夏伤于暑，遇秋之风，因劳而汗，玄府受风，复遇凄怆之水，风闭而不出，舍于肠胃之外，与荣卫并行，昼行于阳，夜行于阴。邪热浅，则连日而作；邪热深，则间日而作；并入于里则热；并入于表则寒。若此而论，了不干于脾。

后世论药，如此之差互也。以时言之，治平之时，常疟病少；扰攘之时，常疟病多。治平之时，虽用砒石、辰砂，有毒之药治之，亦能取效。缘治平之时，其民夷静，故虽以热攻热，亦少后患。至于扰攘之时，其民劳苦，不可遽用大毒、大热之药。若以热攻热，热甚则转为吐血、泄血、痈疽、疮疡、呕吐之疾。盖扰攘之时，政令烦乱，徭役纷冗，朝戈暮戟，略无少暇，内火与外火俱动，在侯伯官吏尤甚，岂可与夷静之人，同法而治哉？余亲见泰和六年丙寅，征南师旅大举，至明年军回。是岁瘴疠杀人，莫知其数，昏瞀懊憹，十死八九，皆火之化也。次岁，疟病大作，侯王官吏，上下皆病，轻者旬月，甚者弥年。夫富贵之人，劳心役智，不可骤用砒石大毒之药，止宜先以白虎汤加人参、小柴胡汤、五苓散之类，顿服立解。或不愈者，可服神佑丸减用⑤神芎⑥等。甚者可大、小承气汤下之，五、七行，或十余行，峻泄夏月积热暑毒之气。此药虽泄而无损于脏腑，乃所以安脏腑也。次以桂苓甘露散、石膏知母汤、大、小柴胡汤、人参柴胡饮子，量虚实加减而用之。此药皆能治寒热往来，日晡发作，与治伤寒，其治颇同。更不愈者。以常山散吐之，无不愈者。

余尝用张长沙汗、下、吐三法，愈疟极多。大忌错作脾寒，用暴热之药治之。纵有愈者，后必发疮疽、下血之病，不死亦危。余自先世，授以医方，至于今日，五十余年，苟不谙练，岂敢如是决也！又尝观《刺疟论》五十九刺，一刺则衰，再刺则去，三刺则已。会陈下有病疟二年不愈者，止服温热之剂，渐至衰羸，命予药之。余见其羸，亦不敢便投寒凉之剂，乃取《内经·刺疟论》详之曰：诸疟不已，刺十指间出血。正当发时，余刺其十指出血，血止而寒热立止。咸骇其神，余非炫术。窃见晚学之人，不考诰典⑦，谬说鬼疾，妄求符箓，祈祷辟匿，法外旁寻，以致病人迁延危殆。

疟病除岚瘴一、二发必死，其余五脏六腑疟皆不死，如有死者，皆方士误杀之也。或者：汝言疟因于暑者，春发之疟，亦伤暑乎？余曰：此疟最深。何哉？暑伏于秋，冬而不发，至春始发，此疟之深者。《内经·气交变大论》：岁火太过，炎暑流行，金肺受邪。启玄子⑧云：火不以德，邪害于肺金也。故金肺先病，以金气不及，故为病。又《经》曰：岁火太过，大热先发，故民病疟。少气咳喘，血溢、血泄⑨，注下、嗌燥、耳聋、中热、肩背热。上应荧惑星，见则山泽燔燎，雨乃不降，烁石消金，涸泉焦草，火星大而明见。注曰：火无德令，纵热害金，水复制心，故心火自病。荧惑见则酷法大，故疟常与酷吏之政并行。或酷政行于先，而疟气应于后；或疟气行于先，而酷政应于后。昔人有诗云：大暑去酷吏。此言虽不为医设，亦于医巫之旨，有以暗相符者也。以前人论疟者，未尝及于此，故予发之。及知圣人立疟之名，必有所谓云。

『注释』

①痎（jiē 阶）疟：此处指疟疾的总称。
②瘄：同“痎”。
③肥气：胁下痞块。
④至德：高明的医学道理。
⑤减用：或谓减当作“兼”。又谓当作“藏”。藏用指藏用丸。
⑥神芎：指神芎丸。
⑦诰（gào 告）典：经典。
⑧启玄子：唐代医学家王冰之号。
⑨泄：原文无此字，据《素问·气交变大论》补。

『按语』

本篇引用《内经》对疟疾的论述，指出疟疾为邪热蓄积体内后出于表而致，而非脾寒及鬼神。因此提出了汗、吐、下三法治疗疟疾。同时张氏论述了疟疾常与酷吏之政并行，体现了中医重视人与自然、人与社会关系的天人合一观。

小儿疮疱丹瘭瘾疹旧蔽①记五

儿之在母腹也，胞养十月，蕴蓄浊恶热毒之气，非一日，及岁年而后发，虽至贵与至贱，莫不皆然。轻者稀少，重者稠密，皆因胞胎时所感。浊恶热毒之气有轻重，非独人有此疾。凡胎生血气之属，皆有蕴蓄浊恶热毒之气。有一二岁而发者，有三五岁至七八岁而作者，有年老而发丹瘭瘾疹者，亦有伤寒中温毒而发斑者，亦有阳毒发斑者。斑有大小，色有轻重。大者为阴，小者为阳，均是热也。但色重赤者，热深；色轻红者，热浅。

凡治者，轻者，因而扬之，重者，因而减之。《内经》曰：少阳客胜则丹疹外发，及为丹瘭。手少阳者，三焦少阳相火也。启玄子云：是五寅五申之岁，即少阳相火司天故也，他岁亦有之。但《内经》独明疮疹者，少阳相火之所为也。俗呼曰斑疹伤寒，此言却有理。为此证时，与伤寒相兼而行，必先发热恶寒，头项痛，腰脊强，从太阳传至四五日，瘭疹始发，先从两胁下有之，出于胁肋，次及身表，渐及四肢，故凡小儿疮疱、丹瘭、瘾疹，皆少阳相火客气胜也。《内经》曰：诸痛痒疮疡，皆属心火。岂有寒乎？故治疮疱，与治伤寒时气同法。初觉头痛，身热恶寒，此小儿初发疮疱之候也。其脉息皆浮大而有力，亦与伤寒、时气、冒风、惊风、宿乳，一概难辨。

宜先解之，有二法。遇亢阳炎热之时，以辛凉解之；遇久寒凝冽之时，以辛温解之。辛凉之剂者，凉膈、通圣之类是也；辛温之剂者，升麻、葛根之类是也。此二法慎勿互用之。既用此二法之后，次以白虎汤加人参、冷服之，勿辍。盖防疮疹发喘。喘者，必死，人参止喘故也。或云：立秋之后，不宜服白虎汤者，非也。假如秋深发疟，疟者，中暑而得之，白虎大解暑毒，既有白虎汤证，岂可间以秋冬乎？疮疱、瘾疹、丹瘭，皆是火之用也，是肺金之不及也。故曰：白虎汤加人参，一日不可缺也。疮疱瘭疹，或出不均，大小如豆黍相杂②，见其不齐也。相天③之寒温，以蝉壳烧灰，抄④半字⑤或一字，以淡酒调少许，饮之。大人以淡酒温调之，不半日，则均齐。如或用百祥丸、紫草饮子，皆可服之。俗以酒醋熏之者，适足增其昏瞀耳。至六七日，疱疹出全，可调胃、凉膈下之，同调理伤寒法。或言疮疹首尾俱不可下者，此朱奉议⑥公之言也。适足使人战战兢兢，而不敢用药也。钱仲阳之用百祥丸，其间有大戟，岂奉议公独不见耶？自奉议公斯言一出，死者塞路矣！

予家其亲属故旧小儿，有患疮疱黑陷，腹内喘者，余以白虎汤加人参、凉膈散加当归、桔梗，连进数服，上灌下泄，昼夜不止，又使睡卧于寒凉之处，以新水灌其面目手足，脓水尽去。盖四肢者，诸阳之本也。儿方为疮疱外燔，沃以寒水，使阴气循经而入，达于心肺，如醉得醒，是亦开昏破郁之端也。如此救活者，岂啻⑦千数？夫疮疱黑陷，喘而满者，十死八九，若依此法，尚能活其六七，何世医与病家，至今犹未悟也？

近年，予之庄邻沿蔡河来往之舟，常舣⑧于此。一日，舟师偶见败蒲一束，沿流而下，渐迫舟次，似闻啼声而微。舟师疑其人也，探而出之，开视之，惊见一儿，四、五岁许，疮疱周匝，密不容隙，两目皎然，饥而索食，因以粥饱。其舟师之妻怒曰：自家儿女，多惹疮疱传染，奈何私料此儿？沿蔡河来，其流缓，必不远。持儿一鞋，逆流而上，遍河之人，皆曰无此儿。行且二十里，至一村落，舟师高唱曰：有儿年状如许，不知谁氏⑨，疮疱病死，弃之河中，今复活矣！闻酒邸中，饮者喧哗。有人出曰：我某村某人也，儿四五岁，死于疮疱。舟师出其鞋以示之。其父泣曰：真吾儿也。奔走来视，惊见儿活，大痛流涕。拜谢舟师，喜抱儿归，今二十余岁矣！此儿本死，得水而生。

伏谂来者⑩，疮疱之疾，热耶？寒耶？《经》曰：诸痛痒疮疡，皆属心火。启玄子注云：心寂则痛微，心燥则痛甚。百端之起，皆自心生，疮疱之疾，岂有寒欤？余承医学于先人，阅病多矣。苟诳后人，罪将安逃？诚如此法，则原上之丘，以疮疱而死者，皆误杀人也。故疗小儿，惟钱仲阳书中可采者最多。但其方为阎孝忠所乱，有识者宜择而取之。

『注释』

①旧蔽：以往的弊病。

②杂：原作"亲"，据文义改。

③相（xiàng 项）天：观察天时。

④抄：用匙箸取物。

⑤字：量词。一字为二分半。古药方中称量单位，古代以铜钱钞药末，一铜钱所钞药末量为一钱，钱面有四字，故又称一钱之四分之一为一字，二字则五分也。

⑥朱奉议：朱肱（11～12 世纪），字翼中，号无求子，晚号大隐翁，因曾官奉议郎，人称朱奉议。宋代伤寒学大家。今有《南阳活人书》、《内外二景图》传世。

⑦啻（chì 翅）：只。

⑧舣（yǐ 以）：停泊。

⑨氏：原作"是"，据文义改。

⑩伏谂（shěn 审）来者：我劝告后来学医的人。

『按语』

本篇阐释小儿疮疱、丹熛、瘾疹等疾病，均因受到胎血浊恶热毒之气所致，其证属阳、属火，解除表证后多用白虎加人参汤、调胃散、凉膈散等方剂治疗。通过列举两个实例，一个是患疮疱黑陷、喘而满者的小儿，服用数剂寒凉药物，并沃以寒水后恢复健康；另一个是患疮疱的小儿，在病情危重、即将死亡时遇到寒冷的河水而生还，说明疮疱之疾均是由邪热所导致的。

证妇人带下赤白错分寒热解六

君子非好与昔人辨以要誉也。盖昔人有一误，流为千百世之祸者，苟不证其非，虽曰谦让，其如人命何？如精选《圣惠方》二十三卷，论妇人赤白带下云：

妇人带下者，由劳神过度，损动经血，致令身虚，受于风冷，风冷入于胞络①，传其血之所成也。又有巢氏内篇四十四卷，论任脉为经之海。其任之为病，女子则为带下。手太阳为小肠之经也，手少阴为心之经也。心为脏，主于里；小肠为腑，主于表。二经之血，在于妇人，上为乳汁，下为月水，冲任之所统也。冲任之脉，既起于胞内，阴阳过度，则伤胞络。故风邪乘虚而入于胞中，损冲任之经，伤太阳少阴②之血，致令胞络之间，秽与血相兼带而下，冷则多白，热则多赤，二家之说皆非也。

夫治病当先识经络。《灵枢》十二经中，有是动之病③，有所生之病④。大经有十二，奇经有八脉。言十二经之外，复有此八道经脉也。十二经与八道经脉，通身往来。经络共二十道，上下流走，相贯周环，昼夜不息，与天同度。自手太阴肺经起，行阳二十五度，行阴亦二十五度，复会于手太阴肺经也。然此二十道经络，上下周流者，止一十九道耳。惟带脉起少腹侧季胁之端，乃章门穴是也，环身一周，无上下之源，络胞而过，如束带之于身。《难经》曰：带之为病，溶溶如坐水中。冲任者，是经脉之海也，循腹胁，夹脐傍，传流于气冲，属于带脉，络于督脉。督脉者，起于关元穴；任脉者，女子在养胎孕之所。督脉乃是督领妇人经脉之海也。冲、任、督三脉，同起而异行，一源而三歧，皆络带脉。冲、任、督三脉，皆统于篡户⑤，巡阴器，行廷孔⑥、溺孔上端。冲、任、督三脉，以带脉束之。

因余经上下往来，遗热于带脉之间。热者，血也。血积多日不流，火则从金之化，金曰从革而为白，乘少腹间冤热，白物滑溢，随溲而下，绵绵不绝，多不痛也。或有痛者则壅碍，因壅而成痛也。《内经》曰：少腹冤热，溲出白液。冤者，屈滞也，病非本经，为他经冤抑而成此疾也。冤，一作客。客，犹寄也。遗客热于少腹，久不去，从金化而为白。设若赤白痢，赤者，新积也，从心火；白者，旧积也，从肺金。故赤白痢，不可曲分寒热，止可分新旧而治之。假如痢疾，始赤血，次溃白脓，又岂为寒者哉？而病者未信也，此今之刘河间常言之矣！皆云寒多则白，以干姜、赤石脂、桃花丸治痢，虽愈，后必生血疾。如白带下病，径以白芍药、干姜，白带虽愈，则小溲必不利。治泻痢与治带下，皆不可骤用峻热之药燥之。燥之则内水涸，内水涸则必烦渴，烦渴则小溲不利，小溲不利则足肿面浮，渐至不治。

《内经》曰：思想无穷，所愿不得，意淫于外，入房太甚，发为筋痿⑦。淫衍白物，如精之状，男子因溲而下，女子绵绵而下。《左传》曰：少男感长女，风落山之象，是为感蛊之疾。其文三虫同皿曰蛊。乃是思慕色欲，内生后蚀，甚不可便用燥热之药攻之。渐至形削羸瘦脉大者，必死而不救。且赤白痢者，是邪热传于大肠，下广肠⑧出赤白也。带下者，传于小肠，入脬经下赤白也。据此二证，皆可同治湿法治之。先以导水、禹功泻讫，次以淡剂降心火，益肾水，下小溲，分水道，则自愈矣。

顷顿丘一妇人，病带下连绵不绝，白物或来，已三载矣，命予脉之。诊其两手脉，俱滑大而有力，得六七至，常上热口干眩运，时呕醋水。余知其实有寒痰在胸中，以瓜蒂散吐讫冷痰三二升，皆醋水也，间如黄涎，状如烂胶；次以浆粥养其胃气；又次用导水、禹功，以泻其下；然后以淡剂渗泄之药，利其水道，不数日而愈。

余实悟《内经》中所云：上有病，下取之；下有病，上取之。又：上者下之，下者上之。然有此法，亦不可偏执，更宜详其虚实而用之。故知精选《圣惠方》带下风寒之言，与巢氏论中赤热白寒之说，正与《难》、《素》相违。予非敢妄论先贤，恐后学混而不明，未免从之而行也。如其寡学之人，不察病人脉息，不究病人经脉，妄断寒热，信用群方暴热之药，一旦有失，虽悔何追？呜呼！人命一失，其复能生乎？赤白痢与赤白带下，皆不死人。《内经》惟肠澼便血，血温身热者，死。赤白带下，白液白物，盅病肾消，皆不能死人。有死者，药之误也。

『注释』

①脬（pāo 泡）络：即胞络，亦称胞脉，指分布于胞宫的脉络。
②阴：原作"阳"，前文论太阳少阴，据之改。
③是动之病：指本经经脉因外邪引动而发生的疾病。
④所生之病：指与本经相连属的脏腑所发生的疾病。
⑤篡户：会阴。
⑥廷孔：阴道口。
⑦筋痿：多由肝热而阴血不足、筋膜失养所致。症见筋急拘挛，渐致痿弱不用。
⑧广肠：指人体部位名，包括乙状结肠和直肠。

『按语』

对于带下病的认识，张氏不同于《太平圣惠方》"劳神过度，损动经血，致令身虚，受于风冷，风冷入于脬络，传其血之所成也"，以及巢氏"其任之为病，女子则为带下"的观点。其认为带下病与冲、任、督三脉都有关系。基本病因在于热积带脉，治疗上不可以用峻热之药燥之。引用《内经》对带下的病因论述，提出了利小便治疗带下的方法。

霍乱吐泻死生如反掌说七

巢氏，先贤也，固不当非。然其说有误者，人命所系，不可不辨也。今之医者，家置本以为绳墨。呜呼！何今之人信巢氏，而不信《素问》也？此予不得不为之说。且巢氏论霍乱、吐泻，皆由温凉不调，阴阳清浊，二气相干，致肠胃之间，变而为霍乱。寒气客于脾则泻，寒气客于胃则吐。亦由饮酒食肉，腥脍生冷过度；或因居处坐卧湿地，当风取凉，风之气归于三焦，传于脾胃，脾胃得冷，水谷不消，皆成霍乱。其名有三：一曰胃反，胃气虚逆，反吐饮食；二曰霍乱，言其病挥霍之间，便致撩乱也；三曰哺食变逆者也。霍乱者，脉必代。又云：七月间食蜜，令人暴下霍乱。此皆巢氏霍乱之论也。予以为不然。

夫医之治病，犹书生之命题。如秋伤于湿，冬生咳嗽，是独以湿为主，此书生之独脚题①也；风湿暍三气合而成霍乱，吐泻转筋，此犹书生之鼎足题②也。风者，风木也，内应足厥阴肝木；湿者，雨化也，内应于足太阴脾土；暍者，火热也，内应于手少阴心火。此风、湿、暍三气之所生也。《内经》曰：土气之下，木气乘之。是肝木乘脾土也。又曰：厥阴所至为胁痛呕泄，少阳所至为呕涌。注云：食不下也。太阴所至为中满；霍乱吐下，太阴所至为濡化也。注云：湿化也。又曰：太阴所至为湿生，终为注雨。故转筋者，风主肝，肝主筋，风急甚，故转筋也。吐者，暍也。火主心，心主炎上，故呕吐也。泄注者，土主湿，湿主脾，湿下注，故泄注也。此三者，岂非风、湿、暍，如书生鼎足题耶？脾湿土气，为风木所克，土化不行矣。亢无雨，火③盛过极，土怒发焉。极则为雷霆、骤雨、烈风。盖土气在上，木气乘之故也。是以大水横流，山崩岸落，石进沙飞，岂非太阴湿土怒发之象耶？故人病心腹满胀，肠鸣而为数便，甚则心痛胁䐜④，呕吐霍乱，厥发则注下、胕肿、身重。启玄子云：以上病证，皆脾热所生也。乃知巢氏所论，正与《素问》、启玄子相违。

故《内经》治法，病急则治其标，缓则治其本。先可用淡剂流其湿，辛凉以退其风，咸苦以解其暍，冰水以救其内涸，大忌食粟米粥，饮者立死。伟哉，王冰之言！脾热一句，可以为方。

世俗止知取其头巾而濯之，以饮其水，亦取黑豆、皂矾，头垢寒凉，然近似终不足以制其甚。又有以寒水沃其手足者，大非也。四肢已厥，更以寒水沃之，则益厥矣！曷若⑤以寒水沃其心之为愈也。

泰和间，余亲见陈下广济禅院，其主僧病霍乱。一方士用附子一枚及两者，

干姜一两 炮，水一碗，同煎，放冷服之，服讫，呕血而死，顷合流镇李彦甫，中夜忽作吐泻，自取理中丸而服之，医者至，以为有食积，以巴豆下之，三、五丸药亦不动，至明而死，可不哀哉！遂平李仲安，携一仆一佃客，至郾城，夜宿邵辅之书斋中。是夜，仆逃，仲安觉其时也，骑马与佃客往临颖急追之。时七月，天大热，炎风如箭，埃尘幔天，至辰时而还，曾不及三时，往返百二十里。既不获其人，复宿于邵氏斋。忽夜间闻呻呼之声，但言救我，不知其谁也。执火寻之，乃仲安之佃客也。上吐下泄，目上视而不下，胸胁痛不可动摇，口欠而脱臼，四肢厥冷。此正风、湿、暍三者俱合之证也。其婿曾闻余言，乃取六一散，以新汲水锉生姜而调之，顿服半升，其人复吐。乃再调半升，而令徐服之，良久方息。至明，又饮数服，遂能调养，三日平复而去。呜呼！若此三人，其生死岂不如反掌哉？彼世医往往以谓六一散，治得其病，此无学之辈也，可胜恨哉！

『注释』

①独脚题：只要求写出一个问题的题目。
②鼎足题：要求写出多方面内容的题目。
③火：据上下文义，疑当作"木"。
④膜（chēn 琛）：胀起，胀大。
⑤曷（hé 何）若：什么能比得上。

『按语』

本篇张氏分述巢氏与《内经》对霍乱的认识，其以《内经》为主旨，认为霍乱为脾热所致，并提出治疗之法，以淡剂利湿，以辛凉退风，以咸苦解暍，以冰水救涸。更切合临床实际。

目疾头风出血最急说八

《内经》曰：目得血而能视。此一句，圣人论人气血之常也。后世之医，不达其旨，遂有惜血如金之说。自此说起，目疾头风诸证，不得而愈矣。何以言之？圣人虽言目得血而能视，然血亦有太过不及也。太过则目壅塞而发痛，不及则目耗竭而失睛。故年少之人多太过，年老之人多不及。但年少之人，则无不及。但年老之人，其间犹有太过者，不可不察也。

夫目之内眦，太阳经之所起，血多气少；目之锐眦，少阳经也，血少气多；目之上网，太阳经也，亦血多气少；目之下网，阳明经也，血气俱多。然阳明经起于目两旁，交鼻頞之中，与太阳、少阳俱会于目。惟足厥阴肝经，连于目系而已。故血太过者，太阳、阳明之实也；血不及者，厥阴之虚也。故血出者，宜太阳、阳明，盖此二经血多故也。少阳一经，不宜出血，血少故也。

刺太阳、阳明出血，则目愈明；刺少阳出血，则目愈昏。要知无使太过不及，以血养目而已。此《内经》所谓目得血而能视者，此也。

凡血之为物，太多则益①，太少则枯。人热则血行疾而多，寒则血行迟而少，此常理也。至于目者，肝之外候也。肝主目，在五行属木。然木之为物，太茂则蔽密，太衰则枯瘁。蔽密则风不疏通，故多摧拉；枯瘁则液不浸润，故无荣华。又况人之有目，如天之有日月也；人目之有翳，如日月之有云雾也。凡云之兴，未有不因蒸腾而起者，虽隆冬之时，犹且然耳，况于炎夏之时乎？故目暴赤肿起，羞明隐涩，泪出不止，暴寒目瞒，皆火热②之所为也。夫目之五轮，乃五脏六腑之精华，宗脉之所聚。其气轮属肺金，肉轮属脾土，赤脉属心火，黑水、神光属肾水，兼属肝木，此世俗皆知之矣。及有目疾，则又不知病之理，岂知目不因火则不病。何以言之？气轮变赤，火乘肺也；肉轮赤肿，火乘脾也；黑水神光被翳，火乘肝与肾也；赤脉贯目，火自甚也。能治火者，一句可了。故《内经》曰：热胜则肿。

治火之法，在药则咸寒，吐之下之；在针则神庭、上星、囟会、前顶、百会血之，翳者可使立退；痛者，可使立已；昧者，可使立明；肿者，可使立消。惟小儿不可刺囟会为肉分浅薄，恐伤其骨。然小儿水在上，火在下，故目明；老人火在上，水不足，故目昏。《内经》曰：血实者宜决之。又《经》曰：虚者补之，实者泻之。如雀目不能夜视及内障，暴怒大忧之所致也。皆肝主目，血少，禁出血，止宜补肝养肾。至于暴赤肿痛，皆宜以铍③针刺前五穴出血而已，次调盐油以涂发根，其者，虽至于再、至于三可以也。量其病势平为期。少白可黑，落发可生，有此神验，不可轻传。人年四十、五十，不问男女，目暴赤肿，隐涩难开者，以三棱针刺前顶、百会穴，出血大妙。至如年少，发早白落，或白屑者，此血热而太过也。世俗止知发者血之余也，血衰故耳。岂知血热而④寒，发反不茂？肝者，木也。火多水少，木反不荣。火至于顶，炎上之甚也。大热病汗后，劳病之后，皆发多脱落，岂有寒耶？故年衰火盛之人，最宜出血。但人情见出血，皆不悦矣！岂知出血者，乃所以养血也。凡兔、鸡、猪、狗、酒、醋、湿面，动风生冷等物，及忧忿劳力等事，如犯之则不愈矣。惟后顶、强间、脑户、风府四穴，不可轻用针灸，以避忌多故也。若有误，不幸令人喑，固宜慎之。其前五穴，非徒治目疾，至于头痛腰脊强，外肾囊燥痒，出血皆愈。凡针此，勿深，深则伤骨。唐甄权⑤尤得出血之法。

世俗云："热汤沃眼十日明。"此言谬之久矣！火方乘目，更以热汤沃之，两热相搏，是犹投贼以刃也。岂知凉水沃之，暂涩而久滑；热水沃之，暂滑而久涩。不然，曷⑥以病目者忌沐浴？或曰：世俗皆言凉水沃眼，血脉不行。余闻大笑之。眼药中用黄连、硼砂、朴硝、龙脑、熊胆之属，皆使人血脉不行耶？何谬之甚也。又若头风之甚者，久则目昏，偏头风者，少阳相火也，久则目束小。大肠闭涩者，目必昏，何也？久病滑泄者，目皆明，惟小儿利久，反疳眼昏。盖极则反，与此稍异，其余皆宜出血而大下之。余尝病目赤，或肿或翳，作止无时，偶至亲息帅府间，病目百余日，羞明隐涩，肿痛不已。忽眼科姜仲安云：宜上星至百会，速以铍针刺四五十刺，攒竹穴、丝竹穴上兼眉际一十刺，反⑦鼻两孔内，以草茎弹之出血。三处出血如泉，约二升许，来日愈大半，三日平复如故。余自叹曰：百日之苦，一朝而解，学医半世，尚缺此法，不学可乎？惟小儿疮疱入眼者，乃余热不散耳。止宜降心火，泻肝风，益肾水，则愈矣。若大人目暴病者，宜汗、下、吐。以其血在表，故宜汗；以其火在上，故宜吐；以其热在中，故宜下。出血之与发汗，名虽异而实同，故录《铜人》中五穴照用。

『注释』

①益："溢"的古字。
②火热：原作"工艺"，据文义改。
③铍（pī 批）：中医九针之一，即铍针。
④而：疑当作"不"。
⑤甄权：唐代名医，长于针灸。
⑥曷（hé 何）：疑问代词，为什么。
⑦反：疑当作"及"。

『按语』

本篇张氏提出目疾头风诸证，年少者多为火热有余，年老者有余不足兼而有之，据《内经》言"虚者补之，实者泻之"，火热而致暴赤肿痛、少白头等皆用针刺放血之法，出血即养血。而目昏、夜不能视等血亏不足之证，宜补肝养肾，禁出血。张氏虽重视放血之法，但亦主张因证施治。

过爱小儿反害小儿说九

小儿初生之时，肠胃绵脆，易饥易饱，易虚易实，易寒易热，方书旧说，天下皆知之矣。然《礼记·曲礼》及《玉符潜诀论》[①]云：天下皆不知。《曲礼》云：童子不衣裘裳，《说》[②]云：裘大温，消阴气。且人十五岁成童，尚不许衣裘。今之人养稚子，当正夏时，以绵夹裹腹，日不下怀，人气相蒸；见天稍寒，即封闭密室，睡毡下幕，暖炕红炉，使微寒不入，大暖不泄。虽衰老之人，尚犹不可，况纯阳之小儿乎？然君子当居密室，亦不当如是之暖也。《玉符潜诀论》云：婴儿之病，伤于饱也。今人养稚子，不察肠胃所容几何，但闻一声哭，将谓饥号，即以潼乳[③]纳之儿口，岂复知量，不吐不已。及稍能食，应口辄与。夫小儿初生，别无伎俩，惟善号泣为强良[④]耳。此二者，乃百病之源也。

小儿除胎生病外有四种：曰惊，曰疳，曰吐，曰泻。其病之源止有二：曰饱，曰暖。惊者，火乘肝之风木也；疳者，热乘脾之湿土也；吐者，火乘胃膈，甚则上行也；泻者，火乘肝与大肠而泻者也。夫乳者，血从金化而大寒，小儿食之，肌肉充实。然其体为水，故伤乳过多，反从湿化。湿热相兼，吐痢之病作矣。医者不明其本，辄以紫霜进食比金白饼之属，其中皆巴豆、杏仁。其巴豆大热有大毒。杏仁小热有小毒，小儿阳热，复以热毒之药，留毒在内，久必变生。故刘河间先生以通圣、凉膈、神芎、益元治之，皆无毒之药。或曰：此大人所服之药，非小儿所宜也。余闻笑曰：大人小儿，虽年壮不同，其五脏六腑，岂复殊耶？大人服多，小儿服少，其实一也。故不可下者宜解毒，可下者宜调胃、泻心。然有逐湿为之方者，故余尝以牵牛、大黄、木通三味，末之为丸，以治小儿诸病皆效。盖食乳小儿，多湿热相兼故也。今之医者，多以此药谤予。彼既不明造化，难与力辩，故予书此方，以俟来世知道者。

然善治小儿者，当察其贫富贵贱治之。盖富贵之家，衣食有余，生子常夭；贫贱之家，衣食不足，生子常坚。贫家之子，不得纵其欲，虽不如意而不敢怒，怒少则肝病少；富家之子，得纵其欲，稍不如意则怒多，怒多则肝病多矣。夫肝者木也，甚则乘脾矣。又况贫家无财少药，故死少；富家有财多药，故死多。故贫家之育子，虽薄于富家，其成全小儿，反出于富家之右[⑤]。其暗合育子之理者有四焉：薄衣、淡食、少欲、寡怒，一也；无财少药，其病自痊，不为庸医热药所攻，二也；在母腹中，其母作劳，气血动用，形得充实，三也；母既作劳，多易生产，四也。此四者，与富家相反也。

俚谚曰："儿哭即儿歌，不哭不偻㑽⑥。"此言虽鄙，切中其病。世俗岂知号哭者，乃小儿所以泄气之热也？老子曰：终日号而不嗄。余常授人以养子之法；儿未坐时，卧以赤地，及天寒时不与厚衣，布而不绵；及能坐时，以铁铃、木壶、杂戏之物，连以细绳，置之水盆中，使一浮一沉，弄之有声；当炎暑之时，令坐其旁，掬水弄铃，以散诸热。《内经》曰：四肢者，诸阳之本也。手得寒水，阴气达于心中，乃不药之药也。余尝告于陈敬之：若小儿病，缓急无药，不如不用庸医。但恐妻妾怪其不医，宜汤浸蒸饼令软，丸作白丸，给⑦其妻妾，以为真药，使儿服之，以听天命，最为上药。忽岁在丙戌，群儿皆病泄泻，但用药者皆死，盖医者不达湿热之理，以温燥行之，故皆死。惟陈敬之不与药，用余之言，病儿独存。

噫！呜呼！班固真良史，尝曰：有病不治得中医。除暴得大疾，病服药者，当谨熟阴阳，无与众谋，若未病之前，从予奉养之法，亦复不生病。纵有微疾，虽不服药可也。

『注释』

①《玉符潜诀论》：疑为王符《潜夫论》，王符，东汉人，著《潜夫论》。
②《说》：指宋代陈澔的《礼记集说》。
③潼乳：指奶头。潼，高。
④强良：同"强梁"，强劲有力。此处指强项。
⑤右：上。
⑥偻㑽（luó罗）：聪明，伶俐。
⑦给：疑为"给（dài带）"，欺骗。

『按语』

本篇引用《礼记·曲礼》及王符《潜夫论》中的论述，提出过暖和过饱是小儿诸病之源的观点。通过对小儿体质的分析指出小儿疾病常有误用热药的错误，明确贫富家庭环境对小儿健康状况的影响及不同的治法。最后又提出了具体的小儿保健方法，为后世儿科临证提供了宝贵的经验。

服药一差转成他病说十

《语》①云：子之所慎，齐②、战、疾。又曰：丘未达，不敢尝。此言服药不可不畏慎也。然世有百千年相袭之弊，至今不除者，敢略数一二，使后车改辙，不蹈前覆。夫伤寒、温疫、时气、中暑、风温、风疟，与中酒伤食者，其初相类，此最误人。或先一日头痛，曾伤酒便归过于酒，曾伤食便归过于食。初觉满闷，医者不察其脉，不言其始，径用备急丹、缠积丹、软金丸、酒癥丸。此药犯巴豆，或出油不尽，大热大毒，走泄五、七行，或十余行。其人必津液枯涸，肠胃转燥，发黄瘀热，目赤口干，恍惚潮热，昏愦惑狂，诸热交作。如此误死者，不可胜举。若其人或本因酒食致过，亦能头痛身热，战栗恶寒。医者不察其脉，不究其原，反作伤寒发之，桂枝、麻黄、升麻之属，以汗解之。汗而不解，转转③疑惑，反生他证。如此误死者，可胜计哉？

又如久病咳嗽，形体羸瘦，食欲减少，日轻④夜剧。医者不察，便与乌梅、罂粟壳、紫菀、枯矾，如此峻攻，嗽疾未除，涩滞之病作矣。嗽加之涩，饮食弥减。医者不察，更以热剂养胃，温剂和脾，致令头面汗出，燥热潮发，形容瘦瘁，涎液上出，流如涌泉。若此死者，不可胜数。

又如妇人产余之疾，皆是败血恶物，发作寒热，脐腹撮痛，乳潼枯涸，食饮稍减。医者不察，便谓产后血出数斗，气血俱虚，便用温热之剂，养血补虚，止作寒治，举世皆然。岂知妇人之孕，如天地之孕物也。物以阴阳和合而后生，人亦以阴阳和合而后孕。偏阴偏阳，岂有孕乎？此与禾黍、瓜果之属何异哉？若水旱不时，则华之与实，俱萎落矣。此又与孕而不育者，复何异哉？七月立秋后十八日，寸草不结者，犹天寒故也。今妇人妊娠，终十月无难而生，反谓之寒，何不察其理之甚也？窃譬之冶砖者，炎火在下，以水沃其窑之巅，遂成砖矣。砖既出窑，窑顿寒邪！世俗竟传黑神散之属，治产后一十八证，非徒其不愈，则经脉涸闭，前后淋闭，呕吐嗽痰，凡百热证生矣。若此误死者，不可计之。曷若四物汤与凉膈散停对，大作汤剂而下之，利以数行，恶物俱尽，后服淡甘之剂自愈矣。

又如小儿腹满，喘嗽痰涎不利，医者不察，便用白饼子之属。夫白饼子，巴豆大热有大毒，兼用腻粉，其后必生口疮，上喘咳嗽，呕吐不嗜饮食之疾。然此治贫家小儿，犹或可效，膏粱之家，必生他病，又何疑哉？又如泻利之疾，岁岁有之，医者不察，便用圣散子之属，干姜、赤石脂、乌梅、罂粟壳、官桂、石榴皮、龙骨、牡蛎之属，变生小便癃闭，甚者为胀，又甚者，水肿之疾生矣！间有愈者，病有微者也，甚则必不愈矣。

又如人病停饮，或因夏月伤冷过多，皆为脾胃客气有余也。宜逐而去之。医者不可以为脾衰而补之，则痞者更痞，满者更满。复有巴豆丸下之者，病虽少解，必不嗜食，上燥之病生矣。

又如人因闪䏶⑤，膝髁肘腕大痛，医者不察，便用铍针出血，如未愈者，再三刺血。出血既多，遂成跛躄。《内经》曰：足得血而能步。血尽安得步哉？若余治闪肭则不然，以禹功散，或通经⑥二三钱，下神祐丸，或除湿丹百余丸，峻泻一二十行，则痛出当痒发。痛属夏，痒属秋，出则夏衰矣！此五行胜复之理也。

故凡腰胯胁痛，杖疮落马，坠堕打扑，莫不同然。盖此痛得之于外，非其先元虚元弱。古人云："痛随利减"。宜峻泻一二十行毕。但忌热酒，可一药而愈。勿谓峻泻，轻侮此法。昔有齿痛，连月不止，以铁铃钮取之，血不止而死。又有人因上下齿痛，凡百⑦痛者辄取，不数年，上下齿尽。至五十岁，生硬之物，皆不能食。夫上下齿痛，皆由手足阳明二经，风热甚而痛矣，可用大、小承气汤、藏用丸、祛风丸等药泻之，则痛当自止。《内经》曰：诸痛痒疮疡，皆属心火。启玄子云：百端之起，皆自心生。心者，火也，火生土之故也。出牙之误，不可不知。又如治水肿痛者，多用水银、轻粉、白丸子，大毒之药下之，水肿未消而牙齿落，牙齿落而不进食，水尽而立毙。复有人于两足针之，水出如泉，水尽亦毙矣！

『注释』

①《语》：指《论语》。

②齐：同"斋"，出自《论语·述而》，孔子谨慎对待的三件事是斋戒、战争和疾病。

③转转：辗转。

④日轻：《四库》本作"旦静"，可参。

⑤闪肭（nà 那）：扭伤。肭，扭，折伤。

⑥通经：按文义，疑后脱"散"字。

⑦百：据文义，疑为"齿"。《四库》本作"治"，亦可参。

『按语』

张氏在本篇说明了因误诊错误用药导致疾病加重的情况，详细论述了久病咳嗽、妇人产后病、小儿腹满、喘嗽痰涎不利、停饮、闪肭、腰胯膝痛、杖疮落马等几种常见疾病误诊误治导致疾病的加重或转化，同时给出了这几种疾病的病因病机及正确治法。对疾病误诊误治的分析一方面表明了张氏丰富的临床经验，另一方面也为后世医家临证提供了很好的借鉴。

卷 二

偶有所遇厥疾获瘳记十一

余昔过夏邑西，有妇人病腹胀如鼓，饮食乍进乍退，寒热更作而时吐呕，且三年矣。师觋符咒，无所不至，惟俟一死。会十月农隙，田夫聚猎，一犬役死，磔于大树根盘，遗腥在其上。病妇偶至树根，顿觉昏愦，眩瞀不知人，枕于根侧，口中虫出，其状如蛇，口眼皆具。以舌舐其遗腥。其人惊见长虫，两袖裹其手，按虫头极力而出之，且二尺许，重几斤。剖而视之，以示诸人，其妇遂愈。虫亦无名。此正与华元化治法同。盖偶得吐法耳！

又有一书生，疟间日一作。将秋试，及试之日，乃疟之期。书生忧甚，误以葱蜜合食，大吐涎数升，瘀血宿食皆尽，同室惊畏，至来日入院，疟亦不发，亦偶得吐法耳！

正隆间有圣旨，取汴梁诸匠氏。有木匠赵作头，铁匠杜作头，行次失路，迷至大宅，乞宿。主人不纳，曰："家中有人重病，不敢纳君。"杜作头绐曰："此赵公乃汴梁太医之家，今蒙上司见召，迷路至此。盖病者当愈而遇此公也。"主人默而入，良久复出，将邀二人入室，与之食已。主人起，请曰："烦太医看病，何如？"赵见而笑曰："一药可愈。"二人窃议曰："来时所携熟药，寄他车上，此中实无奈何。"杜曰："此甚易耳！"潜出门，得牛粪一块，作三十粒，下以温水。少顷，病人觉胸中如虫行，一涌而出，状若小蜣螂一二升，以手探之，又约一升，顿觉病去。明日，主人出谢曰："百岁老人，未尝见此神效之药也！"礼饯二人，遂归。呜呼，此二子，小人也，欲苟一时之寝，遂以秽物治人，亦偶得吐法耳！

又有一妇，病风痫，从六、七岁因惊风得之。自后三二年，间一二作，至五七年，五七作，逮三十余岁至四十岁，日作或一日十余作，以至昏痴健忘，求死而已。会兴定岁大饥，遂采百草而食，于水濒采一种草，状若葱属，泡蒸而食之。食讫，向五更，觉心中不安，吐涎如胶，连日不止，约一二斗，汗出如洗，初昏困，后三日，轻健非曩之比，病去食进，百脉皆和。省其所食，不知何物。访问诸人，乃憨葱苗也。憨葱苗者，《本草》所谓藜芦苗是也。《图经》云：藜芦苗吐风病。此亦偶得吐法耳！

又有一妇，年三十余，病滑泄经年。皆云虚中有积，以无忧散，五七日一服，至二十服不效。又服缠积丹、软金丸诸药，皆不效。其人服药愈速，病势愈甚，食饮日减。人或谓曰："此休息痢也。"宜灸中脘及左右穴，脐下气海及膀胱穴，以三里引之，每年当冬至日夏至日灸之。前后仅万余壮。忽门外或者曰："此病我屡识①，盖大伤饮之故。即日桃花正开，俟其落时，以长棘针刺之，得十数萼，勿犯人手，以白面和作饼子，文武火烧令熟，嚼烂，以米饮汤下之。"病人如其言服之。不一二时，泻如倾，前后泻六七日，仅数百行，昏困无所知觉，惟索冷水，徐徐而饮。至六七日，少省。尔后食日进，神日昌，气血日和。不数年，生二子。此人本不知桃花萼有取积之神效，亦偶得泻法耳！

余昔过株林，见一童子，误吞铜铁之物，成疾而赢，足不胜身。会六七月，淫雨不止，无薪作食，过饥数日。一旦，邻牛死，闻作葵羹粳饭，病人乘饥顿食之。良久，泄注如倾，觉肠中痛，遂下所吞之物。余因悟《内经》中"肝苦急，食甘以缓之"。牛肉、大枣、葵菜皆甘物也，故能宽缓肠胃。且肠中久空，又遇甘滑之物，此铜铁所以下也。亦偶得泻法耳！

顿有老人，年八十岁，脏腑涩滞，数日不便，每临后时，目前星飞，头目昏眩，鼻塞腰痛，积渐食减，纵得食，便结燥如弹。一日，友人命食血藏、葵羹、油渫②菠薐菜，遂顿食之。日日不乏，前后皆利，食进神清，年九十岁，无疾而终。《图经》云："菠菜寒，利肠胃；芝麻油炒而食之，利大便；葵，宽肠利小溲。年老之人，大小便不利，最为急切。此亦偶得泻法耳！

昔一士人赵仲温，赴试暴病，两目赤肿，睛翳不能识路，大痛不任，欲自寻死。一日，与同侪释闷，坐于茗肆中。忽钩窗脱钩，其下正中仲温额上，发际裂长三、四寸，紫血流数升，血止自快，能通路而归，来日能辨屋脊，次见瓦沟，不数日复故，此不药不针，误出血而愈矣！夫出血者，乃发汗之一端也。亦偶得出血法耳！

呜呼！世人欲论治大病，舍汗、下、吐三法，其余何足言哉？此一说，读之者当大笑耳，今之医者，宜熟察之可也。人能谨察其真中之误，精究其误中之真，反复求之，无病不愈。余之所以书此者，庶后之君子，知余之用心非一日也。又有病目不睹者，思食苦苣，顿顿不阙。医者以为有虫。曾不周岁，两目微痛如虫行，大眦渐明，俄然大见。又如北方贵人，爱食乳酪、牛酥、羊生、鱼脍、鹿脯、猪腊、海味、甘肥之物，皆虫之萌也。然而不生虫者，盖筵会中多胡荽、芜荑、酱卤汁，皆能杀此二者，亦偶得服食法耳！智者读此，当触类而长之。

『注释』

①识：《四库》本作"谙"，可参。

②渫（zhá 炸）：据文义当作"煠"，同"炸"，意为把食物放入汤或煮沸的油里弄熟。

『按语』

张氏在本篇中列举一些疑难病症，如臌胀、疟疾、虫病、风痫、经年滑泄、便秘、暴病目疾等，通过涌吐、发汗、泄下、出血的方法得以解除病痛。通过列举种种实例，阐明了"汗、吐、下"三法在治疗疑难杂症时所起到的重要作用。

攻里发表寒热殊途笺十二

有一言而可以该①医之旨者，其②惟发表攻里乎？虽千枝万派，不过在表在里而已矣。欲攻其里者，宜以寒为主；欲发其表者，宜以热为主。虽千万世，不可易也。《内经》言之详矣！今人多错解其旨，故重为之笺③。

发表不远热，攻里不远寒。此寒热二字，谓六气中司气之寒热。司气用寒时，用药者不可以寒药；司气用热时，用药者不可以热药，此常理也。惟攻里发表则反之。然而攻里发表，常分作两途。若病在表者，虽畏日流金④之时，不避司气之热，亦必以热药发其表；若病在里者，虽坚冰积雪之时，不避司气之寒，亦必以寒药攻其里。所谓发表者，出汗是也；所谓攻里者，涌泄是也。王太仆注云：汗泄下痢，皆以其不住于中也。夫不住其中，则其药一去不留，虽以寒药犯司气之寒，热药犯司气之热，亦无害也。

若其药留而不出，适足以司气增邪，是谓不发不攻。寒热内贼，其病益甚，无病者必生病，有病者必甚，若司气用寒之时，病在表而不在里，反以寒药冰其里，不涌不泄，坚腹满、痛急下痢之病生矣；若司气用热之时，病在里而不在表，反以热药燥其中，又非发汗，则身热、吐下、霍乱、痈疽、疮痒、瞀郁、注下、瞤瘛、肿胀、呕吐、衄衊、头痛、骨节挛、肉痛、血泄、淋闭之病生矣。以此知非热不能解表，非寒不能攻里。是解表常宜热，攻里常宜寒。若反此法，是谓妄造。

今之用药者，以荆黄汤解表，以姜桂药攻里，此与以水济水，以火济火何异哉？故非徒不效，轻者危，甚者死。夫《本草》一书，不过酸、苦、甘、辛、咸、淡六味而已。圣人既以辛甘发散为阳，酸苦涌泄为阴；又以淡味渗泄为阳。是辛、甘、淡三味以解表，酸、苦、咸三味以攻里。发表与渗泄，非解表而何？涌泄非攻里而何？此二者，圣人之法尽矣！蔑以加矣⑤！

　　然则医之法，果多乎哉？攻里以寒，解表以热而已矣。虽然，表病而里不病者，可专以热药发其表；里病而表不病者，可专以寒药攻其里；表里俱病者，虽可以热解表，亦可以寒攻里，此仲景之大、小柴胡汤，虽解表亦兼攻里，最为得体。今之用药者，只知用热药解表，不察里之已病，故前所言热证皆作矣。医者不知罪由己作，反谓伤寒变证，以诬病人，非一日也。故刘河间自制通圣散加益元散，名为双解。千古之下，得仲景之旨者，刘河间一人而已。然今之议者，以为双解不可攻里，谤议纷纭，坐井小天，诚可憾也！岂知双解煎以葱须、豆豉，涌而汗之，一剂立雪所苦。纵不全瘥，亦可小瘥。向所谓热证，亦复不作。俟六经传毕，微下而已。今医者不知其济物无穷之功，乃妄作损胃无穷之谤，愤刘河间有能医之名，设坚白之论⑥，以求世誉。孰肯剖璞一试，而追悔和氏之刖足⑦哉？余之所以屡书此者，叹知音之难遇也。近者，余之故人某官，不欲斥言⑧其名，因病头项强，状类伤寒，服通圣散，虽不得其法，犹无害也，医者见其因通圣散也，立毁其非仲景之药也。渠⑨不察其热已甚矣，复以辛热发之。汗出不解，发黄血泄竟如前所言。后虽以承气下之，不能已。又复下之，至绝汗出，其脉犹搏击。然余亲见其子，言之甚详。至今士大夫，皆不知辛热一发之过也，独归罪于通圣散。呜呼！甚矣，道之难明也！

　　顷⑩，余之旧契⑪，读孟坚《汉书·艺文志》，载五苦六辛之说，而颜师古⑫辈，皆无注解。渠特以问余。余顾其《内经》诸书中，亦不见其文。既相别矣，乘蹇⑬且十里外，飒然⑭而悟。欲复回以告，予之旧契，已归且远。乃令载之以示来者。夫五者，五脏；六者，六腑也，腑者，表也。病在里者，属阴分，宜以苦寒之药，涌之、泄之；病在表者，属阳分，宜以辛温之剂，发之、汗之。此五苦六辛之意也。颜师古不注，盖阙其疑也。乃知学不博而欲为医，难矣！余又徐思：五积六聚，其用药亦不外于是。夫五积在脏，有常形属里，宜以苦寒之药，涌之、泄之；六聚在腑，无常形，属表，宜以辛温之药，发之、汗之。与前五苦六辛亦合。亦有表热⑮而可用柴胡之凉者，犹宜热而行之。里寒而可用姜附之热者，犹宜寒而行之。余恐来者，不明《内经》发表攻里之旨，故并以孟坚五苦六辛之说，附于卷末。

『注释』

①该：包括。

②其：大概。

③笺：注释。

④畏日流金：夏天的太阳温度高得能熔化金属，形容天气酷热。畏日，《左传·文公七年》杜预注曰"夏日可畏"，意为夏天的太阳炎热可畏，后世遂称夏天的太阳为"畏日"。流金，谓高温熔化金属，多形容气候酷热。

⑤蔑以加矣：不能再补充了。蔑，无。

⑥坚白之论：战国时期名家公孙龙设"离坚白"之命题，认为"坚"、"白"两种属性虽然藏于同一块石头中，但它们之间各自相离，没有必然联系，从而夸大了事物间的差别性而抹杀了其统一性。后多用于比喻只强调事物的一个方面而否定另一个方面的诡辩。

⑦和氏之刖足：楚人卞和于荆山中得玉璞，奉而献之厉王和武王，因玉工都说是石头，以诳欺罪先后被砍掉左右两足。文王即位，使玉人理其璞而得宝。刖足，断足。古代肉刑之一。

⑧斥言：公开说出。

⑨渠：他。

⑩顷：近来。

⑪旧契：老朋友。

⑫颜师古：颜籀（zhòu 宙），字师古，唐代人，曾校订五经，注释《汉书》。

⑬蹇（jiǎn 捡）：跛驴或劣马。

⑭飒然：猛然。

⑮热：原无，据下文"里寒而可用姜附之热者"句式补。

『按语』

张氏认为医生治病的宗旨是发表、攻里。病在表而里不病者，以辛热之药发表出汗解除疾病；病在里而表不病者，以寒凉之品攻里涌泄治疗疾病；若表里俱病，辛热解表与寒凉攻里之药并用，可选用仲景的大小柴胡汤或自制双解煎。本篇之末，借用孟坚五苦六辛之说，进一步阐述《内经》发表攻里之旨，为今人疗疾提供了参考。

汗下吐三法该尽治病诠①十三

人身不过表里，气血不过虚实。表实者，里必虚；里实者，表必虚；经实者，络必虚；络实者，经必虚，病之常也。良工之治病者，先治其实，后治其虚，亦有不治其虚时。粗工之治病，或治其虚，或治其实，有时而幸中，有时而不中。谬工之治病，实实虚虚，其误人之迹常著，故可得而罪也。惟庸工之治病，纯补其虚，不敢治其实，举世皆曰平稳，误人而不见其迹。渠②亦自不省其过，虽终老而不悔，且曰："吾用补药也，何罪焉？"病人亦曰："彼以补药补我，彼何罪焉？"虽死而亦不知觉。夫粗工之与谬工，非不误人，惟庸工误人最深，如鲧湮洪水，不知五行之道。夫补者人所喜，攻者人所恶。医者与其逆病人之心而不见用，不若顺病患之心而获利也，岂复计病者之死生乎？呜呼！世无真实，谁能别之？今余著此吐汗下三法之诠，所以该治病之法也，庶几③来者有所凭借耳。

夫病之一物，非人身素有之也。或自外而入，或由内而生，皆邪气也。邪气加诸身，速攻之可也，速去之可也，揽而留之，可也？虽愚夫愚妇，皆知其不可也。及其闻攻则不悦，闻补则乐之。今之医者曰："当先固其元气，元气实，邪自去。"世间如此妄人，何其多也！夫邪之中人，轻则传久而自尽，颇④甚则传久而难已，更甚则暴死。若先论固其元气，以补剂补之，真气未胜，而邪已交驰横骛⑤而不可制矣。惟脉脱、下虚、无邪、无积之人，始可议补；其余有邪积之人而议补者，皆鲧湮洪水之徒也。今予论吐、汗、下三法，先论攻其邪，邪去而元气自复也。况予所论之法，识练⑥日久，至精至熟，有得无失，所以敢为来者言也。

天之六气，风、暑、火、湿、燥、寒；地之六气，雾、露、雨、雹、冰、泥；人之六味，酸、苦、甘、辛、咸、淡。故天邪发病，多在乎上，地邪发病，多在乎下，人邪发病，多在乎中。此为发病之三也。处⑦之者三，出之者亦三也。诸风寒之邪，结搏皮肤之间，藏于经络之内，留而不去，或发疼痛走注，麻痹不仁，及四肢肿痒拘挛，可汗而出之。风痰宿食，在膈或上脘，可涌而出之。寒湿固⑧冷，热客下焦，在下之病，可泄而出之。《内经》散⑨论诸病，非一状也；流言⑩治法，非一阶⑪也。《至真要大论》等数篇言运气所生诸病，各断以酸苦甘辛咸淡以总括之。其言补，时见一二；然其补非今之所谓补也，文具⑫于《补论》条下，如辛补肝，咸补心，甘补肾，酸补脾，苦补肺⑬。若此之补，乃所以发腠理，致津液，通血气。至其统论诸药，则曰：辛甘淡三味为阳，酸苦咸三味为阴。辛甘发散，淡渗泄。酸苦咸涌泄，发散者归于汗，涌者归于吐，泄者归于下。渗为解表，归于汗；泄为利小溲，归于下。殊不言补。乃知圣人止有三法，无第四法也。

然则圣人不言补乎？曰：盖汗、下、吐，以若⑭草木治病者也。补者，以谷肉果菜养口体者也。夫谷肉果菜之属，犹君之德教也；汗下吐之属，犹君之刑罚也。故曰：德教，兴平之粱肉；刑罚，治乱之药石。若人无病，粱肉而已；及其有病，当先诛伐有过。病之去也，粱肉补之，如世已治矣，刑措而不用。岂可以药石为补哉？必欲去大病大瘵，非吐汗下未由⑮也已。

　　然今之医者，不得尽汗、下、吐法，各立门墙，谁肯屈己之高而一问哉？且予之三法，能兼众法，用药之时，有按有跷，有揃⑯有导，有减有增，有续有止。今之医者，不得予之法，皆仰面傲笑曰："吐者，瓜蒂而已矣；汗者，麻黄、升麻而已矣；下者，巴豆、牵牛、朴硝、大黄、甘遂、芫花而已矣。"既不得其术，从而诬之，予固难与之苦辩，故作此诠。

　　所谓三法可以兼众法者，如引涎、漉涎⑰、嚏气、追泪，凡上行者，皆吐法也；炙、蒸、熏、渫⑱、洗、熨、烙、针刺、砭射、导引、按摩，凡解表者，皆汗法也；催生下乳、磨积逐水、破经泄气，凡下行者，皆下法也。以余之法，所以该众法也。然予亦未尝以此三法，遂弃众法，各相⑲其病之所宜而用之。以十分率之，此三法居其八九，而众所当才一二也。或言《内经》多论针而少论药者，盖圣人欲明经络。岂知针之理，即所谓药之理。即今着吐汗下三篇，各条⑳药之轻重寒温于下。仍于三法之外，别著《原补》㉑一篇，使不预三法。恐后之医者泥于补，故置之三篇之末，使用药者知吐中有汗，下中有补，止有三法。《内经》曰：知其要者，一言而终。是之谓也。

『 注释 』

①诠：解释。此处指文章。

②渠：他。

③庶几：希望。

④颇：稍。

⑤交驰横骛：谓邪气盛实扩散。交驰：往来不断。横骛：纵横奔驰。

⑥识练：认识和实践。

⑦处：停留。

⑧固："痼"的古字。

⑨散：分别。

⑩流言：分别论述。

⑪阶：途径。

⑫具：记载。

⑬"辛补肝"五句：按中医五行理论，辛味入肺，肺属金，肝属木，金能克木。因作者认为祛邪即所以扶正，故云。其余"咸补心"等仿此。

⑭若：此。

⑮未由：没有别的途径。

⑯揃（jiǎn 剪）：按摩颊旁的一种养生方法。

⑰漉（lù 录）涎：使唾液流出。漉，渗出，流出。

⑱渫（xiè 谢）：除去污秽。

⑲相（xiàng 向）：观察。

⑳条：分条列举。

㉑《原补》：指本书卷二之"推原补法利害非轻说"。

『按语』

张氏认为一个技艺精湛的医生治疗疾病，应该采用先祛除实邪，后补益或无须补益虚损的方法，使患者恢复健康。张氏总结了祛除实邪的"汗、吐、下"三法，若邪在表者，可采用发汗的方法使邪随汗解；如邪居膈或上脘等，可采用涌吐的方法使邪随吐出；如邪客下焦，可用泄泻之法使邪随泄下。

凡在上者皆可吐式十四

夫吐者，人之所畏。且顺而下之，尚犹不乐，况逆而上之，不悦者多矣。然自胸以上，大满大实，病如胶粥，微丸微散，皆儿戏也，非吐病安能出？仲景之言曰：大法春宜吐。盖春时阳气在上，人气与邪气亦在上，故宜吐也。涌吐之药，或丸或散，中病则止，不必尽剂，过则伤人。然则四时有急吐者，不必直待春时也。但仲景言其大法耳。

今人不得此法，遂废而不行。试以名方所记者略数之：如仲景《伤寒论》中，以葱根白豆豉汤，以吐头痛；栀子厚朴汤，以吐懊憹；瓜蒂散，以吐伤寒六七日，因下后腹满无汗而喘者。如此三方，岂有杀人者乎？何今议予好涌者多也？又如孙氏《千金方》风论中散①方，往往皆效。近代《本事方》中，稀涎散，吐膈实中满、痰厥失音、牙关紧闭、如丧神守。《万全方》以郁金散吐头痛、眩运、头风、恶心、沐浴风。近代《普济方》以吐风散、追风散，吐口噤不开、不省人事；以皂角散吐涎潮。《总录》方中，以常山散吐疟。孙尚方以三圣散吐发狂；神验方吐舌不正；《补亡篇》以远志去心，春分前服之，预吐瘟疫。此皆前人所用之药也，皆有效者，何今之议予好涌者多也？惟《养生必用方》言：如吐其涎，令人跛躄。《校正方》已引风门中碧霞丹为证，予不须辨也。但《内经》明言：高者越之，然

《名医录》中，惟见太仓公、华元化、徐文伯能明律用之，自余无闻，乃知此法废之久矣。今予骤用于千载寂寥之后，宜其惊且骇也。惜乎黄帝、岐伯之书，伊挚[②]、仲景之论，弃为闲物，纵有用者，指为山野无韵之人，岂不谬哉？予之用此吐法，非偶然也。曾见病之在上者，诸医尽其技而不效。余反思之，投以涌剂，少少用之，颇获征应。既久，乃广访多求，渐臻精妙，过则能止，少则能加。一吐之中，变态无穷，屡用屡验，以至不疑。故凡可吐，令条达者，非徒木郁然。凡在上者，皆宜吐之。且仲景之论，胸上诸实郁，而痛不能愈，使人按之，及有涎唾，下痢十余行，其脉沉迟，寸口脉微滑者，此可吐之，吐之则止。仲景所谓胸上诸实，按之及有涎唾者，皆邪气在上也。《内经》曰：下痢，脉迟而滑者，内实也；寸口脉微滑者，上实也。皆可吐之。

王冰曰：上盛不已，吐而夺之。仲景曰：宿食在上脘，当吐之。又如宿饮酒积在上脘者，亦当吐之。在中脘者，当下而去之。仲景曰：病人手足厥冷，两手脉乍结，以客气在胸中，心下满而烦，欲食不能食者，知病在胸中，当吐之。余尝用吐方，皆是仲景方，用瓜蒂散，吐伤寒头痛；用葱根白豆豉汤，以吐杂病头痛；或单瓜蒂名独圣，加茶末少许，以吐痰饮食；加全蝎梢，以吐两胁肋刺痛、濯濯水声者。《内经》所谓"湿在上，以苦吐之"者，其是谓欤！

今人亦有窃予之法者，然终非口授，或中或否，或涌而不能出，或出而不能止。岂知上涌之法，名曰撩痰。"撩"之一字，自有擒纵卷舒。顷有一工，吐陈下一妇人，半月不止，涎至数斗，命悬须臾，仓皇失计，求予解之。予使煎麝香汤，下咽立止。或问：麝香何能止吐？予谓之曰：瓜苗闻麝香即死。吐者，瓜蒂也，所以立解。如藜芦吐者不止，以葱白汤解之；以石药吐者不止，以甘草、贯众解之；诸草木吐者，可以麝香解之。以《本草》考之，吐药之苦寒者，有豆豉、瓜蒂、茶末、栀子、黄连、苦参、大黄、黄芩；辛苦而寒者，有郁金、常山、藜芦；甘苦而寒者，有地黄汁；苦而温者，有木香、远志、厚朴；辛苦而温者，有薄荷、芫花；辛而温者，有谷精草、葱根须；辛而寒者，有轻粉；辛甘而温者，有乌头、附子尖；酸而寒者，有晋矾、绿矾、齑汁；酸而平者，有铜绿；甘酸而平者，有赤小豆；酸而温者，有饭浆；酸辛而寒者，有胆矾；酸[③]而寒者，有青盐、白米饮；辛咸而温者，有皂角；甚咸而寒者，有沧盐；甘而寒者，有牙硝；甘而微温且寒者，有参芦头；甘辛而热者，有蝎梢。凡此三十六味，惟常山、胆矾、瓜蒂有小毒，藜芦、芫花、轻粉、乌附尖有大毒，外二十九[④]味，皆吐药之无毒者。各对证擢而用之。此法宜先小服，不满，积渐加之。

余之撩痰者，以钗股、鸡羽探引，不出，以齑投之，投之不吐，再投之，且投且探，无不出者。吐至昏眩，慎勿惊疑。《书》曰：若药不瞑眩，厥疾弗瘳。如发头眩，可饮冰水立解。如无冰时，新汲水亦可。强者可一吐而安，弱者可作三次吐之，庶无损也。吐之次日，有顿快者，有转甚者，盖引之而吐未平也。俟数日，当再涌之。如觉渴者，冰水、新水、瓜、梨、柿及凉物，皆不禁，惟禁贪食过饱硬物、干脯难化之物。心火既降，中脘冲和，阴道必强，大禁房劳、大忧、悲思。病人既不自责，众议因而噪之，归罪于吐法，起谤其由此也。故性行刚暴，好怒喜淫之人，不可吐；左右多嘈杂之言，不可吐；病患颇读医书，实非深解者，不可吐；主病者不能辩邪正之说，不可吐；病人无正性，妄言妄从，反复不定者，不可吐；病势巇危⑤，老弱气衰者，不可吐；自吐不止，亡阳血虚者，不可吐；诸吐血、呕血、咯血、衄血、嗽血、崩血、失血者，皆不可吐。吐则转生他病，侵成不救，反起谤端。

虽恳切求，慎勿强从，恐有一失，愈令后世不信此法，以小不善，累大善也。必标本相得，彼此相信，真知此理，不听浮言，审明某经某络，某脏某腑，某气某血，某邪某病，决可吐者，然后吐之。是予之所望于后之君子也，庶几不使此道湮微，以新传新耳！

『注释』

①散：《四库》本作“数”，可参。
②伊挚：即伊尹。商汤宰相，精于本草，创制汤液。
③酸：按文义，疑作“咸”。
④九：原作“六”，据文义改。
⑤巇危：亦作“危巇”，原意指艰险的山路，此处指病势危重。

『按语』

病在上者皆可以涌吐之法治疗，《内经》《伤寒论》《备急千金要方》《普济方》《本草》等经典书籍均对涌吐的方法和药物有详细的记载。但要注意，使用涌吐药物时，应中病即止，不可大量应用，否则可伤人津液。本篇还详细阐释了涌吐之法禁忌证，以免吐后转生他病。

凡在表者皆可汗式十五

风、寒、暑、湿之气，入于皮肤之间而未深，欲速去之，莫如发汗。圣人之《刺热》五十九刺，为无药而设也，皆所以开玄府而逐邪气，与汗同。然不若以药发之，使一毛一窍，无不启发之为速也。

然发汗亦有数种。世俗止知惟温热者为汗药，岂知寒凉亦能汗也，亦有熏渍而为汗者，亦有导引而为汗者。如桂枝汤、桂枝麻黄各半汤、五积散、败毒散，皆发汗其热之药也。如升麻汤、葛根汤、解肌汤、逼毒散，皆辛温之药也。如大柴胡汤、小柴胡汤、柴胡饮子，苦寒之药也。如通圣散、双解散、当归散子，皆辛凉之药也。故外热内寒宜辛温，外寒内热宜辛凉。平准所谓导引而汗者，华元化之虎、鹿、熊、猴、鸟五禽之戏，使汗出如傅粉，百疾皆愈。所谓熏渍而汗者，如张苗治陈廪丘，烧地布桃叶蒸之，大汗立愈。又如许胤宗治许太后感风不能言，作防风汤数斛，置于床下，气如烟雾，如其言，遂愈能言。此皆前人用之有验者。

以《本草》校之，荆芥、香白芷、陈皮、半夏、细辛、苍术，其辛而温者乎；蜀椒、胡椒、茱萸、大蒜，其辛而大热者乎；生姜，其辛而微温者乎；天麻、葱白，其辛而平者乎；青皮、薄荷，其辛苦而温者乎；防己、秦艽，其辛而且苦者乎；麻黄、人参、大枣，其甘而温者乎；葛根、赤茯苓，其甘而平者乎；桑白皮，其甘而寒者乎；防风、当归，其甘辛而温者乎；附子，其甘辛而大热者乎；官桂、桂枝，其甘辛而大热者乎；厚朴，其苦而温者乎；桔梗，其苦而微温者乎；黄芩、知母、枳实、地骨皮，其苦而寒者乎；前胡、柴胡，其苦而微寒者乎；羌活，其苦辛而微温者乎；升麻，其苦甘且平者乎；芍药，其酸而微寒者乎；浮萍，其辛酸而寒者乎；凡此四十味，皆发散之属也。

惟不善择者，当寒而反热，当热而反寒，此病之所以变也。仲景曰：大法春夏宜汗。春夏阳气在外，人气亦在外，邪气亦在外，故宜发汗。然仲景举其略耳。设若秋冬得春夏之病，当不发汗乎？但春夏易汗而秋冬难耳。凡发汗欲周身漐漐①然，不欲如水淋漓，欲令手足俱周遍，汗出一二时为佳。若汗暴出，邪气多不出，则当重发汗，则使人亡阳。凡发汗中病则止，不必尽剂。要在剂当，不欲过也。此虽仲景调理伤寒之法，至于杂病，复何异哉？且如伤寒麻黄之类，为表实而设也；桂枝汤之类，为表虚而设也；承气汤，为阴虚而设也；四逆汤，为阳虚而设也。表里俱实者，所谓阳盛阴虚，下之则愈；表里俱虚者，所谓阴盛阳虚，汗之则愈也。所谓阳为表而阴为里也，如表虚亡阳，发汗则死。发汗之法，辨阴阳，别表里，定虚实，然后汗之，随治随应。

设若飧泄不止，日夜无度，完谷下出，发汗可也。《内经》曰：春伤于风，夏生飧泄。此以风为根，风非汗不出。昔有人病此者，腹中雷鸣泄注，水谷不分，小便涩滞，皆曰脾胃虚寒故耳。豆蔻、乌梅、罂粟壳、干姜、附子，曾无一效；中脘脐下，灸已数十，燥热转甚，小溲涸竭，瘦削无力，饮食减少。命予视之，余以谓《应象论》曰：热气在下，水谷不分，化生飧泄；寒气在上，则生䐜胀。

而气不散，何也；阴静而阳动故也。诊其两手脉息，俱浮大而长，身表微热。用桂枝麻黄汤，以姜枣煎，大剂，连进三服，汗出终日，至旦而愈。次以胃风汤，和平脏腑，调养阴阳，食进病愈。

又贫家一男子，年二十余，病破伤风，搐，牙关紧急，角弓反张。弃之空室，无人问者，时时呻呼。余怜其苦，以风药投之。口噤不能下，乃从两鼻窍中灌入咽喉，约一中碗，死中求生。其药皆大黄、甘遂、牵牛、硝石之类。良久，上涌下泄，吐且三四升，下一二十行，风搐立止，肢体柔和，且已自能起。口虽开，尚未能言。予又以桂枝麻黄汤三两，作一服，使啜之。汗出周匝如洗，不三日而痊。

又如小儿之病，惊风搐搦，涎潮热郁，举世皆用大惊丸、抱龙丸、镇心丸等药。间有不愈者，余潜用瓜蒂、赤小豆等分，共为细末，以猪胆汁浸蒸饼为丸，衣以螺青或丹砂，以浆水、乳汁送之。良久，风涎涌出一两杓②，三五日一涌，涌三五次。渐以通圣散稍热服之，汗漐漐然，病日已矣。

顷又治一狂人，阴不胜其阳，则脉流薄疾，阳并乃狂。《难经》曰：重阳者狂，重阴者癫。阳为腑，阴为脏，非阳热而阴寒也。热并于阳则狂，狂则生寒；并于阴则癫，癫则死。《内经》曰：足阳明有实则狂。故登高而歌，弃衣而走，无所不为，是热之极也。以调胃承气，大作汤下数十行，三五日，复上涌一二升，三五日又复下之，凡五六十日，下百余行，吐亦七八度，如吐时，暖室置火，以助其热而汗少解，数汗方平。

又治一酒病人，头痛、身热、恶寒，状类伤寒，诊其脉，两手俱洪大，三两日不圊。余以防风通圣散约一两，用水一中碗，生姜二十余片，葱须根二十茎，豆豉一大撮，同煎三五沸，去滓，稍热，分作二服，先服一服多半，须臾以钗股探引咽中，吐出宿酒，酒之香味尚然，约一两杓，头上汗出如洗，次服少半立愈。《内经》曰：火郁发之。发为汗之，令其疏散也。

又尝治一税官，病风寒湿痹，腰脚沉重，浮肿，夜则痛甚，两足恶寒，经五、六月间，犹绵胫靴足。腰膝皮肤，少有跣露，则冷风袭之，流入经络，其痛转剧。走注上下，往来无定。其痛极处，便挛急而肿起，肉色不变，腠理间如虫行。每遇风冷，病必转增。饮食转减，肢体瘦乏，须人扶掖，犹能行立。所服者，乌、附、姜、桂，种种燥热；燔针着灸，莫知其数，前后三年，不获一愈。一日，命予脉之，其两手皆沉滑有力。先以导水丸、通经散各一服，是夜泻三十余行，痛减半。遂渐服赤茯苓汤、川芎汤、防风汤。此三方在《宣明论》中，治痹方是也。日三服，煎七、八钱，漐漐然汗出，余又作玲珑灶法熏蒸，血热病必增剧。诸汗法古方亦多有之，惟以吐发汗者，世罕知之。故余尝曰：吐法兼汗，良以此夫！

『注释』

①漐漐（zhí 直）：汗出的样子。《注解伤寒论·辨太阳病脉证并治上》认为："温覆令一时许，遍身漐漐，微似有汗者，益佳"，下同。

②杓：《四库》本作"掬"，可参。下同。

『按语』

张氏在本篇中阐释了病在表者皆可以发汗的方法治疗，并根据病证不同选择辛温发汗、苦寒发汗、熏渍发汗及导引发汗等方法，且治疗时应为遍身微汗，而不能使汗出如水淋漓，以防使人亡阳。

凡在下者皆可下式十六

下之攻病，人亦所恶闻也。然积聚陈腐于中，留结寒热于内，留之则是耶？逐之则是耶？《内经》一书，惟以气血通流为贵。世俗庸工，惟以闭塞为贵。又止知下之为泻，又岂知《内经》之所谓下者，乃所谓补也。陈腐去而肠胃洁，癥瘕尽而荣卫昌。不补之中，有真补者存焉。然俗不信下之为补者，盖庸工妄投下药，当寒反热，当热反寒，未见微功，转成大害，使聪明之士，亦复不信者此也。

所以谓寒药下者，调胃承气汤，泄热之上药也；大、小桃仁承气，次也；陷胸汤，又其次也；大柴胡，又其次也。以凉药下者，八正散，泄热兼利小溲；洗心散，抽热兼治头目；黄连解毒散，治内外上下畜①热而不泄者；四物汤，凉血而行经者也；神芎丸，解上下蓄热而泄者也。以温药而下者，无忧散，下诸积之上药也；十枣汤，下诸水之上药也。以热药下者，煮黄丸、缠金丸之类也，急则用汤，缓则用丸，或以汤送丸，量病之微甚，中病即止，不必尽剂，过而生愆。

仲景曰：大法秋宜泻。谓秋则阳气在下，人气与邪气亦在下，故宜下。此仲景言其大概耳。设若春夏有可下之疾，当不下乎？此世上之庸工踽踽②迁延，误人大病者也。皆曰：夏月岂敢用过药泻脱胃气？呜呼！何不达造化之甚？《内经》称：土火之郁，发四时之气。以五月先取化源，泻土补水。又曰：土郁则夺之。王太仆注云：夺，谓下之，令无壅碍也。然则于五月先防土壅之发，令人下夺，《素问》之言非欤？然随证不必下夺，在良工消息之也。余所以言此者，矫世俗，期不误大病暴病者耳。故土郁之为夺，虽大承气汤亦无害也。试举大承气之药论：

大黄苦寒，通九窍，利大、小便，除五脏六腑积热；芒硝咸寒，破痰，散热，润肠胃；枳实苦寒为佐使，散滞气，消痞满，除腹胀；厚朴辛温，和脾胃，宽中通气。此四味虽为下药，有泄有补，卓然有奇功。刘河间又加甘草以为三一承气，以甘和其中，最得仲景之秘也。余尝以大承气改作调中汤，加以姜、枣煎之。俗见姜、枣，以为补脾胃而喜服，不知其中有大黄、芒硝也。

　　恶寒喜暖取补，故自古及今，天下皆然。此《内经》之法抑屈而不伸也。此药治中满痞气不大便者，下五七行，殊不困乏，次日必神清气快，膈空食进。《内经》曰：脾为之使，胃为之市。人之食饮酸咸甘苦百种之味，杂凑于此，壅而不行，荡其旧而新之，亦脾胃之所望也。况中州之人食杂而不劳者乎？中州，土也，兼载四象，木金水火，皆聚此中。故脾胃之病，奈何中州之医，不善扫除仓廪，使陈莝积而不能去也。犹曰：我善补。大罪也。此药有奇功，皆谓服之便成伤败，乃好丹而非素者也。

　　或言：男子不可久泄，妇人不可久吐。何妄论之甚也？可吐则吐，可下则下，岂问男女乎？大人小儿，一切所伤之物在胃脘，如两手脉迟而滑者，内实也，宜下之。何以别乎？盖伤宿食者恶食，伤风者恶风，伤寒者恶寒，伤酒者恶酒，至易辨也。故凡宿食在胃脘，皆可下之，则三部脉平，若心下按之而硬满者，犹宜再下之。如伤寒大汗之后，重复劳发而为病者，盖下之后热气不尽故也，当再下之。若杂病腹中满痛不止者，此为内实也。《金匮要略》曰：痛而腹满，按之不痛为虚，痛者为实。《难经》曰：痛者为实，腹中满痛，里壅为实，故可下之。不计杂病、伤寒，皆宜急下之。宜大承气汤，或导水丸，或泄水丸等药，过十余行。如痛不已，亦可再服，痛已则止。至如伤寒大汗之后，发热，脉沉实，及寒热往来，时时有涎嗽者，宜大柴胡汤加当归，煎服之，下三五行，立愈。产后慎不可作诸虚不足治之，必变作骨蒸寒热，饮食不入，肌肤瘦削，经水不行。《经》曰：寒则衰饮食，热则消肌肉。人病瘦削，皆粗工以药消烁之故也。呜呼！人之死者，岂为命乎？《难经》曰：实实虚虚。损不足而益有余，如此死者，医杀之耳！

　　至如目黄、九疸、食劳③，皆属脾土，可下之，宜茵陈蒿汤。或用导水丸、禹攻散，泻十余行，次以五苓散、桂苓甘露散、白术丸等药，服之则愈矣。或腰脚胯痛，可用甘遂粉二三钱，以猏猪④腰子薄批七八片，掺药在内，以湿纸包数重，文武火烧熟，至临卧细嚼，以温酒或米饮汤调下。至平明，见一二十行，勿讶，意欲止泻，则饮水或新水顿服之，泻立止。次服通经和气定痛乌金丸、蹁马丹之类则愈矣。《内经》有不因气动而病生于外者，太仆以为瘴气、贼魅、虫毒、蜚尸鬼击、冲薄坠堕、风寒暑湿、斫射、剥割、撞扑之类。至如诸落马堕井、打扑闪朒损折、汤沃火烧、车碾大⑤伤、肿发焮痛⑥、日夜号泣不止者，予寻常谈笑之间，立获大效。可峻泻三四十行，痛止肿消，乃以通经散下导水丸等药。如泻水少，则可再加汤剂泻之，后服和血消肿散毒之药，病去如扫。此法得之睢阳高大明、侯德和，使外伤者，不致癃残跛躄之患。余非敢掩人之善，意在救人耳！

曾有邻人，杖疮发作，肿痛焮及上下，语言错乱，时时呕吐，数日不食，皆曰不救。余以通经散三四钱下神佑丸百余丸，相并而下，间有呕出者，大半已下膈矣！良久，大泻数行，秽不可近，脓血、涎沫、瘀毒约一二斗，其病人困睡不省一日一夜。邻问予。予曰：喘息匀停，肿消痛减，故得睡也。来旦语清食进，不数日，痊。救杖疮欲死者，四十年间二三百，余追思举世杖疮死者，皆枉死也。自后凡见冤人被责者，急以导水丸、禹攻散，大作剂料，泻惊涎一、两盆，更无肿发痛焮之难。如导水丸、禹攻散泄泻不动，更加之通经散、神佑丸泻之，泻讫，须忌热物，止可吃新汲水一二顿，泻止立愈。至如沉积多年羸劣者，不可便服陡攻之药，可服缠积丹、三棱丸之类。《内经》曰：重者因而减之。若人年老衰弱，有虚中积聚者，止可五日一服万病无忧散。故凡积年之患，岂可一药而愈？即可减而去之。

以《本草》考之：下之寒者，有戎盐之咸，犀角之酸咸，沧盐、泽泻之甘咸，枳实之苦酸，腻粉之辛，泽漆之苦辛，杏仁之苦甘；下之微寒者，有猪胆之苦，下之大寒者，有牙硝之甘，大黄、瓜蒂、牵牛、苦瓠子、兰汁、牛胆、羊蹄根苗之苦，大戟、甘遂之苦甘，朴硝、芒硝之苦辛；下之温者，有槟榔之辛，芫花之苦辛，石蜜之甘，皂角之辛咸；下之热者，有巴豆之辛，下之辛凉者，有猪羊血之咸，下之平者，有郁李仁之酸，桃花萼之苦。

上三十味，惟牵牛、大戟、芫花、皂角、羊蹄根、苦瓠子、瓜蒂有小毒，巴豆、甘遂、腻粉、杏仁之有大毒，余皆无毒。

设若疫气，冒风中酒，小儿疮疹，及产后潮热，中满败血，勿用银粉、杏仁大毒之药，下之必死，不死即危。且如槟榔、犀角、皂角皆温平，可以杀虫，透关节，除肠中风火燥结；大黄、芒硝、朴硝等咸寒，可以治伤寒热病，时气瘟毒，发斑泻血，燥热发狂，大作汤剂，以荡涤积热；泽泻、羊蹄根苗、牛胆、兰叶汁、苦瓠子亦苦寒，可以治水肿遍身，腹大如鼓，大、小便不利，及目黄、湿毒、九疸、食痨、疳虫、食土生米等物，分利水湿，通利大小便，荡涤肠胃间宿谷相搏。又若备急丸，以巴豆、干姜、大黄三味，蜜和丸之，亦是下药。然止可施于辛苦劳力，贫食粗辣之辈，或心腹胀满，胁肋刺痛，暴痛不住，服五七丸，或十丸，泻五七行以救急。若施之富贵城郭之人则非矣，此药用砒石治疟相类，止可施之于贫食之人。若备急丸，治伤寒风温，中酒冒风，及小儿疮疹，产后满闷，用之下膈，不死则危。及夫城郭之人，富贵之家，用此下药，亦不死则危矣！奈何庸人畏大黄而不畏巴豆，粗工喜巴豆而不喜大黄？盖庸人以巴豆惟⑦热而不畏，以大黄性寒而畏之，粗工以巴豆剂小而喜，以大黄剂大而不喜，皆不知理而至是也。岂知诸毒中，惟巴豆为甚。去油匮之蜡，犹能下后，使人津液涸竭，留毒不去，胸热口燥，他病转生，故下药以巴豆为禁。

　　余尝用前十余药，如身之使臂，臂之使手。然诸洞泄寒中者，不可下，俗谓休息痢也。伤寒脉浮者，不可下。表里俱虚者，不宜下。《内经》中五痞心证，不宜下。厥而唇青，手足冷，内热深者，宜下。寒者，不宜下，以脉别之。小儿内泻，转生慢惊，及两目直视，鱼口出气者，亦不宜下。若十二经败甚，亦不宜下，止宜调养，温以和之，如下则必误人病耳！若其余大积大聚，大病大秘，大涸大坚，下药乃补药也。余尝曰：泻法兼补法，良以此夫。

『注释』

①畜：通"蓄"。

②蹋蹜（jú sù 局素）：踡缩，蜷缩。

③劳：通"痨"。

④豮（fén 坟）猪：阉割过的猪。豮，同"豶（fén 坟）"。

⑤大：《四库》本作"犬"，可参。

⑥焮（xìn 信）痛：亦作"焮疼"，肿痛。焮，发炎红肿。

⑦惟：据文义，疑作"性"。

『按语』

　　张氏引用《内经》以气血流通为贵的观点，指出无论男女小儿，若病在下者皆可用攻下的方法治疗，如调胃承气汤泻热通大便、八正散泻热利小便、四物汤凉血行经、十枣汤逐水等，并列举了《本草》中大黄、芒硝、巴豆等常用攻下之品的主治、使用方法和注意事项，为现代临床用药提供了参考。

推原补法利害非轻说十七

　　《原补》一篇，不当作，由近论补者，与《内经》相违，不得不作耳。夫养生当论食补，治病当论药攻。然听者皆逆耳，以予言为怪。盖议者尝知补之为利，而不知补之为害也。论补者盖有六法：平补，峻补，温补，寒补，筋力①之补，房室之补。以人参、黄芪之类为平补；以附子、硫黄之类为峻补；以豆蔻、官桂之类为温补；以天门冬、五加皮之类为寒补；以巴戟、苁蓉之类为筋力之补；以石燕、海马、起石、丹砂之类为房室之补。此六者，近代之所谓补者也。若施之治病，非徒功效疏阔②，至其害不可胜言者。

《难经》言东方实，西方虚，泻南方，补北方。此言肝木实而肺金虚，泻心火，补肾水也。以此论之，前所谓六补者，了不相涉。试举补之所以为害者：如疟，本夏伤于暑，议者以为脾寒而补之，温补之则危，峻补之则死；伤寒热病下之后，若以温辛之药补之，热当复作，甚则不救；泻血、止血之后，若温补之，血复热，小溲不利，或变水肿霍乱吐泻；本风湿暍合而为之，温补之则危，峻补之则死；小儿疮疱之后，有温补之，必发痈肿焮痛，妇人大产之后，心火未降，肾水未升，如黑神散补之，轻则危，甚则死；老人目暗耳聩，肾水衰而心火盛也，若峻补之，则肾水弥涸，心火弥盛；老人肾虚，腰脊痛，肾恶燥，腰者肾之府也，峻补之则肾愈虚矣；老人肾虚无力，夜多小溲，肾主足，肾水虚而火不下，故足痿，心火上乘肺而不入胕囊，故夜多小溲，若峻补之，则火益上行，胕囊亦寒矣！老人喘嗽，火乘肺也，若温补之则甚，峻补之则危；停饮之人不可补，补则痞闷转增；脚重之人不可补，补则胫膝转重。

男子二十上下而精不足，女人二十上下而血不流，皆二阳之病也。时人不识，便作积冷极意治之，以温平补之。夫积温尚成热，而况燔针于脐下，火灸手足腕骨。《内经》本无劳证，由此变而为劳，烦渴，咳嗽涎痰，肌瘦，寒热往来，寝汗不止，日高则颜赤，皆以为传尸劳③，不知本无此病，医者妄治而成之耳！夫二阳者，阳明也，胃之经也。心受之则血不流，脾受之则味不化。故男子少精，女子不月，皆由使内④太过。故隐蔽委屈⑤之事，各不能为也。惟深知涌泻之法者，能治之。又如春三月，风伤于荣，荣为血，故阴受之。温伤于卫，卫为气，故阳受之。初发之后，多与伤寒相似。头痛身热，口干潮热，数日不大便，仲景所谓阴阳俱浮，自汗出，身重多眠睡，目不欲开者是也。若以寒药下之，则伤脏气；若以温药补之，则火助风温，发黄发斑，温毒热增剧矣！风温外甚，则直视、潮热谵语，寻衣撮空，惊惕而死者，温补之罪也。

《内经》虽言形不足者，温之以气；精不足者，补之以味。气属阳，天食⑥人以五气；血属阴，地食人以五味者，戒乎偏胜，非便以温为热也。又若《经》云：损者补之，劳者温之。此温乃温存之温也，岂以温为热哉？又如"虚则补其母，实则泻其子"者，此欲权衡之得其平也。又乌在燔针壮火，炼石烧砒，硫、姜、乌、附，然后为补哉？所谓补上欲其缓，补下欲其急者，亦焉在此等而为急哉？自有酸、苦、甘、辛、咸、淡、寒、凉、温、热、平，更相君、臣、佐、使耳。所谓平补者，使阴阳两停，是谓平补。奈时人往往恶寒喜温，甘受酷烈之毒，虽死而不悔也，可胜叹哉？

余用补法则不然。取其气之偏胜者，其不胜者自平矣。医之道，损有余，乃所以补其不足也。余尝曰：吐中自有汗，下中自有补，岂不信然⑦！余尝用补法，必观病人之可补者，然后补之。

昔维阳府判赵显之，病虚羸，泄泻褐色，乃洞泄寒中证也。每闻大黄气味即注泄。余诊之，两手脉沉而软，令灸水分穴一百余壮，次服桂苓甘露散、胃风汤、白术丸等药，不数月而愈。又息城酒监赵进道，病腰痛，岁余不愈。诊其两手脉，沉实有力，以通经散下五、七行；次以杜仲去粗皮细切，炒断丝为细末，每服三钱；猪腰子一枚，薄批五、七片，先以椒盐淹去腥水，掺药在内，裹以荷叶，外以湿纸数重封，以文武火烧熟，临卧细嚼，以温酒送下；每旦以无比山药丸一服，数日而愈。

又相台监酒岳成之，病虚滑泄，日夜不止，肠鸣而口疮，俗呼为心劳口疮，三年不愈。予以长流水，同姜枣煎五苓散五、七钱，空心使服之，以治其下；以宣黄连与白茯苓去皮，二味各等分为末，以白面糊为丸，食后温水下三、五十丸，以治其上，百日而愈。又汝南节度副使完颜君宝，病脏毒，下瘀血⑧发渴，寒热往来，延及六载，日渐瘦弱无力，面黄如染。余诊其两手脉沉，而身凉。《内经》寒以为荣气在，故生，可治。先以七宣丸下五、七行；次以黄连解毒汤加当归赤芍药，与地榆散同煎服之，一月而愈。

若此数证，余虽用补，未尝不以攻药居其先，何也？盖邪未去而不可言补，补之则适足资寇。故病蠲之后，莫若以五谷养之，五果助之，五畜益之，五菜充之，相五脏所宜，毋使偏倾可也。凡药有毒也，非止大毒、小毒谓之毒，虽甘草苦参，不可不谓之毒，久服必有偏胜。气增而久，夭之由也。是以君子贵流不贵滞，贵平不贵强。卢氏云：强中⑨生百病，其知⑩言哉！人惟恃强，房劳之病作矣，何贵于补哉？以太宗宪宗高明之资，犹陷于流俗之蔽，为方士燥药所误；以韩昌黎元微之犹死于小溲不通、水肿。有服丹置数姜，而死于暴脱；有服草乌头、如圣丸，而死于须疮；有服乳石、硫黄，小溲不通；有习气求嗣，而死于精血；有嗜酒，而死于发狂见鬼；有好茶而为癖。乃知诸药皆不可久服，但可攻邪，邪去则已。近年运使张伯英病宿伤，服硫黄、姜、附数月，一日丧明；监察陈威卿病嗽，服钟乳粉数年，呕血而殒。呜呼！后之谈补者，尚监兹哉⑪！

『注释』

①筋力：指体力。

②疏阔：不切合病情。

③传尸劳：即痨瘵。

④使内：房事。

⑤屈：按文义疑当作"曲"。

⑥食：供给。

⑦信然：确实；诚然。

⑧衃（pēi 呸）血：凝聚成紫黑色的瘀血。

⑨强中：指妄用药物，使脏气偏亢。

⑩知："智"的古字。

⑪尚监兹哉：尚需以此为借鉴呀。监，借鉴。

『按语』

张氏在本篇中提出了"养生当论食补，治病当用药攻"的观点。治疗疾病时乱用补药，不仅不能治愈疾病，甚至会危害患者的生命。然而并非治病不能用补益药物，是因"邪未去不可言补，补之则适足资寇"，故用补之时，当以攻药居其先。当病患刚刚痊愈时，可采用饮食补养的方法，如用谷物、水果、蔬菜等进行调养。

证口眼㖞斜是经非窍辨十八

口眼㖞斜者，俗工多与中风掉眩证一概治之，其药则灵宝、至宝、续命、清心、一字急风乌犀铁弹丸，其方非不言治此病也，然而不愈者，何也？盖知窍而不知经，知经而不知气故也。何谓知窍而不知经？盖人之首有七窍，如日月、五星、七政①之在天也。故肝窍目，目为肝之外候；肺窍鼻，鼻为肺之外候；心窍舌，舌无窍，心与肾合而寄窍于耳，故耳与舌，俱为心之外候。俗工止知目病归之肝，口病归之脾，耳病归之肾，舌病归之心，更无改张。当知目之内眦，上、下二网，足太阳及足阳明起于此；目之锐眦，足少阳起于此，手少阳至于此；鼻之左右，足阳明、手阳明侠②乎此；口之左右，亦此两经环乎此。故七窍有病，不可独归之五脏，当归之六阳经也。余曰：俗工知窍而不知经者，此也。

何谓知经而不知气？盖世之谈方药者，不啻③千万，世④不过坚执⑤《本草》性味，其知十二经所出所入，所循所环，所交所合，所过所注，所起所会，所属所络，所上所下，所侠所贯，所布所散，所结所绕，所抵所连，所系所约，所同所别，千万人中，或见一、二名明，可谓难其人矣！然而不过执此十二经，便为病本，将阳经为热，阴经为寒，向《本草》中寻药，药架上检方而已矣。病之不愈，又何讶焉？岂知《灵枢经》曰：足之阳明，手之太阳，筋急则口目为僻，此十二经反受病之处也，非为病者也。及为病者，天之六气也。六气者何？风、暑、燥、湿、火、寒是也。故曰：俗工知经而不知气者，此也。然则口目㖞斜者，此何经也？何气也？足之太阳，足之阳明，左目有之，右目亦有之，足阳明，手之阳明，口左有之，口右亦有之。此两道也。《灵枢》又言：足阳明之筋，其病颊筋，有寒则急引颊移口，热则筋弛纵，缓不胜收，故僻。是左寒右热，则左急而右缓；右寒左热，则右急而左缓。故偏于左者，左寒而右热；偏于右者，右寒而左热也。夫寒不可径用辛热之剂，盖左中寒则逼热于右，右中寒则逼热于左，阳气不得宣行故也。而况风者，甲乙木也。口眼阳明，皆为胃土。风偏贼之，此口目之所以僻也，是则然矣。

七窍惟口目㖞斜，而耳鼻独无此病者，何也？盖动则风生，静者风息，天地之常理也。考之《易》象，有足相符者。震巽主动，坤艮主静。动者皆属木，静者皆属土。观卦者，视之理也。视者，目之用也。目之上网则眨，下网则不眨。故观卦上巽而下坤。颐卦者，养之理也。养者，口之用也。口之下颔则嚼，上颔则不嚼。故颐卦上艮而下震。口目常动，故风生焉。耳鼻常静，故风息焉。当思目虽斜，而目之眶睑[6]未尝斜；口虽㖞，而口之辅车未尝㖞，此经之受病，非窍之受病明矣！而况目有风轮[7]，唇有飞门[8]者耶！

余尝治此证，未尝用世俗之药。非故与世参商[9]，方凿圆枘[10]，自然龃龉者。过颍，一长吏病此，命予疗之。目之斜，灸以承泣；口之㖞，灸以地仓，俱效。苟不效者，当灸人迎。夫气虚风入而为偏，上不得出，下不得泄，真气为风邪所陷，故宜灸。《内经》曰：陷下则灸之。正谓此也，所以立愈。又尝过东杞，一夫亦患此，予脉其两手，急数如弦之张甚，力而实。其人齿壮气充，与长吏不同，盖风火交胜。余调承气汤六两，以水四升，煎作三升，分四服，令稍热啜之，前后约泻四、五十行，去一、两盆，次以苦剂投之，解毒，数服，以升降水火，不旬日而愈。

《脉诀》云：热则生风。若此者，不可纯归其病于窗隙之间而得，亦风火素感而然也。盖火胜则制金，金衰则木茂，木茂则风生。若东杞之人，止可流湿润燥，大下之后，使加餐通郁为大。《灵枢》虽有马膏桂酒双涂之法，此但治其外耳，非治其内也。今人不知其本，欲以单服热水，强引而行之，未见其愈者也。向之用姜附、乌、桂、起石、硫黄之剂者，是耶？非耶？

『注释』

①七政：指木、火、土、金、水五星加上日、月。

②侠：通"挟"。

③不啻（chì 翅）：不止；何止。

④世：《四库》本作"止"，可参。

⑤坚执：原无，据《四库》本补。

⑥睚睑：《四库》本作"眦眶"，可参。

⑦风轮：指黑睛。

⑧飞门：指上下唇。

⑨参商：星宿名。两星在天空不会同时出现。此处指意见不合。

⑩方凿圆枘：比喻格格不入，不能相合。枘，原作"柄"，据《四库》本改。

『按语』

张氏在本篇指出了"七窍有病，不可独归之五脏，当归之六阳经"，如口目㖞斜的病因是由于风寒、风热之邪客于阳明经所致。治疗七窍病症时，可以调理六阳经气血而达到疗疾的目的，如患者齿痛，证属实热，可用承气汤泻阳明之火，即能起到治疗的作用。本篇为现代医学治疗耳鼻喉病症提供了参考。

疝本肝经宜通勿塞状十九

疝有七，前人论者甚多，非《灵枢》、《素问》、《铜人》之论，余皆不取。非余好异也，但要穷其原耳！七疝者何？寒疝、水疝、筋疝、血疝、气疝、狐疝、癫疝，是谓七疝。俗工不识，因立谬名，或曰膀胱，或曰肾冷，或曰小肠气，小儿曰偏气。立名既谬，并丧其实，何哉？盖医者既断为膀胱、肾冷、小肠气，又曰虚寒所致，其药之用也，不鹿茸、巴戟，则杜仲、苁蓉；不附子、乌头，则干姜、官桂；不楝实、怀香，则金铃、补骨脂。朝吞暮饵，曾无殊效，三、二十年，牢不可去。间因微病，稍似开通，执此微芒，浸成大错。标既不除，本必归甚。处处相传，曾无觉者。岂知诸疝，皆归肝经。其奈痛流，归之小肠脬囊。夫膀胱水府，专司渗泄；小肠水道，专主通流。肾为少阴，总统二水，人之小溲，自胃入小肠，渗入膀胱。膀胱者，脬囊也，气化则水出茎端，此常道也，及其为疝，乃属足厥阴肝经。盖环阴器而上入小腹者，足厥阴肝经也。夫肝肾皆属于下，与冲、任、督相附，然《灵枢经》言：足厥阴肝经病，则有遗溺、癃闭、狐疝，主肾与膀胱、小肠三经，则不言疝，是受疝之处，乃肝之部分也。且《内经》男子宗筋，为束骨之会也。而肝主筋，睾者囊中之丸，虽主外肾，非厥阴环而引之，与玉茎无由伸缩。在女子则为纂户。其内外为二：其一曰廷孔，其二曰窈漏，此足厥阴与冲任督之所会也。

《灵枢》言：足厥阴之经筋聚于阴器，其病伤于寒则阴缩入，伤于热则纵挺不收。治在行水①，清阴气。故阳明与太阴厥阴之筋，皆会于阴器，惟厥阴主筋，故为疝者，必本之厥阴。《灵枢》又言：足厥阴之别，名曰“蠡沟”，去内②踝五寸，别走少阳，循胫上睾，结于茎。其病气逆睾肿、卒疝，实则挺长，虚则暴痒，取之所别矣。岂非厥阴为受病之处耶？《灵枢》又言：邪在小肠，连睾系，属于肾，贯肝，络肺、心系。气盛厥逆，上冲肠胃，熏肝散于肓，结于脐。故取之肓原以散之，刺太阴以平之，取厥阴以下之，取巨虚、下廉以去之，按其所过之经以调之。此其初，虽言邪在小肠，至其治法，必曰取厥阴以下之，乃知诸疝关于厥阴，可以无疑。

以脉考之。《素问》云：厥阴滑，为狐疝，少阴滑，为肺风疝，太阴滑，为脾风疝，阳明滑，为心风疝，太阳滑，为肾风疝，少阴滑，为肝风疝。凡此六疝，虽见于他脉中，皆言风疝者，足厥阴肝经之气也。《灵枢》亦曰：心脉微滑为心疝；肝脉滑甚为癫癃③，肾脉滑甚，为癃癫。凡此三脏脉之疝，亦以滑为疝也。《素问》又云：脉大急，皆为疝。心脉滑，传为心疝；肺脉沉，传为肺疝。三阴急为疝，三阳急为瘕。王太仆云：太阳受寒，血凝为瘕；太阴受寒，气聚为疝。此言太阴受寒，传之肝经也。可以温药逐之，不可以温药补之。若补之者，是欲病去而强挽留之也。

历考《素问》：三阳为病，发寒热，其传为癫疝。此亦言膀胱非受病之处，必传于厥阴部分，然后为疝也。又言病在少腹，腹痛，不得大小便，病名曰疝。得之寒，言脉急者曰疝瘕。少腹痛，凡言少腹者，岂非厥阴之部分耶？又言脾风传胃④，名曰疝瘕。此谓非肝木不能为风气，名曰厥疝。盖脾土虚而不能制水，又为肝木所凌也。又言督脉为冲疝。盖厥阴与冲、任、督，俱会于前阴也。岂不明哉？至如运气中，又言岁太阳在泉，寒淫所胜，民病少腹控睾。盖寒客于小肠、膀胱，则肝木缩而不得伸行，母传之子也。阳明司天，燥淫所胜，丈夫癫疝，妇人少腹痛，此言肝气不得上行，为金所抑，鬼贼故也。又言太阴在泉，土胜则寒气逆满，食饮不下，甚则为疝。此亦言寒客太阴湿土，土不胜水，水传之肝经也。

又尝遍阅《铜人》俞穴，亦相表里。如背上十三⑤椎俞，肝经言寒疝，腹部中行。惟阴交一穴，言寒疝，任脉之所发也；关元一穴，言暴疝，小肠之募，足三阴、任脉之会也；中极一穴，言疝瘕，膀胱之募，亦足三阴、任脉之会也；曲骨一穴，言癀疝，任脉、足厥阴之会也；其腹部第二行肓腧二穴，言寒疝，冲脉、足少阴之会也；四满⑥上⑦穴，言疝瘕，冲任脉、足少阴肾之会也；其腹部第三行大巨二穴，言癀疝，足阳明脉气之所发也；气冲二穴，言癫疝，茎中痛，两丸寒痛，亦足阳明脉气之所发也；其腹部第四行府合二穴，言疝痛，足太阴、厥阴、阴维之交会也，亦太阴部，三阴、阳明支别也；冲门二穴，言阴疝，足太阴、厥阴之会也；其在侧胁者，五枢二穴，言寒疝，阴邪上入少腹，带脉下三寸也。其在足六经者，足厥阴穴十名，言疝者七，谓大敦、行间、太冲、中封、蠡沟、中都、曲泉。足少阳穴十四名，言疝者一，谓丘墟穴也。足太阴穴十一名，言疝者一，谓阴陵泉也。足阳明穴十五名，言疝者一，谓阴市穴也。足少阴穴十名，言疝者五，谓然谷、太溪、照海、交信、筑宾也。足太阳穴十八名，言疝者二，谓金门、合阳也。由是言之，惟厥阴言疝独多，为疝之主也。其余⑧经穴，虽亦治疝，终非受疝之地，但与足厥阴相连耳。或在泉寒胜，木气挛缩禁于此经；或司天燥胜，木气抑郁于此经；或忿怒悲哀，忧抑顿挫，结于此经；或药淋外固闭，尾缩精壅于此经。其病差别如此。

不知世间之药多热补，从谁而受其方也？信其方，则《素问》《灵枢》《铜人》皆非也。信《素问》《灵枢》《铜人》，则俗方亦皆非也。不知后之君子，以孰为是？呜呼！

余立于医四十余岁，使世俗之方，人人可疗，余亦莫知敢废也。识练日久，因经识病，然后不惑。且夫遗溺、闭隆，阴痿、胕痹，精滑、白淫，皆男子之疝也，不可妄归之肾冷。血涸不月，月罢腰膝上热，足躄，嗌干，癃闭，少腹有块，或定或移，前阴突出，后阴痔核，皆女子之疝也，但女子不谓之疝，而谓之瘕。若年少而得之，不计男子妇人皆无子。故隐蔽委曲之事，了不干胕、肾、小肠之事，乃足厥阴肝经之职也。若俗方止言胕、肾、小肠，殊不言肝木一句，惑人甚矣！且肝经，乙木也。木属东方，为心火之母也。凡疝者，非肝木受邪，则肝木自甚也，不可便言虚而补之。《难经》所谓"东方实，西方虚；泻南方，补北方。"此言泻火，木自平，金自清，水自旺也。

昔审言为蔡之参军也，因坐湿地，疝痛不可堪，诸药莫救。余急以导水丸、禹功散，泻三十余行，肿立消，痛立减。又项关一男子，病卒疝暴痛不任，倒于街衢，人莫能动，呼予救之。余引经证之：邪气客于足厥阴之络，令人卒疝，故病阴丸痛也。余急泻大敦二穴，大痛立已。夫大敦穴者，乃是厥阴之二穴也。珍寇镇一夫，病痞疟发渴，痛饮蜜浆，剧伤冰水。医者莫知泻去其湿，反杂进姜、附。湿为燥热所壅，三焦闭溢，水道不行，阴道不兴，阴囊肿坠，大于升斗。余先以导水百余丸，少顷，以猪肾散投之，是夜泻青赤水一斗，遂失痛之所在。近颖尾一夫，病卒疝，赤肿大痛，数日不止，诸药如水投石。余以导水一百五十丸，令三次咽之；次以通经散三钱，空腹淡酒调下，五更下脏腑壅积之物数行，痛肿皆去。不三日，平复如故。《内经》曰：木郁则达之。达，谓吐也，令条达。肝之积，本当吐者，然观其病之上下，以顺为贵。仲景所谓上宜吐，下宜泻者，此也。敢列七疝图于下，以示后之君子，庶几有所凭籍者焉。

寒疝，其状囊冷，结硬如石，阴茎不举，或控睾丸而痛。得于坐卧湿地，或寒月涉水，或冒雨雪，或卧坐砖石，或风冷处使内过劳。宜以温剂下之。久而无子。

水疝，其状肾囊肿痛，阴汗时出，或囊肿而状如水晶，或囊痒而燥出黄水，或少腹中按之作水声。得于饮水醉酒，使内过劳，汗出而遇风寒湿之气，聚于囊中，故水多，令人为卒疝。宜以逐水之剂下之，有漏针去水者，人多不得其法。

筋疝，其状阴茎肿胀，或溃或脓，或痛而里急筋缩，或茎中痛，痛极则痒，或挺纵不收，或白物如精，随溲而下。久而得于房室劳伤，及邪术所使。宜以降心之剂下之。

血疝，其状如黄瓜，在少腹两旁，横骨两端约中，俗云便痈。得于重感春夏大燠®，劳动使内，气血流溢，渗入脬囊，留而不去，结成痈肿，脓少血多。宜以和血之剂下之。

气疝，其状上连肾区，下及阴囊，或因号哭忿怒，则气郁之而胀，怒哭号罢，则气散者是也。有一治法，以针出气而愈者。然针有得失，宜以散气之药下之。或小儿亦有此疾，俗曰偏气。得于父已年老，或年少多病，阴痿精怯，强力入房，因而有子，胎中病也。此疝不治，惟筑宾一穴言⑩之。

狐疝，其状如瓦，卧则入小腹，行立则出小腹入囊中。狐则昼出穴而溺，夜则入穴而不溺。此疝出入，上下往来，正与狐相类也。亦与气疝大同小异。今人带钩钤是也。宜以逐气流经之药下之。

癞疝，其状阴囊肿缒⑪，如升如斗，不痒不痛者是也。得之地气卑湿所生。故江淮之间，湫塘之处，多感此疾。宜以祛湿之药下之。女子阴户突出，虽亦此类，乃热则不禁固也。不可便谓虚寒而涩之、燥之、补之。本名曰瘕，宜以苦下之，以苦坚之。王冰云：阳气下坠，阴气上争，上争则寒多，下坠则筋缓，故睾垂纵缓，因作癞疝也。

以上七疝，下去其病之后，可调则调，可补则补，各量病势，勿拘俗法。《经》所谓阴盛而腹胀不通者，癞癃疝也，不可不下。

『注释』

①水：原作"卧"，据《灵枢·经筋》改。

②内：原作"肉"，据《四库》本改。

③瘑（tuí 颓）瘪：即瘑疝。

④脾风传胃：《素问·玉机真脏论》作"脾传之胃"，《素问·至真要大论》作"脾传之肾。病名曰疝瘕"，可参。

⑤三：疑作"二"，背俞穴当为十二穴。

⑥满：原作"病"，按足少阴四会穴为"四满"而改。

⑦上：疑作"二"。

⑧余：原作"穴"，据文义改。

⑨燠（yù 玉）：热。

⑩言：《大成》本作"针"，《宣统》本作"灸"，可参。

⑪缒（zhuì 坠）：下垂。

『按语』

本篇张氏明确提出"疝有七"，而且与《灵枢》《素问》《铜人腧穴针灸图经》等前人所论疝有所区别，此七疝为寒疝、水疝、筋疝、血疝、气疝、狐疝、颓疝。诸疝病因"皆归于肝经"，肝经受邪，木郁不能条达，治疗疝证时应疏泄条达肝木，且不可言补。并在本篇末详细阐释了七疝的临床表现、病因及治疗方法，如寒疝患者以"囊冷，结硬如石"为主要症状，常因受冷、过劳所致，宜采用温剂攻下的方法治疗；水疝患者以"肾囊肿痛，阴汗时出"为主要症状，常因醉酒、汗出遇风寒湿之气等所致，宜采用逐水剂攻下或漏针去水的方法治疗等。七疝用下法治疗后，即可根据病情进行调补。

五虚五实攻补悬绝法二十

虚者补之，实者泻之，虽三尺之童，皆知之矣。至于五实五虚，岂可与泛泛虚实用药哉？《内经》明言其状，如①俗工不识何？此二证所以见杀于委靡之手也。坐视人之死，犹相夸曰："吾药稳。"以诳病家。天下士大夫亦诚以为然，以诳天下后世，岂不怪哉！夫一身犹一国也。如寻邑百万围昆阳②，此五实证也，故萧王亲犯中原而笃战③。如河内饥而又经火灾④，此五虚证也，故汲黯不避矫诏而发仓⑤。此可与达权知变者论，不可与贪常嗜琐者说也。故曰：庸人误天下，庸工误病人，正一理也。

《内经》曰：五实者死，五虚者亦死。夫五实者，谓五脏皆实也；五虚者，谓五脏皆虚也。腑病为阳，易治而鲜死；脏病为阴，而难治多死。《经》明言：脉盛，皮热，腹胀，前后不通，闷瞀者，五实也。脉盛为心，皮热为肺，腹胀为脾，前后不通为肾，闷瞀为肝，五脏皆实之证也。五虚者反是：脉细，皮寒，气少，泄利前后，饮食不入者，五虚也。脉细为心，皮寒为肺，气少为肝，泄利前后为肾，饮食不入为脾，此五脏皆虚之证也。夫五实为五脏俱太过，五虚为五脏俱不及。《内经》言此二证皆死，非谓必死也，谓不救则死，救之不得其道，亦死也。其下复言：将粥入胃则虚者活，身汗后利则实者活，此两证自是前二证之治法也。后人不知是治法，只作辨验生死之断句，直谓病患有此则生，无此则死。虚者听其浆粥自入胃，实者听其自汗自利，便委之死地，岂不谬哉？夫浆粥入胃而不注泄，则胃气和，胃气和则五虚皆实也，是以生也；汗以泄其表，利以泄其里，并泄则上下通，上下通则五实皆启矣，是以生也。此二证异常，却不宜用。班氏所谓有病不服药之言，盖其病大且重故也。

余向日⑥从军于江淮之上。一舟子病，予诊之，乃五实也。余自幼读医经，尝记此五实之证，竟未之遇也。既见其人，窃私料之⑦，此不可以常法治，乃可大作剂而下之。殊不动摇，计竭智穷，无如之何。忽忆桃花萼丸，顿下七、八十丸，连泻二百余行，与前药相兼而下，其人昏困，数日方已。盖大疾之已去，自然卧憩⑧，不如此，则病气无由衰也。徐以调和胃气之药，饘粥⑨日加，自尔平复。

又尝过鸣鹿邸中，闻有人呻吟声息，瘦削痿然无力。余视之，乃五虚也，余急以圣散子，二服作一服。此证非三钱、二钱可塞也。续以胃风汤、五苓散等药，各大作剂，使顿服，注泻方止，而浆粥入胃，不数日，而其人起矣。故五虚之受，不加峻塞，不可得而实也。彼庸工治此二证，草草补泻，如一杯水，救一车薪之火也，竟无成功，反曰：虚者不可补，实者不可泻。此何语也？吁！不虚者强补，不实者强攻，此自是庸工，不识虚实之罪也。岂有虚者不可补，实者不可泻之理哉？予他日又思之：五实证，汗、下、吐三法俱行更快；五虚证，一补足矣！今人见五实证，犹有塞之者，见五虚证，虽补之而非其药。本当生者，反钝滞迁延，竟至于死耳！夫圣散子有干姜，寻常泻利勿用，各有标本；胃风、五苓有桂，所以温经散表，而分水道。圣散子之涩燥，胃风、五苓之能分，皆辛热辛温之剂也，俗工往往聚讪⑩，以予好用寒凉，然予岂不用温补？但不遇可用之证也。诶诶谤喙⑪。咸欲夸己以标名，从谁断之？悲夫！

『注释』

①如：奈。

②寻邑百万围昆阳：指公元 23 年王莽派王寻、王邑率四十二万大军（号称百万）在昆阳（境在今河南叶县）围困绿林军之事。

③萧王亲犯中原而笃战：指萧何在楚汉战争中固守吴中之事。

④河内饥而又经火灾：据《史记·汲郑列传》记载，汉武帝时，河内因水灾、旱灾而发生大的饥荒，同时又发生了燃烧千余户的大火灾。河内，黄河以北的地区，相当于今之河南省。

⑤汲黯不避矫诏而发仓：据《史记·汲郑列传》记载，汲黯未经皇上允许，私自持节开仓放粮以赈灾。

⑥向日：往日；从前。

⑦窃私料之：（我）私下里估计五实之证的病。

⑧憩（qì 气）：休息。

⑨饘（zhān 沾）粥：稠粥。

⑩讪（shàn 善）：诽谤。

⑪诐诐（náo 挠）谤喙：众人纷纷攻击诽谤。诐诐，喧闹嘈杂之声。谤喙，毁谤人的嘴。

『按语』

本篇详细阐释了五虚、五实的治疗方法。《内经》言"五实者死，五虚者亦死"，五实是指五脏俱实的危重病症，张氏主张运用大剂量泻下的药物治疗此类疾病，甚至是汗、吐、下三法同时应用，使患者自汗、自利数度后疾病痊愈；五虚是指五脏俱需的危重病症，张氏强调需用大剂量峻塞补益药物，治疗方能奏效，若单一的补泻药物则没有治疗效果。

卷 三

喉舌缓急砭药不同解二十一

咽与喉，会厌与舌，此四者，同在一门，而其用各异。喉以候①气，故喉气通于天；咽以咽物，故咽气通于地；会厌与喉，上下以司开合，食下则吸而掩，气上则呼而出，是以舌抵上腭，则会厌能闭其咽矣。四者相交为用，阙②一则饮食废而死矣！此四者，乃气与食出入之门户最急之处。故《难经》言"七冲门"。而会厌之下为吸门，及其为病也，一言可了。一言者何？曰火。《内经》曰：一阴一阳结，谓之喉痹。王太仆注云：一阴者，手少阴君火，心主之脉气也；手少阳相火，三焦之脉气也。二火皆主脉，并络于喉。气热则内结，结甚则肿胀，肿胀甚则痹，痹甚而不通则死矣③！

夫足少阴，循喉咙，挟舌本，少阴上挟咽。此二者，诚是也。至于足阳明，下人迎，循喉咙；足太阴，挟咽连舌本；手太阳，循咽下膈；足厥阴，循喉咙之后。此数经皆言咽喉，独少阳不言咽喉。而《内经》言"一阴一阳结，谓之喉痹"，何也？盖人读十二经，多不读《灵枢经·经别第十一》篇，具载十二经之正④。其文云：足少阳之正，绕髀入毛际，合于厥阴，别者入季胁间，循胸里属胆，散之，上肝，贯心，以上挟咽，出颐颔，散于面，系目系，合少阳于外眦也，又手心主之正，别下渊腋三寸，入胸中，别属三焦，出循喉咙，出耳后，合少阳完骨之下，是手少阳三焦之气，与手心主少阴之气相合，而行于喉咙也。推十二经，惟足太阳别项下，其余皆凑于喉咙。然《内经》何为独言一阴一阳结为喉痹？盖君相二火独胜，则热结正络，故痛且速也。

余谓一言可了者，火是也。故十二经中，言嗌干嗌痛，咽肿颔肿，舌本强，皆君火为之也。唯喉痹急速，相火之所为也。夫君火者，犹人火也；相火者，犹龙火也。人火焚木其势缓，龙火焚木其势速。《内经》之言喉痹，则咽与舌在其间耳。以其病同是火，故不分也。后之医者，各详其状，强立八⑤名，曰单乳蛾、双乳蛾、单闭喉、子舌胀、木舌胀、缠喉风、走马喉痹。热气上行，结薄于喉之两旁，近外肿作，以其形似，是谓乳蛾。一为单，二为双也。其比乳蛾差小者，名闭喉。热结于舌下，复生一小舌子，名曰子舌胀。热结于舌中，舌为之肿，名曰木舌胀。木者，强而不柔和也。热结于咽，项肿绕于外，且麻且痒，肿而大者，名曰缠喉风。喉痹暴发暴死者，名走马喉痹。此八种之名虽详，若不归之火，则相去远矣。

其微者可以咸软之，而大者以辛散之。今之医者，皆有其药也，如薄荷、乌头、僵蚕、白矾、朴硝、铜绿之类也。至于走马喉痹，何待此乎？其生死人，反掌之间耳！其最不误人者，无如砭针出血，血出则病已。《易》曰：血去惕出，良以此夫。昔余以治一妇人木舌胀，其舌满口，诸药不愈，余以𬬻针小而锐者砭之，五、七度，肿减，三日方平。计所出血，几至盈斗。又治一男子缠喉风肿，表里皆作，药不能下，余以凉药灌于鼻中，下十余行，外以拔毒散傅⑥之，阳起石烧赤，与伏龙肝各等分，细末，每日以新水扫百遍，三日热始退，肿始消。又尝治一贵妇喉痹，盖龙火也，虽用凉药而不可使令⑦服，为龙火，宜以火⑧逐之。人火者，烹饪之火是也。乃使爆⑨于烈日之中，登于高堂之上，令侍婢携火炉，坐药铫⑩于上，使药常极热，不至大沸，通口时时呷之，百余次，龙火自散。此法以热行寒，不为热病扦格⑪故也。大抵治喉痹，用针出血，最为上策。但人畏针，委曲旁求，瞬息丧命。凡用针而有针创者，宜捣生姜一块，调以热白汤，时时呷之，则创口易合。《铜人》中亦有灸法，然痛微者可用，病速者，恐迟则杀人。故治喉痹之火，与救火同，不容少待。《内经》：火郁发之。发，谓发汗。然咽喉中，岂能发汗。故出血者，乃发汗之一端也。后之君子，毋执小方，而曰吾药不动脏腑，又妙于出血，若幸遇小疾而获功，不幸遇大病而死矣！毋遗后悔可矣！

『注释』

①候：《四库》本作"呼"，可参。

②阙：缺少。

③王太仆注云……则死矣！：《素问·阴阳别论》王注原文为："一阴为心主之脉，一阳为三焦之脉也。三焦心主脉并络喉，气热内结，故为喉痹。"可参。

④正：指正经。

⑤八：据文义疑作"七"。下一"八"字同。

⑥傅：通"敷"。

⑦令：《四库》本作"冷"，可参。

⑧火：据下文，疑当作"人火"。

⑨爆：暴晒。

⑩药铫（diào 掉）：带柄有嘴的小锅。铫，带柄有嘴的小锅。

⑪扞格：有矛盾或抵触之意。

『按语』

本篇详细阐释了喉痹的病机、药物和砭针的治疗方法。经云"一阴一阳结，谓之喉痹"，尽管除膀胱经外，其余十一经均循行于咽喉，但喉痹的发生主要是由于心、肾二经火独胜，热结正络所致，故咽喉肿痛且发展迅速。咽喉肿胀较轻微时，可选性味咸软之品治疗；肿胀程度增加，则选用辛散药物治疗。但治疗喉痹最有效的方法是砭针出血，血出热散，大多可救人性命。

五积六聚治同郁断二十二

先贤说五积六聚甚明，惟治法独隐。其言五积曰：肝之积，名曰肥气，在左胁下，如覆杯，有头足，久不已，令人发咳逆痎疟，连岁不已者是也；心之积，名曰伏梁，起于脐，大如臂，上至心下，久不已，令人病烦心；脾之积，名曰痞气，在胃脘，覆大如盘，久不已，令人四肢不收，发黄胆，饮食不为肌肤，俗呼为食劳黄也；肺之积，名曰息贲，在左①胁下，大如覆杯，久不愈，令人洒淅寒热，喘嗽，发肺痈；肾之积，名曰贲豚，发于少腹，上至心下，若豚状，或上或下无时，久不已，令人喘逆，骨痿，少气。此五积之状，前贤言之，岂不分明。遍访医门，人人能道。及问治法，不过三棱、广茂、干漆、硇砂、陈皮、礞石、巴豆之类。复有不明标本者，又从而补之。岂有病积之人，大邪不出，而可以补之乎。至于世之磨积取积之药，余初学医时，亦曾用之，知其不效，遂为改辙。因考《内经》，骤然大悟。《内经》曰：木郁则达之，火郁发之，土郁夺之，金郁泄之，水郁折之。王太仆曰：达谓吐，发谓汗，夺谓下，泄为利小便，折谓折其冲逆。此五者，五运为司天所制，故立此五法，与五积若不相似然。盖五积者，因受胜己之邪，而传于己之所胜，适当旺时，拒而不受，复还于胜己者，胜己者不肯受，因留结为积，故肝之积。得于季夏戊已日；心之积，得于秋庚辛日；脾之积，得于冬壬癸日；肺之积，得于春甲乙日；肾之积，得于夏丙丁日。此皆抑郁不伸而受其邪也。岂待司天克运，然后为之郁哉？且积之成也，或因暴怒、喜、悲、思、恐之气，或伤酸、苦、甘、辛、咸之食，或停温、凉、热、寒之饮，或受风、暑、燥、寒、火、湿之邪。其初甚微，可呼吸按导方寸大而去之。不幸而遇庸医，强补而留之，留而不去，遂成五积。

夫肥气者，不独气有余也，其中亦有血矣。盖肝藏血故也。伏梁者，火之郁也，以热药散之则益其，以火灸之，则弥聚。况伏梁证有二，名同而实异，不可不详焉。其一伏梁，上下左右皆有根，在肠胃之外，有大脓血，此伏梁义同肚痈；其一伏梁，身体髀、股、胻皆肿，环脐而痛，是为风根，不可动，动则为水溺涩之病。此二者，《内经》虽言不可动，止谓不可大下，非谓全不可下，恐病去而有害痃气者也。举世皆言寒则痃，《内经》以为湿则痃。虽因饮冷而得，其阳气为湿所畜，以热攻之则不散，以寒攻之，则湿去而寒退矣。

息贲者，喘息愤而上行也。此旧说也。余以谓贲者，贲门也。手太阴之筋，结胸里而贯贲，入贲，下抵季胁，其病支转筋痛，甚则成息贲。手心主结于臂，其病胸痛息贲。又云：肺下则居贲迫肝，善胁下痛，肝高则上支贲，两胁悗[2]为息贲。若是言之，是积气于贲而不散。此《灵枢》说五脏处，言此贲自是多，故予发之。贲豚者，贲与奔同。《铜人》言或因读书得之，未必皆然也。肾主骨，此积最深难疗，大忌吐涌，以其在下，止宜下之。故予尝以独圣散吐肥气，揃[3]以木架，必燠[4]室中吐兼汗也。肝之积，便言风也，吐出数升后，必有血一、二滴，勿疑病当然也。续以磨积之药调之。尝治伏梁，先以茶调散吐之兼汗，以禹功、导水夺之，继之以降火之药调。又尝治痃气，万举万全，先以瓜蒂散，吐其酸苦黄胶腥腐之物三、二升，次以导水、禹功，下二、三十行，末以五苓淡剂等药调之。又尝治息贲，用瓜蒂散，不计四时，置之燠室中，更以火一炉，以助其汗，吐汗下三法齐行。此病不可逗留，久则伤人。又尝治贲豚，以导水通经，三日一下之，一月十下，前后百行，次用治血化气磨积之药调之。此积虽不伤人，亦与人偕老。

若六聚之物，在腑属阳而无形，亦无定法。故此而行之，何难之有？或余言之治积太峻。予曰：不然。积之在脏，如陈莝之在江河。且积之在脏，中间多着脂膜曲折之处，区臼之中；陈莝之在江河，不在中流，多在汀湾洄薄之地。遇江河之溢，一漂而去。积之在脏，理亦如之。故予先以丸药驱逐新受之食，使无梗塞。其碎着之积，已离而未下。次以散药满胃而下。横江之筏，一壅而尽。设未尽者，以药调之。惟坚积不可用此法，宜以渐除。《内经》曰：坚者削之。今人言块癖是也。因述九积图，附于篇末，以俟来哲，知余用心独苦久矣，而世无知者。

食积，酸心腹满，大黄、牵牛之类，甚者礞石、巴豆。

酒积，目黄口干，葛根、麦芽之类，甚者甘遂、牵牛。

气积，噫气痞塞，木香、槟榔之类，甚者枳壳、牵牛。

涎积，咽如拽锯，朱砂、腻粉之类，甚者瓜蒂、甘遂。

痰积，涕唾稠粘，半夏、南星之类，甚者瓜蒂、藜芦。

癖积，两胁刺痛，三棱、广朮之类，甚者甘遂、蝎梢。

水积，足胫胀满，郁李、商陆之类，甚者甘遂、芫花。

血积，打扑肭瘀，产后不月，桃仁、地榆之类，甚者虻虫、水蛭。

肉积，瘰瘤核疬，腻粉、白丁香，砭刺出血，甚者硇砂、信石。

九积皆以气为主，各据所属之状而对治之。今人总此诸药，并为一方，曰：可治诸积，大谬也！吾无此病，焉用此药？吾无彼病，焉用彼药？十羊九牧，何所适从？非徒无益，而又害之。

『注释』

①左：《四库》本作"右"，可参。

②悗（mán 慢）：烦闷。

③揃（jiǎn 剪）：剪断。此处指装置。

④燠（yù 玉）：温暖。

『按语』

张氏在本节中论述了五积、六聚的辨证施治方法。尽管五积、六聚的临床表现不同，但皆因饮、食、气、外邪等致病因素长期郁积体内而成。治疗时应根据病症选用汗、吐、下三法，解郁逐邪外出，继以降火、淡利等平缓的药物调整机体状态。另外，在本篇末张氏附述九积图，并给予详细的治疗方法，为后人治疗积聚提供了参考。

斥十膈五噎浪分支派疏二十三

病派之分，自巢氏始也。病失其本，亦自巢氏始也。何者？老子曰：少则得，多则惑。且俗谓噎食一证，在《内经》苦无多语，惟曰：三阳结，谓之膈。三阳者，谓大肠、小肠、膀胱也。结，谓结热也。小肠热结则血脉燥；大肠热结则后不圊；膀胱热结则津液涸。三阳既结，则前后闭塞。下既不通，必反上行，此所以噎食不下，纵下而复出也。

谓胃为水谷之海，日受其新，以易其陈，一日一便，乃常度也。今病噎者，三日、五日，或五、七日不便，是乖其度也，亦明矣。岂非三阳俱结于下，广肠枯涸，所食之物，为咽所拒。纵入太仓，还出咽嗌。此阳火不下，推而上行也。

故经曰：少阳所至为呕涌，溢食不下，此理岂不晓然？又《气厥论》云：肝移寒于心为狂，膈中阳气与寒相搏，故膈食而中不通，此膈阳与寒为之也，非独专于寒也。《六节脏象》又云：人迎四盛以上为格阳。王太仆云：阳盛之极，故膈拒而食不能入。《正理论》曰：格则吐逆。故"膈"亦当为"格"。后世强分为五噎，谓气、忧、食、思、劳也。后又分为十膈五噎。其派既多，其惑滋甚。人之溢食①，初未必遽②然也。初，或伤酒食，或胃热欲吐。或胃风欲吐，医氏不察本原，火里烧姜，汤中煮桂，丁香未已，豆蔻继之，荜茇未已，胡椒继之。虽曰和胃，胃本不寒；虽曰补胃，胃本不虚。设如伤饮，止可逐饮；设如伤食，止可逐食。岂可言虚，便将热补？《素问》无者，于法犹非。素热之人，三阳必结，三阳既结，食必上潮。医氏犹云：胃寒不纳。燔针钻肉，炷艾灼肌，苦楚万千。三阳热结，分明一句，到了难从。不过抽薪，最为紧要，扬汤止沸，愈急愈增。岁月弥深，为医所误。人言可下，退阳养阴。张眼吐舌，恐伤元气。止在冲和，闭塞不通，经无来路，肠宜通畅，是以鸣肠。肠既不通，遂成噎病。

世传五噎宽中散，有姜有桂；十膈散，有附有乌。今予既斥其方，信乎与否，以听后贤。或云：忧恚气结，亦可下乎？余曰：忧恚磐礴③，便同火郁，太仓公见此皆下。法废以来，千年不复。今代刘河间治膈气噎食，用承气三汤，独超近代。今用药者，不明主使，如病风狂，嘻嘻不及观其效，犹昧本原，既懒问咨，妄兴非毁。

今予不恤，姑示后人。用药之时，更详轻重。假如闭久，慎勿陡攻，纵得攻开，必虑后患，宜先润养，小着汤丸，累累加之，关局④自透。其或咽噎，上阻涎痰，轻用苦酸，微微涌出，因而治下，药势易行。设或不行，蜜盐下导，始终勾引，两药相通，结散阳消，饮食自下。莫将巴豆，耗却天真，液燥津枯，留毒不去。人言此病，曾下夺之，从下夺来，转虚转痞。此为巴豆，非大黄牵牛之过。箕城一酒官，病呕吐，逾年不愈，皆以胃寒治之，丁香、半夏、青陈、姜附，种种燥热，烧锥燎艾，莫知其数。或少愈，或复剧，且十年，大便涩燥，小便赤黄。命予视之。予曰：诸痿喘呕，皆属于上。王太仆云：上，谓上焦也。火气炎上之气，谓皆热甚而为呕。以四生丸下三十行，燥粪肠垢，何啻⑤数升？其人昏困一、二日，频以冰水呷之，渐投凉乳酪、芝麻饮，时时咽之。数日外，大啜饮食，精神气血如昔。继生三子，至五旬而卒。

『注释』

①溢食：指呕吐。溢，充盈而流出。
②遽（jù 剧）：急速。

③磐礴：雄壮，宏伟。此喻忧愁愤怒之大。

④扃（jiōng 炯一声）：门闩。此处指门户。

⑤啻（chì 斥）：仅；只。

『**按语**』

张氏在本篇开篇就驳斥了前人论述噎膈的分型，反对将其分为十膈五噎。他引用《内经》之言"三阳结，谓之膈"，指出噎膈的病因仅仅是由于大肠、小肠、膀胱三阳经热结所致。三阳结则前后闭塞，下既不通，必反上行，此所以噎食不下，纵下而复出。用药时应分清病情轻重，如患者得病日久，应先滋养胃肠，后用寒凉通下之品治疗，结散阳消，饮食自下，疾病痊愈。

饮当去水温补转剧论二十四

留饮，止证也，不过蓄水而已。王氏《脉经》中派之为四：痰饮、悬饮、支饮、溢饮。《千金方》又派之为五饮，皆观病之形状而定名也。今予皆不论，此论饮之所得。其来有五：有愤郁而得之者，有困乏而得之者，有思虑而得之者，有痛饮而得之者，有热时伤冷而得之者。饮证虽多，无出于此。

夫愤郁而不得伸，则肝气乘脾，脾气不化，故为留饮。肝主虑，久虑而不决，则饮气不行。脾主思，久思而不已，则脾结，故亦为留饮。人因劳役远来，乘困饮水，脾胃力衰，因而嗜卧，不能布散于脉，亦为留饮。人饮酒过多，肠胃已满，又复增之，脬①经不及渗泄，久久如斯，亦为留饮。因隆暑津液焦涸，喜饮寒水，本欲止渴，乘快过多，逸而不动，亦为留饮。人若病饮者，岂能出此五者之外乎？夫水者，阴物也。但积水则生湿，停酒则生燥，久则成痰。在左胁者，同肥气；在右胁者，同息贲；上入肺则多嗽；下入大肠则为泻；入肾则为涌水，濯濯②如囊浆。上下无所之，故在太阳则为支饮，皆由气逆而得之。故湿在上者，目黄面浮；在下者，股膝肿厥；在中者，支满痞隔痰逆。在阳不去者，久则化气；在阴不去者，久则成形。

今之用方者，例言饮为寒积，皆用温热之剂，以补之燥之。夫寒饮在中，反以热药从上投之，为寒所拒。水湿未除，反增心火；火既不降，水反下注；其上焦枯，其下寒栗。《内经》曰：出入废则神机化灭，升降息则气立孤危。渠③不信夫？况乎留饮下无补法，气方隔塞，补则转增。岂知《内经》所谓"留者攻之"？

何后人不师古之甚也！且以白术、参、苓，饮者服之，尚加闭塞，况燔针艾火，其瘥可知。前人处五饮丸三十余味，其间有矾石、巴豆、附子、乌头，虽是下攻，终同燥热，虽亦有寒药相参，力孤无援。故今代刘河间依仲景十枣汤，制三花神佑丸，而加大黄、牵牛。新得之疾，下三、五十丸，气流饮去。昔有病此者，数十年不愈。予诊之，左手脉三部，皆微而小，右手脉三部，皆滑而大。微小为寒，滑大为燥。余以瓜蒂散，涌其寒痰数升，汗出如沃；次以导水、禹功，去肠胃中燥垢亦数升，其人半愈；然后以淡剂流其余蕴④，以降火之剂开其胃口，不逾月而瘥。夫黄连、黄柏，可以清上燥湿；黄芪、茯苓，可以补下渗湿。二者可以收后，不可以先驱。复未尽者，可以苦葶苈、杏仁、桑白皮、椒目逐水之药，伏水皆去矣。

夫治病有先后，不可乱投。邪未去时，慎不可补也。大邪新去，恐反增其气，转甚于未治之时也。昔河内有人病饮，医者断为脾湿，以木香、牵牛二味散之，下十余行，因绐⑤病人；复变散为丸，又下十余行；复变丸为散，又十余行。病者大困，睡几一昼夜。既觉，肠胃宽润，惟思粥，食少许，日渐愈。虽同断为湿，但补泻不同，其差至此。

《内经》曰：岁土太过，雨湿流行，肾水受邪，甚则饮发中满。太阳司天，湿气变物，水饮内蓄，中满不食。注云：此年太阴在泉，湿监于地，病之原始，地气生焉。少阴司天，湿土为四之气，民病䪿胕饮发。又，土郁之发，民病饮发注下，胕肿身重。又，太阴所至，为积饮痞隔。又，太阴所至，蓄满。又，太阴之胜，与太阴之复，皆云饮发于中。以此考之，土主湿化，不主寒；水主寒化，不主湿。天多黅⑥雨，地有积潦⑦，皆以为水。在《内经》属土，冰霜凝沍⑧，风气凄凛，此水之化也。故曰：丑未太阴湿土，辰戌太阳寒水。二化本自不同，其病亦异。夫湿土太过，则饮发于中。今人以为脾土不足，则轩岐千古之书，可从乎？不可从乎？

『 注释 』

①脬（pāo 抛）：膀胱。

②濯濯（zhuó 浊）：水振荡响声。

③渠：通"讵"。难道。

④余蕴：指余留之邪。蕴，指蕴积之邪。

⑤绐（dài 带）：哄骗。

⑥黅（jīn 今）：黄色，土之气。

⑦潦：同"涝"。

⑧凝沍（hù户）：亦作"凝沍"，结冰，冻结。沍，寒凝。

『按语』

本篇主要论述饮证的病因、用药、禁忌等。张氏认为饮证常因愤郁、困乏、思虑、痛饮或热时伤冷所致，积水停于体内，日久化湿、生燥，进而成痰。水饮虽为阴邪，但若用温热之剂治疗，易被体内水寒所拒，不能去除水湿，凡能增添心火。因此，治疗时先用苦、寒之品去除水邪，后用淡渗、糜粥等物补益体虚，继而患者可痊愈。

嗽分六气毋拘以寒述二十五

嗽与咳，一证也。后人或以嗽为阳，咳为阴，亦无考据。且《内经·咳论》一篇，纯说嗽也，其中无咳字。由是言之，咳即嗽也，嗽即咳也。《阴阳应象大论》云：秋伤于湿，冬生咳嗽，又《五脏生成篇》云：咳嗽上气。又《诊要经终》云：春刺秋分，环为咳嗽。又《示从容篇》云：咳嗽烦冤者，肾气之逆也。《素问》惟以四处连言咳嗽，其余篇中，止言咳，不言嗽。乃知咳嗽一证也。或言嗽为别一证，如《伤寒》书中说咳逆，即咽中作梯磴之声①者是也。此一说，非《内经》止以嗽为咳。《生气通天论》云：秋伤于湿，上逆而咳。与《应象大论》文义同，而无嗽字，乃知咳即是嗽明矣！余所以若论此者。孔子曰：必也正名乎？嗽之为病，自古归之肺，此言固不易也。《素问》言：肺病，喘咳逆。又曰：咳嗽上气，厥在胸中，过在手太阴阳明。《灵枢》十二经，惟太阴肺经云：肺胀满，膨膨而喘咳，他经则不言。《素问·咳论》，虽言五脏六腑皆有咳，要之止以肺为主。《素问》言：皮毛者，肺之合也。皮毛先受邪气。注云：邪为寒气。《经》又曰：邪气以从其合也。其寒饮食入胃，从肺②脉上至于肺则肺寒，肺寒则内外合邪，因而客之，则为肺咳。

后人见是言，断嗽为寒，更不参较他篇。岂知六气皆能嗽人？若谓咳止为寒邪，何以"岁火太过，炎暑流行，金肺受邪，民病咳嗽"？岁木不及，心气晚治，上胜肺金，咳而鼽。从革之纪，金不及也，其病嚏咳。坚成之纪，金太过也，上征与正商③同，其病咳。少阳司天，火气下临，肺金上从，咳、嚏、衄。少阳司天，火淫所胜，咳、唾血、烦心。少阳司天，主胜则胸满咳。少阳司天之气，热郁于上，咳逆、呕吐。三之气，炎暑至，民病咳、呕。终之气，阳气不藏而咳。少阳之复，枯燥烦热，惊、瘛、咳、衄，甚则咳逆而血泄。少阴司天，热气生于上，清气生于下，寒热凌犯而生于中，民病咳喘。三之气，天政布，大火行，余火内格，肿于上，咳喘，甚则血溢。少阴司天，客胜则鼽嚏，甚则咳喘。少阴之复，燠热内作，气动于左，上行于右，咳，皮肤痛，则入肺，咳而鼻渊。若此之类，皆生于火与热也。岂可专于寒乎？谓咳止于热与火耶？厥阴司天，客胜则耳鸣掉眩，甚则咳。若此之类，乃生于风。岂可专于热与火也？谓咳专于风耶？太阴司天，湿淫所胜，咳唾则有血，太阴之复，湿变乃举，饮发于中，咳喘有声。若此之类，乃生于湿。岂可专于风也？谓咳止于湿耶？金郁之发，民病咳逆，心胁痛，岁金太过，燥气流行，肝木受邪，民病咳喘逆，逆甚而呕血。阳明司天，金火合德，民病咳嗌塞。

阳明司天，燥淫所胜，咳，腹中鸣。阳明司天，清复内余，则咳、衄、嗌塞，心膈中热。咳不止而目血出者死。阳明之胜，清发于中，嗌塞而咳。阳明之复，清气大举，咳哕烦心。若此之类，皆生于燥，岂可专于湿也？谓咳止于燥耶？太阳司天，客气胜则胸中不利，出清涕，感寒则咳。若此之类，乃生于寒。岂可专于燥也？又肺风之状，多汗恶风，色䯌然④白，时咳短气，昼日则瘥，夜暮则甚，亦风咳也。劳风，咳出青黄涕，其状如脓，大如弹丸，亦风咳也。有所亡失，所求不得，则发肺鸣，鸣则肺热叶焦，亦热咳也。阳明厥逆，喘咳身热，亦热咳也。一阳发病，少气善咳，亦火咳也。喘咳者，水气并于阳明，亦湿咳也。风水不能正偃⑤则咳，亦湿咳也。肾气腹大胫肿，喘咳身重，亦湿咳也。脾痹者，四肢懈堕，发咳呕汗，上为大寒，亦寒咳也。咳之六气，固然可以辨其六者之状。

风乘肺者，日夜无度，汗出头痛，涎痰不利，非风咳之云乎？热乘肺者，急喘而嗽，面赤潮热，手足寒，乳子亦多有之，非暑咳之云乎？火乘肺者，咳喘上壅，涕唾出血，甚者七窍血溢，非火咳之云乎？燥乘肺者，气壅不利，百节内痛，头面汗出，寒热往来，皮肤干枯，细疮燥痒，大便秘涩，涕唾稠粘，非燥咳之云乎？寒乘肺者，或因形寒饮冷，冬月坐卧湿地，或冒冷风寒，秋冬水中感之，嗽急而喘，非寒咳之云乎？其法治也，风之嗽，治以通圣散加半夏、大人参半夏丸，甚者汗之；暑之嗽，治以白虎汤、洗心散、凉膈散，加蜜一匙为呷之；火之嗽，治以黄连解毒汤、洗心散、三黄丸，甚者加以咸寒大下之；湿之嗽，治以五苓散、桂苓甘露散及白术丸，甚者以三花神佑丸下之；燥之嗽，治以木香葶苈散、大黄黄连阿胶丸，甚者以咸寒大下之；寒之嗽，治以宁神散、宁肺散，有寒痰在上者，以瓜蒂散越之。此法虽已几于万全，然老幼强弱，虚实肥瘦不同，临时审定权衡可也。

病有变态，而吾之方，亦与之俱变，然则枯矾、干姜、乌梅、罂粟壳，其误人也，不为少矣！呜呼！有人自幼咳嗽，至老不愈而亦不死者，余平生见此等无限。或小年咳嗽，不计男女，不数月而殒者，亦无限矣！夫宁神、宁肺散，此等之人，岂有不曾服者哉？其不愈而死者，以其非寒嗽故也。彼执款冬花、佛耳草，至死不移者，虽与之割席而坐⑥可也。曹魏时，军吏李成，苦咳嗽，昼夜不寐，时吐脓血，华佗以谓"咳之所吐，非从肺来"，以苦剂二钱匕，吐脓血二升余而瘥。若此之嗽，人不可不知也。

『注释』

①梯磴之声：登石阶的声音。磴，石阶。
②肺：原作"脾"。据《素问·咳论》改。
③正商：商是古代音乐的四声之一，与四季相合为秋。正商：秋天。
④骈（pěng 捧）然：浅白色的样子。
⑤偃（yǎn 眼）：仰卧。
⑥割席而坐：三国时管宁跟华歆同学，读书时两人合坐一张席，后来管宁鄙视华歆的人品，把席割开分坐。后世指跟朋友绝交。此处指不使用原来的方药。

『按语』

张氏在本篇论述了咳嗽的病位、病因、病理，根据天人相应、运气等理论，分别论述了外感六淫致咳嗽的具体症状。张氏引经据典，明确指出"嗽与咳，一证也"，同时批驳了"嗽为寒"的观点，提出咳嗽是热证多寒证少的思想。

九气感疾更相为治衍二十六

天以气而焘①，地以气而持。万物盈乎天地之间，咸以气而生。及其病也，莫不以气而得。且风之气，和平而璺启②；热之气，暄③而舒荣；火之气，炎暑而出行，湿之气，埃溽④而员盈⑤；燥之气，清劲而凄怆；寒之气，寒气而归藏。此六气时化，司化之常也。及其变，风之气，飘怒而反大凉；热之气，大暄而反寒；火之气，飘风燔燎而反霜凝；湿之气，雷霆骤注而反烈风；燥之气，散落而反湿；寒之气，寒雪霜雹而反白埃⑥。此六气之变也。故天久寒则治之以暑；天久凉则治之以暄；天久晦则治之以明；天久晴则治之以雨。夫天地之气，常则安，变则病。而况人禀天地之气，五运迭侵于其外，七情交战于其中。是以圣人啬气⑦，如持至宝；庸人役物⑧，而反伤大和⑨。此轩岐所以论诸痛，皆因于气，百病皆生于气。遂有九气不同之说。

气，本一也，因所触而为九。所谓九者，怒、喜、悲、恐、寒、暑、惊、思、劳也。其言曰：怒则气逆，甚则呕血及飧泄，故气逆上矣。王太仆曰：怒则阳气逆上，而肝木乘脾，故甚则呕血及飧泄也。喜则气和志达，荣卫通利，故气缓矣。悲则心系急，肺布叶举而上焦不通，荣卫不散，热气在中，故气消矣。恐则精却，却则上焦闭，闭则气还，还则下焦胀，故气不行矣。王太仆云：恐则伤精却上而不下流，下焦阴气，亦回环而不散，故聚而胀也。然上焦固禁，下焦气还，故气不行也。

《新校正》云：不行当作下行。寒则腠理闭，气不行，故气收矣。王太仆云：身凉则卫气沉，故皮肤文理，及渗泄之处，皆闭密而气不流行，卫气收敛于中而不散也。灵⑩则腠理开，荣卫通，汗大出，故气泄矣。王太仆云：人在阳则舒，在阴则惨。故热则肤腠开发，荣卫大通，津液而汗大出也。惊则心无所依，神无所归，虑无所定，故气乱矣。劳则喘息汗出，内外皆越，故气耗矣。王太仆云：疲劳役则气奔速，故喘息。气奔速，则阳外发，故汗出。内外皆逾越于常纪，故气耗损也。思则心有所存，神有所归，正气留而不行，故气结矣。王太仆云：系心不散，故气亦停留。此《素问》之论九气，其变甚详，其理甚明。

然论九气所感之疾则略，惟论呕血及飧泄，余皆不言。惟《灵枢》论思虑、悲哀、喜乐、愁忧、盛怒、恐惧而言其病。其言曰：知者知养生也，必顺四时而适寒暑，和喜怒而安居处，节阴阳而和刚柔。如是则辟邪不至，而长生久视。是故怵惕思虑则伤神，神伤则恐惧流淫而不止。因悲哀动中者，竭绝而失生；喜乐者，神荡散而不藏；愁忧者，气闭塞而不行；气盛怒者，神迷惑而不治；恐惧者，神荡惮而不收。怵惕思虑而伤神，神伤则恐惧自失，破䐃⑪脱肉，毛悴色夭，死于冬；脾忧愁而不解则伤意，意伤则悗乱，四肢不举，毛悴色夭，死于春；肝悲哀动中则伤魂，魂伤则狂忘⑫，不精不正，当人阴缩⑬而挛筋，两胁不举，毛悴色夭，死于秋；肺喜乐无极则伤魄，魄伤则狂，狂者，意不存人⑭，皮革焦，毛悴色夭，死于季夏；肾盛怒而不止则伤志，志伤则喜忘其前，腰脊不可俯仰屈伸，毛悴色夭，死于季夏；恐惧不解则伤精，精伤则骨痿厥，精时自下。是故五脏主藏精者也，不可伤，伤则失守而阴虚，虚则无气，无气则死矣。

《灵枢》论神、意、魂、魄、志、精所主之病，然无寒暑惊劳四证。余以是推而广之。怒气所至，为呕血，为飧泄，为煎厥，为薄厥，为阳厥，为胸满胁痛；食则气逆而不下，为喘渴烦心，为消瘅，为肥气，为目暴盲，耳暴闭，筋解，发于外为疽痈；喜气所至，为笑不休，为毛发焦，为内病，为阳气不收，甚则为狂；

悲气所至，为阴缩，为筋挛，为肌痹，为脉痿，男为数溲血，女为血崩，为酸鼻辛頞[15]，为目昏，为少气不足以息，为泣则臂麻；恐气所至，为破䐃脱肉，为骨酸痿厥，为暴下绿水，为面热肤急，为阴痿，为惧而脱颐；惊气所至，为潮涎，为目睘[16]，为口呿[17]，为痴痫，为不省人，为僵仆，久则为痛痹；劳气所至，为咽噎病，为喘促，为嗽血，为腰痛、骨痿，为肺鸣，为高骨坏，为阴痿，为唾血，为瞑视，为耳闭，男为少精，女为不月，衰盛则溃溃乎若坏都，汩汩乎不可止；思气所至，为不眠，为嗜卧，为昏瞀，为中痞三焦闭塞，为咽嗌不利，为胆瘅呕苦，为筋痿，为白淫，为得后与气快然如衰，为不嗜食；寒气所至，为上下所出水液澄沏清冷，下痢清白，吐痢腥秽，食已不饥，坚痞腹满急痛，癥瘕㿗疝，屈伸不便，厥逆禁固；炅气[18]所至，为喘、呕、吐酸，暴注下迫，转筋，小便混浊，腹胀大而鼓之有声如鼓，疮疡痈疹，瘤气结核，吐下霍乱，瞀郁肿胀，鼻窒鼽衄，血溢血泄淋闭，身热恶寒，甚则瞀瘛，目昧不明，耳鸣或聋，躁扰狂越，骂詈[19]惊骇，禁栗，如丧神守，气逆冲上，嚏腥涌溢，食不下，胕肿疼酸，暴喑暴注，暴病暴死。

　　凡此九者，《内经》有治法，但以五行相胜之理治之。夫怒伤肝，肝属木，怒则气并于肝，而脾土受邪；木太过，则肝亦自病。喜伤心，心属火，喜则气并于心，而肺金受邪；火太过，则心亦自病。悲伤肺，肺属金，悲则气并于肺，而肝木受邪；金太过，则肺亦自病。恐伤肾，肾属水，恐则气并于肾，而心火受邪；水太过，则肾亦自病。思伤脾，脾属土，思则气并于脾，而肾水受邪；土太过，则脾亦自病。寒伤形，形属阴，寒胜热，则阳受病；寒太过，则阴亦自病。炅伤气，气属阳，热胜寒，则阴受病；热太过，则阳亦自病。凡此七者，更相为治。

　　故悲可以治怒，以怆恻[20]苦楚之言感之；喜可以治悲，以谑浪亵狎[21]之言娱之；恐可以治喜，以迫遽[22]死亡之言怖之；怒可以治思，以污辱欺罔之言触之；思可以治恐，以虑彼志此之言夺之。凡此五者，必诡诈谲怪[23]，无所不至，然后可以动人耳目，易人听视。若胸中无材器之人，亦不能用此五法也。炅可以治寒，寒在外者，以焠针[24]、煨[25]熨烙灸汤而汗之；寒在内者，以热食温剂平之。寒可以治炅，炅在外者，以清房、凉榻、薄衣，以清剂汗之；炅在内者，以寒饮、寒剂平之。惟逸可以治劳，《经》曰：劳者温之。温，谓温存而养。今之医者，以温为温之药，差之久矣！岐伯曰："以平为期"。亦谓休息之也，惟习可以治惊。《经》曰：惊者平之。平，谓平常也。夫惊以其忽然而遇之也，使习见习闻则不惊矣。此九者，《内经》自有是理，庸工废而不行。

　　今代刘河间治五志，独得言外之意。谓五志所发，皆从心造。故凡见喜、怒、悲、惊、思之证，皆以平心火为主。至于劳者伤于动，动便属阳；惊者骇于心，心便属火，二者亦以平心为主。今之医者，不达此旨，遂有寒凉之谤。群聚而謤之，士大夫又从而惑之，公议何时而定耶？

昔余治一书生，劳苦太过，大便结燥，咳逆上气，时喝喝然有音，唾呕鲜血。余以苦剂，解毒黄连汤加木香、汉防己，煎服，时时啜之；复以木香槟榔丸，泄其逆气，不月余而痊。

余又尝以巫跃妓抵^㉖，以治人之悲结者。余又尝以针下之时便杂舞，忽笛鼓应之，以治人之忧而心痛者。余尝击拍门窗，使其声不绝，以治因惊而畏响，魂气飞扬者。余又尝治一妇人，久思而不眠，余假醉而不问，妇果呵怒，是夜困睡。又尝以酸枣仁丸，治人多忧。

以白虎汤，不计四时，调理人之暑。余又以无忧散，泻人冬月得水中之寒痹，次以麻黄汤，数两作一剂，煎之枣姜，热服汗出而愈。如未愈者，以瓜蒂散涌之，以火助其汗，治寒厥亦然。余尝治大暑之病，诸药无效，余从其头，数刺其痏^㉗，出血立愈。余治此数者，如探囊。然惟劳而气耗，恐而气夺者，为难治。喜者少病，百脉舒和故也。昔闻山东杨先生，治府主洞泄不已。杨初未对病人，与众人谈日月星辰躔度^㉘，及风云雷雨之变，自辰至未，而病者听之，而忘其圊。杨尝曰：治洞泄不已之人，先问其所好之事。好棋者，与之棋；好乐者，与之笙笛，勿辍。又闻庄先生者，治以喜乐之极而病者。庄切其脉，为之失声，佯曰：吾取药去。数日更不来，病者悲泣，辞其亲友曰：吾不久矣。庄知其将愈，慰之。诘其故，庄引《素问》曰：惧胜喜。此二人可谓得玄关者也。然华元化以怒郡守而几见杀；文挚以怒齐王而竟杀之。千万人中，仅得一两人，而反招暴祸。若乃医^㉙，本至精至微之术，不能自保，果贱技也哉？悲夫！

『**注释**』

①焘：覆盖。

②璺（wèn 问）启：打开。此处指万物萌生。璺，指裂纹。

③暄（xuān 宣）：温暖。

④埃溽：指空气潮湿。溽，潮湿。

⑤员盈：原作"负盈"，据《素问·六元正纪大论》改。员，通"圆"。周全圆满。此处指植物生长饱满。

⑥白埃：自地面而起的白色云气。

⑦畜气：爱惜真气。

⑧役物：役使物品。此处指过劳。

⑨大和：指平和之气。

⑩炅（jiǒng 窘）：热。

⑪腘（jùn 骏）：隆起的大块肌肉。

⑫忘：通"妄"。

⑬缩：原缺，据《四库》本补。

⑭意不存人：意识错乱，旁若无人。

⑮辛頞（è 厄）：鼻内有辛辣之感。頞，鼻梁。

⑯瞏（qióng 穷）：惊视。

⑰呿（qū 曲）：口张开。

⑱炅气：即热气。《素问·举痛论》曰："寒气客于脉中，与炅气相搏则脉满，满则痛而不可按也。"

⑲詈（lì 立）：骂。

⑳怆恻：悲伤，悲痛。

㉑谑浪亵狎：言行戏谑放荡、不庄重。

㉒迫遽：逼迫恐惧。

㉓诡诈谲怪：欺骗欺诈。

㉔焠针：烧针，火针。

㉕焼：热。

㉖巫跃妓抵：让巫婆蹦跳、装神弄鬼，让歌妓前来献技。此处指分散病人注意力的一种精神疗法。

㉗痏（wěi 伟）：穴位名，《灵枢·热病》曰："两手外内侧各三，共十二痏。"

㉘躔（chán 蝉）度：日月星辰运行的度数。

㉙若乃医：像华佗、文挚这样的医生。

三消之说当从火断二十七

　　八卦之中，离能烜①物；五行之中，惟火能焚物；六气之中，惟火能消物。故火之为用，燔木则消而为炭；焚土则消而为伏龙肝；炼金则消而为汁；煅石则消而为灰；煮水则消而为汤；煎海则消而为盐；干汞则消而为粉；熬锡则消而为丹。故泽中之潦，涸于炎晖；鼎中之水，干于壮火。盖五脏，心为君火正化；肾为君火对化；三焦为相火正化；胆为相火对化，得其平，则烹炼饮食，糟粕去焉；不得其平，则燔灼脏腑，而津液竭焉。故入水之物，无物不长；入火之物，无物不消。夫一身之心火，甚于上，为膈膜之消；甚于中，则为肠胃之消；甚于下，为膏液之消；甚于外，为肌肉之消。上甚不已，则消及于肺；中甚而不已，则消及于脾；下甚而不已，则消及于肝肾；外甚而不已，则消及于筋骨。四脏皆消尽，则心始自焚而死矣。故《素问》有消瘅、消中、消渴、风消、膈消、肺消之说。

消之证不同，归之火则一也。故消瘅者，众消之总名；消中者，善饥之通称；消渴者，善饮之同谓。惟风消、膈消、肺消，此三说，不可不分。风消者，二阳之病。二阳者，阳明也。阳明者，胃与大肠也。心受之，则血不流，故女子不月；脾受之，则味不化，故男子少精，皆不能成隐曲之事。火伏于内，久而不已，为风所鼓，消渴肠胃，其状口干，虽饮水而不咽，此风热格拒于贲门也。口者，病之上源，故病如是。又《经》曰：二阳结，谓之消。此消乃肠胃之消也。其善食而瘦者，名曰食㑊，此消乃肌肉之消也。膈消者，心移热于肺，传为膈消。王太仆云：心肺两间中有斜膈膜，下际内连横膈膜。故心移热于肺，久久传化，内为膈热，消渴而多饮者，此虽肺金受心火之邪，然止是膈消，未及于肺也。故饮水至斗，亦不能也②。其渴也，其状多饮而数溲，或不数溲变为水肿者，皆是也。此消乃膈膜之消也。肺消者，心移寒于肺，肺主气，《经》曰："饮食入胃，游溢精气，上输于脾，脾之精气，上归于肺，通调水道，下输膀胱，水精四布，五经并行，以为常也。《灵枢》亦曰：上焦如雾，中焦如沤，下焦如渎。

今心为阳火，先受阳邪，阳火内郁，火郁内传，肺金受制，火与寒邪，皆来乘肺，肺外为寒所薄，气不③得施，内为火所燥，亢极水复，故皮肤索泽而辟著④，溲溺积湿而频并，上饮半升，下行十合。故曰：饮一溲二者，死。膈消不为寒所薄，阳气得宣散于外，故可治。肺消为寒所薄，阳气自溃于中，故不可治。此消乃消及于肺脏者也。又若脾风传之肾，名曰疝瘕。少腹冤热而痛，出白液，名曰蛊。王太仆云：消烁脂肉，如虫之蚀，日渐损削，此消乃膏液之消也。故后人论三消，指以为肾消。此犹可治，久则变瘕，不救必死。此消乃消及于肾脏者也。

夫消者必渴。渴亦有三：有甘之渴，有石之渴，有火燥之渴。肥者令人内热，甘者令人中满，其气上溢，转为消渴。《经》又曰：味厚者发热。《灵枢》亦曰：咸走血，多食之人渴。咸入于胃中，其气上走中焦，注于脉，则血气走之，血与咸相得，则凝干而善渴。血脉者，中焦之道也。此皆肥甘之渴。夫石药之气悍，适足滋热，与热气相遇，必内伤脾，此药石之渴也。阳明司天，四之气，嗌干引饮，此心火为寒水所郁故然；少阳司天，三之气，炎暑至，民病渴；太阳司天，甚则渴而欲饮，水行凌火，火气郁故然。少阴之复，渴而欲饮；少阳之复，嗌络经⑤槁，渴饮水浆，色变黄赤。又伤寒五日，少阴受之，故口燥舌干而渴。肾热病者，苦渴数饮，此皆燥热之渴也。故膏粱之人，多肥甘之渴、石药之渴；藜藿奔走之人，多燥热之渴。二者虽殊，其实一也。故火在上者，善渴；火在中者，消谷善饥；火在上中者，善渴多饮而数溲；火在中下者，不渴而溲白液；火遍上中下者，饮多而数溲，此其别也。后人断消渴为肾虚，水不胜火则是也。

其药则非也，何哉？以八味丸治渴，水未能生而火反助也。此等本不知书，妄引王太仆之注：益火⑥之源，以消阴翳；壮水⑦之主，以制阳光。但益心之阳，寒热通行，强肾之阴，热之犹可。岂知王太仆之意，以寒热而行之也！肾本恶燥，又益之以火，可乎？今代刘河间自制神芎丸，以黄芩味苦入心，牵牛、大黄驱火气而下，以滑石引入肾经。此方以牵牛、滑石为君，以大黄、黄芩为臣，以芎、连、薄荷为使，将离入坎，真得黄庭之秘旨也。而又以人参白术汤、消痞丸、大人参散、碧玉鸡苏散，数法以调之。故治消渴，最为得体。

昔有消渴者，日饮数升，先生以生姜自然汁一盆，置于密室中，具罂勺于其间，使其人入室，从而锁其门，病患渴甚，不得已而饮汁尽，渴减。《内经》"辛以润之"之旨。《内经》治渴，以兰除其陈气，亦辛平之剂也。先生之汤剂，虽用此一味，亦必有旁药助之。初虞世曰：凡渴疾未发疮疡，便用大黄寒药利其势，使大困大虚，自胜如发疮疡，脓血流漓而飧，此真俗言也。故巴郡太守凑三黄丸能治消渴。余尝以膈数年不愈者，减去朴硝，加黄连一斤，大作剂，以长流千里水煎五、七沸，放冷，日呷之数百次，以桂苓甘露散、白虎汤、生藕节汁、淡竹沥、生地黄汁，相间服之，大作剂料，以代饮水，不日而痊。故消渴一证，调之而不下，则小润小濡，固不能杀炎上之势；下之而不调，亦旋饮旋消，终不能沃膈膜之干；下之调之，而不减滋味，不戒嗜欲，不节喜怒，病已而复作。能从此三者，消渴亦不足忧矣！

况《灵枢》又说：心脉滑为善渴。《经》又曰：滑者阳气胜。又言：五脏脉，心脉微小为消瘅。又言：五脏脆，为消瘅。又言：消瘅之人，薄皮肤而肉坚固以深，长冲直扬，其心刚。刚者多怒，怒则气逆上，胸中蓄积，血气逆流，腕皮充肌，血脉不行，转而为热，热则消肌肤，故为消瘅。又言：五脏皆柔弱者，善病消瘅。夫柔弱者，必有刚强，刚强者多怒，柔弱者易伤也。余以是遂悟气逆之人，非徒病消渴。若寒薄其外，亦为痈肿、少气、狂、膈中、肺消。涌水者，热客其脏，则亦为惊、衄、膈消、柔痓，虚肠澼；若客其腑，则为癃、溺血、口糜⑧、伏瘕、为沉、食㑊、辛頞鼻渊、衄衊、瞑目。盖此二十一证，皆在《气厥论》中。《经》曰：诸逆冲上，皆属于火。一言可了，善读书者，以是求之。

『注释』

①烜（xuǎn 选）：通"晅"，曝，晒干。

②也：《四库》本作"已"，可参。

③气不：原作"阳气"，据《四库》本改。

④辟著：原作"群著"，据文义改。比喻破折如劈之象。《素问·气交变大论》曰："肃杀而甚，则刚木辟著，柔萎苍干。"

⑤经：《素问·至真要大论》为"焦"。

⑥火：原作"水"，据《素问·至真要大论》改。

⑦水：原作"火"，据《素问·至真要大论》改。

⑧廪：据文义当作"廉"。

虫蠫之生湿热为主诀二十八

巢氏之衍九虫、三蠫①，详矣。然虫之变，不可胜穷，要之皆以湿热为主，不可纯归三气虚与食生。其巢氏之衍九虫也，曰伏、蛔、白、肉、肺、胃、弱、赤、蛲。伏虫，长四分，群虫之主也。蛔虫，长一尺，亦有长五、六寸，其发动则腹中痛，发肿聚行，往来上下，痛有休息，亦攻心痛，口喜吐涎，及吐清水，贯伤心则死。诊其脉，腹中痛，其脉法当沉弱，今脉反洪大，是蛔虫也。白虫，长一寸，相生子孙转多，长四、五尺，亦能杀人。寸白虫，色白，形扁小，因饮白酒，以桑枝贯牛肉炙食之，并生粟所成。又云：食生鱼后，即饮乳酪亦生。其发动则损人精气，腰脚疼。此虫长一尺，则令人死。肉虫，状如烂杏，令人烦满。肺虫，状如蚕，令人咳嗽。胃虫，状如虾蟆，令人呕逆吐喜哕。弱虫，状如瓜瓣，又名膈虫，令人多唾。赤虫，状如生肉，动则腹鸣。蛲虫，至微，形如菜虫，居肚肠中，多则为痔，极则为癞②，因以疮处，以生痈、疽、癣、瘘、疥、痦、疥、齲。虫无故不为，人患亦不尽有，有亦不必尽多，或偏无者。此诸虫依肠胃之间，若人脏腑气实，则不为害，虚则侵蚀，随其虫之动，能变成诸疾也。

三蠫者，湿蠫，由脾胃虚弱，为水湿所乘，腹内虫动，侵蚀成蠫。若上唇生疮，是虫蚀五脏，则心烦懊；若下唇生疮，是虫蚀下部，则肛门烂开。心蠫者，因虚而动，攻食心，谓之心蠫。疳蠫者有五，曰白、赤、蛲、蠫、黑。凡五疳，白者轻，赤者次，蛲者又次，蠫者又次，黑者最重。皆从肠里上食咽喉、齿龈，并生疮，下至谷道伤烂，下利脓血，呕逆，手足心热，腰脚痛，嗜卧。秋冬可，春夏甚。

　　巢氏之论虫蛊为病之状固详矣。然虫之变此数者，天地之间，气之所至，百虫争出。如厥阴所至，为毛化。其应春，其虫毛，其畜犬；其应夏，其虫羽，其畜马；其应长夏，其虫倮，其畜牛③；其应秋，其虫介，其畜鸡；其应冬，其虫鳞，其畜彘。其畜犬，鸡，其虫毛、介；其畜马、彘，其虫羽、鳞；其畜牛犬，其虫倮、毛；其畜鸡、羊，其虫介、羽；其畜彘、牛，其虫鳞、倮。其脏肝脾，其虫毛、介；其脏心肺，其虫羽、鳞；其脏脾肾，其虫倮、毛；其脏肺肝，其虫介、羽；其脏肾心，其虫鳞、倮。地气制己胜，天气制胜己。天制色，地制形。色者，青、黄、赤、白、黑；形者，毛、羽、倮、介、鳞。其生也，胎卵湿化；其成也，跂行飞走。故五气、五味根于中，五色、五类形于外，而有一岁之中，互有胜复，故厥阴司天，毛虫静，羽虫育，介虫不成，居泉④，毛虫育，倮虫耗，羽虫不育。少阴司天，羽虫静，介虫育，毛虫不成；居泉，羽虫育，介虫耗，不育。太阴司天，倮虫静，鳞虫育，羽虫不成；居泉，倮虫育，鳞虫不成。少阳司天，羽虫静，毛虫育，倮虫不成；居泉，羽虫育，介虫耗，毛虫不育。阳明司天，介虫静，羽虫育，介虫不成；居泉，介虫育，毛虫耗，羽虫不成。太阳司天，鳞虫静，倮虫育；居泉，介虫育，毛虫耗，羽虫不成。太阴司天，鳞虫静，倮虫育⑤；居泉，鳞虫育，羽虫耗⑥，倮虫不育。如风胜，则倮虫不滋。此之类也，皆五行之相克也。惟湿复则鳞见于陆，为湿土相克，水长则反增，水鳞虽偶⑦然见于陆，则反当死，故不同也。

　　切《巢氏》言，脾胃虚而为水湿所乘者，非也。乃脾胃大甚，热为水湿多也。以《玄珠》考之，虫得木之气乃生，得雨之气乃化，以知非厥阴风木之气不生，非太阴湿土之气不成。岂非风木主热，雨泽主湿所致耶？故五行之中皆有虫，惟金之中其虫寡。冰之中无虫。且诸木有蠹，诸果有螬，诸菜有虫，诸菽有蚜，五谷有螟、螣、蚤、蟊。麦朽蛾翻，粟破虫出，草腐而萤蚊，粪积而蝣蚼。若此者，皆木之虫也。烈火之中有鼠，烂灰之中有蝇。若此者，皆火之虫也。土中盘蛇，坏中走蚓，穴蚁墙蝎，田蝼崖蝎。若此者，皆土之虫也。蝌蚪孕于古池，蛭马跃于荒湫，鱼满江湖，蛟龙藏海。若此者，皆水中之虫也。

　　昔有冶者，碎一破釜，将入火炉，其铁断处，窠臼中有一虫，如米中虫，其色正赤，此釜烹饪，不啻千万，不知何以生，了不可晓？亦金火之气也。惟冰之中，未尝见虫焉。北方虽有冰鼠，止是食冰，非生于冰也。乃知木火属春夏，湿土属季夏，水从土化，故多虫；金从秋气，冰从冬气，故无虫焉。若以生物有被，麹有麹虫，酱有酱虫，醯有醯虫，饮食停久皆有虫。若以为动物不生虫，如户枢不蠹之类。然动劳之人亦有虫，当有不动者耶？且文籍衣服，故不阅不衣而不蠹。然非经季夏阴注，或暴干不待冷，纳于箧中，亦不生虫蠹也。或瓮旁地湿，鼠妇来明，墙下壤干，狗蚤居中，岂均生于湿耶？盖蚤虽不生于湿，亦有生于冬。热则虫生，寒则不生，理故然也。

夫虫之所居，必于脾胃深处。药之所过，在于中流。虫闻药气而避之，群者安得取之？予之法，先令饥其，次以槟榔、雷丸为引，予别下虫药，大下十数行，可以搐而空。濉上张子政用此法，下虫数百，相衔长丈余。若夫疮久而虫蛆者，以木香槟榔散傅之，神良。别有坠蛆之药，皆具方中，此不具陈也。

『注释』

①䘌（nì 匿）：隐匿难见的小虫。
②极则为癫：原作"摇则为癫"，据《四库》本改。
③其畜牛：原脱，据《素问·五常政大论》补。
④居泉：即"在泉"。
⑤居泉……倮虫育：此二十二字原脱，据《素问·五常政大论》补。
⑥鳞虫育，羽虫耗：原作"鳞虫耗"，据《素问·五常政大论》改。
⑦偶：《四库》本作"灸"，可参。

补论二十九

予幼岁留心于医，而未尝见其达者。贞祐间，自沃来河之南，至顿丘，而从游张君仲杰之县舍，得遇太医张子和先生，诲仲杰以医，而及于游公君宝暨不肖。猗欤大哉①，先生之学，明妙道之渊源、造化之根本，讲五运之抑郁发越、六气之胜复淫郁，定以所制之法，配以所宜之方。准绳既陈，曲直自正；规矩既设，方圆自成。先生之学，其学人之准绳规矩欤！虽为人，天师可也。望而知之，以尽其神；闻而知之，以尽其圣；问而知之，以尽其工；切而知之，以尽其巧。何假饮上池之水，而照见人五脏乎？一目而无余矣！

至约之法，其治有三；所用之药，其品有六；其治三，则汗下吐；其品六，则辛、甘、酸、苦、咸、淡也。虽不云补，理实具焉。予恐人之惑于补而莫之解，故续补说于先生汗、下、吐三论之后。我辈所当闻，医流所当观，而人之所当共知也。

予考诸经，检诸方，试为天下好补者言之。夫人之好补，则有无病而补者，有有病而补者。无病而补者谁与？上而缙绅之流，次而豪富之子。有金玉以荣其身，刍豢②以悦其口；寒则衣裘，暑则台榭；动则车马，止则裀③褥；味则五辛，饮则长夜。醉饱之余，无所用心，而因④致力于床第，以欲竭其精，以耗散其真，故年半百而衰也。然则奈何？以药为之补矣！或咨诸庸医，或问诸游客。庸医以要用相求，故所论者轻，轻之则草木而已，草木则苁蓉、牛膝、巴戟天、菟丝之类；游客以好名自高，故所论者重，重之则金石而已，金石则丹砂、起石、硫磺之类。吾不知此为补也，而补何脏乎？以为补心耶？而心为丁火⑤，其经则手少阴，热则疮疡之类生矣！以为补肝耶？肝为乙木，其经则足厥阴，热则掉眩之类生矣！脾为己土，而经则足太阴，以热补之，则病肿满。肺为辛金，而经则手太阴，以热补之，则病愦郁。心不可补，肝不可补，脾不可补，肺不可补，莫非为补肾乎？人皆知肾为癸水，而不知经则子午君火焉。补肾之火，火得热而益炽；补肾之水，水得热而益涸。既炽其火，又涸其水，上接于心之丁火，火独用事，肝不得以制脾土，肺金不得以制肝木。五脏之极，传而之六腑；六腑之极，遍而之三焦，则百病交起，万疾俱生。小不足言，大则可惧。不疽则中，不中则暴喑而死矣。以为无病而补之者所得也。

且如有病而补之者谁欤？上而仕宦豪富之家，微而农商市庶之辈。呕而补，吐而补，泄而补，痢而补，疟而补，咳而补，劳而补，产而补。呕吐则和胃丸、丁沉煎；泻痢，豆蔻丸、御米壳散；咳，不五味，则宁神散，劳，不桂附，则山药；产，不乌金，则黑神，吾不知此为补，果何意耶？殊不知呕得热而愈酸，吐得热而愈暴，泄得热而清浊不分，痢得热而休息继至，疟得热而进不能退，咳得热而湿不能除，劳得热而火益烦，产得热而血愈崩。盖如是而死者八、九，生者一、二。死者枉，生者幸。幸而一生，憔悴之态，人之所不堪也，视其寒，用热以补之矣。若言其补则前所补者，此病何如？

予请为言补之法。大抵有余者损之，不足者补之，是则补之义也。阳有余而阴不足，则当损阳而补阴；阴有余而阳不足，则当损阴而补阳。热则芒硝、大黄，损阳而补阴也；寒则干姜、附子，损阴而补阳也。岂可以热药而云补乎哉？而寒药亦有补之义也。《经》曰："因其盛而减之，因其衰而彰之。此之谓也。或曰：形不足者，温之以气；精不足者，补之以味。执此温补二字，便为温补之法，惟用温补之药。且温补二字，特为形精不足而设，岂为病不病而设哉？虽曰温之，止言其气；虽曰补之，止言其味。曷尝言热药哉？至于天之邪气，感则害人，五脏实而不满，可下而已；水谷之寒热，感则害人，六腑满而不实，可吐而已；地之湿气，感则害人，皮肉筋脉，邪从外入，可汗而已。然发表不远热，而无补之意。

人之所禀，有强有弱。强而病，病而愈，愈而后必能复其旧矣；弱而病，病而愈，愈而后不必复其旧矣。是以有保养之说。然有是说，热药亦安所用哉？慎言语，节饮食是矣。以日用饮食言之，则黍稷禾麦之余，食粳者有几？鸡豚牛羊之余，食血者有几？桃杏李梅之余，食梨者有几？葱韭薤蒜之余，食葵者有几？其助则姜桂椒莳，其和则盐油醯酱，常而粥羹，别而焦炒，异而烧炙，甚则以五辣生鲊。而荐酒之肴，以姜醋羹羊，而按酒之病，大而富贵，比此尤甚，小而市庶，亦得以享，此吾不知何者为寒？何物为冷？而以热药为补哉？日用饮食之间，已为太过矣！尝闻人之所欲者生，所恶者死，今反忘其寒之生，甘于热之死，则何如？由其不明《素问》造化之理，《本草》药性之源，一切委之于庸医之手。医者曰：寒凉之药，虽可去疾，奈何腑脏不可使之久冷，脾胃不可使之久寒，保养则固可温补之是宜。斯言方脱诸口，已深信于心矣。如金石之不可变，山岳之不可移，以至于杀身而心无少悔。呜呼！医者之罪，固不容诛；而用之者，亦当分受其责也。病者之不诲，不足怪也。而家家若是，何难见而难察耶？人惟不学故耳！

　　亦有达者[6]之论，以《素问》为规矩准绳，以《本草》为斤斧法则矣。其药则寒凉，其剂则两，其丸则百。人之闻者，如享美馔，而见蛆蝇，惟恐去之不亟也，何哉？而所见者丘垤[7]，及见谈泰山则必骇，不取唾而远则幸矣，尚敢冀其言之能从乎？兹正之所以难立，而邪之所以易行也。吾实忧之。且天下之不知，过不在天下而已。在医流尚不知，何责于天下哉？噫！春秋之法[8]，责贤不责愚。所谓我辈者，犹且弃道学之本源而拘言语之末节，以文章自富，以谈辨自强，坐而昂昂，立而行行，阔其步，翼其手，自以为高人而出尘表，以天下聪明莫己若也，一旦疾之临身，懵然无所知。茫若抟风之不可得，迷若捕影之不可获。至于不得已，则听庸医之裁判。疾之愈则以为得人，不愈则以为疾之既极，无可奈何，委之于命而甘于泉下矣！呜呼！实与愚夫殆去不远，此吾所以言之喋喋也。然而未敢必其听之何如耳！虽然，吾之说，非止欲我辈共知，欲医流共知，欲天下共知也。我辈共知，医流共知，天下共知，惬吾之意，满吾所望矣！

『注释』

①猗欤大哉：多么伟大啊！

②刍豢（huàn 焕）：家畜。

③裀（yīn 因）：有里的上衣。此处泛指御寒衣服。

④因：原作"应"，据《四库》本改。

⑤丁火：古人把十天干与五行相配属，并以之联系五脏，即心为丁火、肝为乙木、脾为己土、肺为辛金、肾为癸水。

⑥达者：通达事理的人。此处指对医药理论有研究的人。

⑦垤（dié 谍）：小土墩。比喻见识浅。

⑧春秋之法：春秋时代定的法规。

『按语』

　　本篇论述了过度进补的危害。无病而补者，多为达官贵人，嗜温补而竭其精；有病而补者，则分伤五脏。对于体质强壮之人，病愈后自然康复；弱而病者，病愈后则当以食补复其旧。针对当时医者、患者喜补、喜温之时弊而提出治病祛邪是真正的补，所谓"不补之中，真补存焉"。

水 解 三 十

　　余昔访灵台间太史，见铜壶之漏水焉。太史召司水者曰：此水已三环周，水滑则漏迅，漏迅则刻差，当易新水。余划然而悟曰：天下之水，用之灭火则同，濡①槁则同。至于性从地变，质与物迁，未尝冈焉。故蜀江濯锦则鲜，济源烹楮则温。南阳之潭渐于菊，其人多寿；辽东之涧通于参，其人多发。晋之山产矾石，泉可愈痘；戎之麓伏硫磺，汤可浴疠。扬子宜荈，淮菜宜醪。沧卤能盐，阿井能胶。澡垢以污，茂田以苦。瘿消于藻带之波，痰破于半夏之洳。冰水咽而霍乱息，流水饮而癃闭通。雪水洗目而赤退，咸水濯肌而疮干。菜之以为齑，铁之以为浆，曲之以为酒，柏之以为醋。千派万种，言不容尽。

　　至于井之水，一也，尚数名焉，况其他者乎？及酌而倾曰"倒流"，出甃未放曰"无根"；无时初出，曰"新汲"，将旦首汲，曰"井华"。夫一井之水，而功用不同，岂烹煮之间，将行药势，独不择夫水哉？昔有患小溲闭者，众工不能瘥，予易之长川之急流，取前药而沸之，一饮立溲。元畴闻之曰：精乎哉，论也！近读《灵枢经》，有半夏汤治不瞑，以流水千里外者八升，扬之万遍，取其清五升，炊以苇薪②火，正与此论合。乃知子和之与医，触一事一物，皆成治法。如张长史草书妙天下，得之公孙剑器，用心亦劳矣。后之用水者，当以子和之言为制。余于是乎作水解。

『注释』

①濡：滋润。
②薪：原作"木"，据《灵枢·邪客》改。

卷 四

风 一

夫风者，厥阴风木之主也。诸风掉眩，风痰风厥①，涎潮不利，半身不遂，失音不语，留饮飧泄②，痰实呕逆旋运，口㖞搐搦，僵仆目眩，小儿惊悸狂妄，胃脘当心而痛，上支两胁，咽膈不通，偏正头痛，首风③沐风，手足挛急，肝木为病，人气在头。

防风通圣散 防风天麻汤 防风汤 祛风丸 排风汤 小续命汤 消风散

『注释』

①风厥：厥证之一，指肝气化风之厥。

②飧泄：指泄泻完谷不化。

③首风：因洗头感受风邪所致。症见头面多汗，恶风，头痛，遇风易发。

『按语』

张氏治风，多从厥阴肝经入手。若临床见头晕目眩、痰涎不利、抽搐、惊悸等症状，可采用防风通圣散、防风天麻汤等药物治疗。

暑 二

夫暑者，为少阴君火之主也。诸痛痒疮疡，痈疽肿毒，胃烦热，嗌干咳喘，唾血泄血，胕肿①，肩胕②皆内痛，心痛，肺胀，腹胀，郁闷。风温病多发，风伤于荣，温伤于卫。血为荣，气为卫。其脉两手多沉，自汗出，身重，多睡必鼾。三日以里，且宜辛凉解之，或辛温解之。如不已，表证未罢，大不可下。如下则胃中虚空。四日之外，表热入里，则谵语口干，发疹潮热，直视失溲者，十死八九。肺金为病，人气在胸。及小儿疮疹丹熛③，但发人气在腹。

白虎汤　桂苓甘露散　化痰玉壶丸　益元散　玉露散　石膏散

『注释』

①胕肿：即浮肿。

②胕：原作"脾"，据文义改。

③丹熛（biāo 标）：即丹毒。

『按语』

张氏治暑，多从少阴君火论治，如疮疡肿毒、烦热、唾血等症状。风温病多发暑证，三日以内多用辛凉、辛温之药治疗，四日以外，治疗效果不佳。常用药物有白虎汤、桂苓甘露散、化痰玉壶丸等。

湿　三

夫湿者，为太阴湿土之主也。诸湿肿满，霍乱泄注，胕肿骨痛，及腰膝头项痛，风痹痿厥，唾有血，心悬如饥，热痛始作。三阳受之，一日太阳，二日阳明，三日少阳，可汗而已。如四日太阴，五日少阴，六日厥阴，可下而已。或七日不愈，再传至十三日，大邪皆去，六经悉和则愈矣，肾水为病。

五苓散　葶苈木香散　白术木香汤　益元散　大橘皮汤　神助散　桂苓白术丸

『按语』

湿邪侵袭人体，可见霍乱泄注、风痹痿厥等症状。湿邪入侵三阳经，可用发汗的方法治疗，入侵三阴经，可用攻下的方法治疗。七日不愈，病邪再传十三日，六经相安则疾病痊愈。脾土受病，常引起肾水为病。根据不同病症治疗湿邪时，可用五苓散、葶苈木香散等药物。

火　四

夫火者，少阳相火之主也。诸暴死，发热恶寒，痛病大作，传为水肿，面黄身瘘，泄注脓血，赤白为利，痈肿疮毒，丹熛疹疹，小儿疳泻①，腹胀，暴下如水，心胸中热，甚则鼽②衄，胸胁皆痛，耳聋口苦舌干，与脏毒③下血，米谷不化，肠鸣切痛，消渴上喘，肺金为病。

凉膈散　黄连解毒汤　泻心散　神芎丸　八正散　调胃散　调胃承气汤

『注释』

①疳泻：疳积患儿伴有腹泻。
②鼽（qiú 求）：病证名，症见鼻中常流清涕，鼻塞，打喷嚏。
③脏毒：指内伤积久所致的便血，血色黯，多在便后。

『按语』

火邪为病，多发于少阳三焦之火。临床见暴死、发热恶寒、暴下如水、心胸中热等症状。此外，相火受病，常引起肺金为病。根据不同病证治疗火邪，可采用凉膈散、黄连解毒汤、泻心散等药物治疗。

燥　五

夫燥者，是阳明燥金之主也。诸气愤郁，肠胃干涸，皮肤皴揭，胁痛寒疟，喘咳，腹中鸣，注泄①鹜溏，胁肋暴痛，不可反侧，嗌干，面尘，肉脱色恶，及丈夫癞疝②，妇人少腹痛，带下赤白，疮疡痤疖，喘咳潮热，大便涩燥，及马刀③挟瘿之疮，肝木为病。

神功丸　脾约丸　麻仁丸　润体丸　四生丸

『注释』

①注泄：即水泄。
②癞疝：指寒湿引起的阴囊肿大。
③马刀：为瘰疬成串而生，其形长如马刀形。

『按语』

燥邪侵犯人体，多引起脾、胃、大肠、肺等脏腑的病症，临床可见肠胃干涸、皮肤皱揭、注泄鹜溏、喘咳等病症。此外，阳明燥金受病，常引起肝木为病。根据不同病症治疗燥邪，可采用脾约丸、麻仁丸、润体丸等药物治疗。

寒 六

夫寒者，是太阳寒水之主也。诸寒冷湿痹，肘臂挛急，秋湿既多，寒咳为嗽，痰厥心痛，心中澹澹①大动，胸胁胃脘痛不可食，食已不饥，吐利腥秽，屈伸不便，上下所出不禁，目盲，坚痞，色炱②，渴而饮冷，积水，足浮肿，囊缩，四肢冷，爪甲青，心火为病。

姜附汤 四逆汤 二姜汤 术附汤 大已寒丸 理中汤

『注释』

①澹澹（dàn 但）：波浪起伏或流水迂回的样子。
②炱（tái 台）：烟气聚集在一起形成的黑灰。

『按语』

寒邪侵犯人体，多引起太阳经的病变，临床可见寒冷湿痹、肘臂挛急、寒咳为嗽等病症。此外，太阳寒水受病，常引起心火为病。根据不同病症治疗寒邪，可采用姜附汤、四逆汤、二姜汤、术附汤等药物治疗。

解利伤寒七

夫冒风、时气、温病、伤寒，三日以里，头痛身热恶寒，可用通圣散、益元散各五、七钱，水一大碗，入生姜十余片，葱白连须者十余茎，豆豉一撮，同煎三、五沸，去滓，稍热，先以多半投之，良久，用钗子于咽喉中探引吐了，不宜漱口；次用少半，亦稍热投之，更用葱醋酸辣汤投之，衣被盖覆，汗出则愈矣。如遇世乱，《内经》曰：岁火太过，炎暑流行，火气太盛，肺金受邪，上应荧惑①，大而明现，若用辛凉之剂解之，则万举万全也。若遇治世人安，可用升麻汤、葛根汤、败毒散，辛温之剂解之。亦加葱根白、豆豉，上涌而表汗。《内经》曰：因其轻而扬之。扬者，发物也。吐汗发扬寒热之邪。既吐汗之后，必大将息，旬日之后，其邪不复作也。又一法，或于无药之处，可用酸齑汁②一大碗，煎三、五沸，去菜叶，猛服讫，少间，用钗子咽喉中探引吐了，如此三次后，煎葱③酸辣汤投之，以衣被盖覆，汗出则解。《内经》曰：酸苦涌泄为阴。涌者，吐也。伤寒三日，头痛身热，是病在上也。在上者，固宜涌之，然后以淡浆粥养之，一、二日则愈矣。

又一法，可用不卧散解之，于两鼻内嗜之，连嚏喷三、二十次，以衣被盖覆。用此药时，当于暖室中，嚏罢，以酸辣浆粥投之，汗出如洗。嚏喷者，同吐法也。此法可与双解散为表里也。

又有导引一法，可于一闲处用之。先教病人盘脚而坐，次用两手交十指，攀脑后风池、风府，二穴乃是风门也；向前叩首，几至于地，如此连点一百二十数，急以葱醋粥、辛辣汤投之，汗出立解。

伤寒、温疫、时气、冒风、中暑，俱四时不正之气也。人若初感之，皆头痛、恶寒、身热，及寒热往来，腰脊强，是太阳经受之也。《内经》曰：可先治外而后治内④。先用生姜、葱白、豆豉煎双解散，上涌及汗出则解。如不解者，至五、六日，或不大便，喘满谵语实热，两手脉沉，可用调胃、大、小承气汤下之，慎不可用银粉⑤、巴豆霜、杏仁、芫花热药，下之则必死。此先治外，而后治内也。如大汗之后，慎不可食葵⑥羹、藿⑦菜、羊、猪、鸡、犬、鱼、兔等肉。惟不先明，必致重困，后必难治也。伤寒七、八日，发黄有斑，潮热腹满者，或痰实作止，虽诸承气汤下过者，仲景曰：寸口脉浮滑者，可用瓜蒂散吐之。然伤寒寸口脉浮滑者可用，杂病寸口脉沉者可吐。叔和云：寸脉沉兮胸有痰。启玄子曰：上盛不已，吐而夺之是也。

『注释』

①荧惑：火星的别名。

②酸齑（jī 机）：上文《儒门事亲·凡在上者皆可吐式》言："酸而寒者，有晋矾、绿矾、齑汁。"齑水，指用盐腌制咸菜产生的黄色卤水。李时珍言"此乃黄齑菜水也"。酸，咸，无毒，有"吐诸痰饮宿食"的功效。

③葱：此下《四库》本有"醋"字。

④可先治外而后治内：原作"可先治内而后治外"，据《素问·至真要大论》"先治其外而后调其内"之语，并结合上下文义改。

⑤银粉：即水银粉。

⑥葵：葵菜，为古代蔬菜的一种，其药性滑利。

⑦藿：豆叶。味咸。

『按语』

张氏在本篇中指出，伤寒、瘟疫、时气、冒风、中暑等四时不正之气侵袭人体，前三日太阳经受之，可采用涌吐与发汗的方法治疗。如用通圣散、益元散或酸齑汁引病患吐出体内污浊之物，再灌服少许药物或酸辣汤，和衣盖被，汗后而解。张氏引《内经》之语，指出治疗伤寒的要点为先治外后治内，并指出用攻下之法时，不可用银粉、巴豆霜等热性药物，下之则必死。

风 八

夫中风，失音闷乱，㖞斜口眼。《内经》曰：风之为病，善行而数变。故百病皆生于风也。可用三圣散吐之。如不省人事，牙关紧闭，粥菜不能下者，煎三圣散，鼻内灌之，吐出涎，口自开也。次服通圣散、凉膈散、大人参半夏丸、桂苓甘露散等，大忌鸡、猪、鱼、兔、酒、醋、荞面动风引痰之物。吐痰之法，在方论①中。

头风眩运，手足时复麻痹，胃脘发痛，心腹满闷，按之如水声，可用独圣散吐之。吐讫，可服辛凉清上之药。仲景曰：此寒痰结于胸中之致然也。

『注释』

①方论：指本书卷十二吐剂内容。

『按语』

中风因起病迅速，类似风邪的致病特点而得名。对于中风的治疗，张氏予祛痰启闭、开窍醒神、急则治其标的方法。以三圣散吐之，吐出痰涎则口自开，神志清爽。

痹 九

夫大人小儿，风、寒、湿三气，合而为痹。及手足麻木不仁者，可用郁金散吐之。吐讫，以导水丸、通经散泄之。泄讫，以辛温之剂，发散汗出，则可服当归、芍药、乳、没行经和血等药。如不愈，则便不宜服此等药。

『按语』

张氏治痹多采用先吐、后泄、再汗的三步法，吐用郁金散，泻用导水丸，再用汗法。"如不愈"则说明药不对证，应调整治法，这正是实事求是的科学态度。

痿　十

夫男女年少，面黄身热肌瘦，寒热往来如疟，更加涎嗽不止，或喘满面浮，此名曰肺痿。可用独圣散吐之。吐讫，次用人参柴胡饮子、小柴胡饮子，加当归、桂苓甘露散之类。《内经》曰：男女之病皆同也。男子精不足，是味不化也；女子血不流，是气不用也。又曰：形不足者，温之以气；精不足者，补之以味是也。

『按语』

本篇讲述的为肺痿，肺气虚不能祛邪外出，故先攻后补。

厥　十　一

夫厥之为病，手足及膝下或寒或热也。举世传为脚气寒湿之病，岂知《内经》中本无脚气。阳气衰于下，则为寒厥；阴气衰于下①，则为热厥。热厥为手足热，寒厥为手足寒也。阳经起于足指之表，阴经起于足心之下。阳气胜则足下热，阴气胜则足下寒。热厥者，寒在上也；寒厥者，热在上也。寒在上者，以温剂补肺金；热在上者，以凉剂清心火则愈矣。若尸厥②、痿厥、风厥、气厥、酒厥，可以涌而醒，次服降火益水、和血通气之药，使粥食调养，无不瘥者。若其余诸厥，仿此行之，慎勿当疑似之间，便作风气，相去邈矣。

『注释』

①下：原作"上"，据《素问·厥论》改。
②尸厥：指突然昏倒不省人事，状如昏死的恶候。

『按语』

张氏在本篇中指出，根据手足或寒或热将厥证分为寒厥、热厥，并给出了相应的治疗方法。此外，还有尸厥、痿厥、风厥、气厥、酒厥等昏厥的病症，可采用涌吐的方法使患者清醒，再用降火益水、和血通气的药物治疗。

痫 十 二

夫痫病不至于目瞪如愚者，用三圣散投之。更用火盆一个，于暖室中，令汗、下、吐三法俱行，次服通圣散，百余日则愈矣。至于目瞪如愚者，不可治。《内经》曰：神不得守。谓神乱也。

『按语』

张氏在本篇中指出治疗痫病分两种情况，若痫病患者没有发生目瞪如愚的情况，可用三圣散、通圣散等药物，汗、下、吐三法治疗，若发生目瞪如愚的情况，则患者不可治。

疟 十 三

夫富贵膏粱之人病疟，或间日，或频日，或作热，或作寒，或多寒少热，或多热少寒，宜以大柴胡汤下之。下过三、五行；次服白虎汤、玉露散、桂苓甘露散之类。如不愈者，是积热太甚，宜以神芎藏用丸、三花神祐丸、调胃承气汤等药，大作剂料下之；下讫，以长流水煎五苓散服之，或服小柴胡汤数服亦可。如不愈，复以常山散吐之；后服凉膈散、白虎汤之类，必愈矣。大忌热面及羊肉、鸡、猪、鱼、兔等物。如食之，疟疾复作，以至不救。

贫贱刍荛①之人病疟，以饮食疏粝②，衣服寒薄，劳力动作，不可与膏粱之人同法而治。临发日，可用野夫多效方、温脾散治之。如不愈，用辰砂丹治之则愈矣。如服药讫，宜以长流水煎白虎汤、五苓散服之，不宜食热物及燥热之药，以疟疾是伤暑伏热之故也。《内经》曰：夏伤于暑，秋必痎疟③。可不信哉？忌物同前。

『注释』

①刍荛：指劳苦之人。

②粝（lì 利）：糙米。

③痎（jiē 阶）疟：疟疾的通称。

『按语』

张氏根据人贵贱不同，将治疟分为两种。若富贵膏粱之人患疟，可用大柴胡汤、白虎汤、调胃承气汤等药物治疗；贫贱之人常饮食糙米、衣服寒薄，治疗病疟时可采用温脾散、辰砂丹等药物治之。张氏治疟的方法体现了因人制宜的原则。

泄 痢 十 四

夫大人小儿暴注，泻水不已。《内经》曰：注下也。注下者，水利也，火运太过之病，火注暴逆之故也。急宜用水调桂苓甘露散、五苓散、益元散，或以长流水煎过，放冷服则愈。慎不可骤用罂粟壳、干姜、豆蔻、圣散子之类，纵泻止则肠胃不通，转生他疾。止可以分阴阳，利水道而已。

『按语』

张氏在本篇中阐释了泄痢的病因、治疗方法及用药禁忌。

疳 利 十 五

夫病疳利，米谷不化，日夜无度，腹中雷鸣，下利完谷出，可用导水丸、禹功散泻讫，一、二日可服胃风汤；不愈则又可与桂枝麻黄汤，发汗则愈矣。《内经》曰：久风入中，为肠澼①、飧泄。启玄子云：风在肠中，上熏于胃，所食不化而出。又云：飧泄者，是暮食不化也。又《经》云：春伤于风，夏必飧泄。故可汗而愈。《内经》曰：风随汗出，痛随利减。若服豆蔻、罂粟壳之类，久而不辍，则变为水肿，以成不救也。

『注释』

①肠澼（pì 辟）：痢疾的古称。

『按语』

张氏在本篇中给出了治疗痹痢的用药，如导水丸、禹功散等，并引用《内经》理论阐释了痹痢的发病原因、治疗方法及用药禁忌，为后人提供了参考。

脏毒下血十六

夫脏毒下血，可用调胃承气汤加当归；泻讫，次用芍药柏皮丸、黄连解毒汤、五苓、益元各停，调下五、七钱服之。《内经》曰：肠澼便血何如？答曰：澼者，肠间积水也。身热则死，寒则生。热为血气败，故死；寒为荣气在，则生。七日而死者，死于火之成数也。

『按语』

张氏认为治疗脏毒下血可用调胃承气汤、黄连解毒汤等药物。若患者身热，表明邪热在血分，则患者不可救；若患者身寒，表明邪热在气分，用药后患者可治愈。

下利脓血十七

夫下利脓血，腹痛不止，可用调胃承气汤，加生姜、枣煎；更下藏用七、八十丸，量虚实加减；泻讫，次用长流水，调五苓散五、七钱；或加灯心煎调下亦得；调益元散五、七钱亦可。大忌油腻一切热物则愈矣。

『按语』

张氏认为治疗下利脓血可用调胃承气汤，并给出了随证加减的治疗药物及禁忌药物。

水泄不止十八

夫男子妇人，病水湿泻注不止，因服豆蔻、乌梅、姜、附峻热之剂，遂令三焦闭溢，水道不行，水满皮肤，身体痞肿，面黄腹大，小便赤涩，两足按之，陷而复起，《内经》曰：诸湿肿满，皆属脾土。可用独圣散吐之。如时月寒凉，宜于暖室不透风处，用火一盆，以借火力出汗。次以导水、禹功散，量虚实泻十余行，湿去肿减则愈矣，是汗、下、吐三法齐行。既汗、下、吐讫，脏腑空虚，宜以淡浆粥养肠胃二、三日，次服五苓散、益元散同煎，灯心汤调下。如势未尽，更宜服神助散，旧名葶苈散，可以流湿润燥，分阴阳，利小便。不利小便，非其法也。既平之后，宜大将息。忌鱼、盐、酒、肉、果木、房室等事，如此三年则可矣。如或不然，决死而不救也。

『按语』

水泄不止，医者辨证不明，因误投峻热剂而致水道不行、身体痞肿，张氏用汗、吐、下三法，继则以淡浆粥养肠胃，并强调禁厚味戒房事。可见大病之后保养阴精与培护中土的重要性。

痔漏肿痛十九

夫痔漏肿痛，《内经》曰：因而大饱，筋脉横解，肠澼为痔。痔而不愈，变而为漏，同治湿法而治之。可先用导水丸、禹功散；泻讫，次服枳壳丸、木香槟榔丸；更加以葵羹、菠菜、猪羊血等，通利肠胃。大忌房室，鸡、鱼、酒、醋等物，勿食之。

『按语』

痔、漏的治疗方法与治疗湿证相同，可用导水丸、禹功散、枳壳丸等方药，并禁忌房室鸡、鱼、酒等。

霍乱吐泻二十

夫霍乱吐泻不止者，可用五苓散、益元散各停，冰水调下五、七钱。如无冰水，可用新汲水调下桂苓甘露散、玉露散、清凉饮子，调下五、七钱。或香薷汤调下五、七钱亦可。如无已上诸药，可服地浆三、五盏亦可。地浆者，可于净地掘一井子，用新汲水一桶，并于井子搅令浑，候澄清。连饮三、五盏立愈。大忌白术汤、姜、桂、乌、附，种种燥热之药。若服之则必死矣。

巢氏云：霍者，挥霍而成疾；乱者，阴阳乱也。皆由阴阳清浊，二气相干故也。

『按语』

张氏在本篇中给出了霍乱吐泻详细的治疗方法及用药禁忌，为现代中医临床治疗急性腹痛腹泻提供了参考。

大便涩滞二十一

夫老人久病，大便涩滞不通者，可服神功丸、麻仁丸、四生丸则愈矣。时复服葵菜、菠菜、猪羊血，自然通利也。《内经》云：以滑养窍是也。此病不愈，令人失明也。

『按语』

张氏在本篇中给出了老人久病后，治疗大便涩滞不通的常用药物，并指出常服葵菜、菠菜、猪羊血可以使大便自通，这可作为预防老年习惯性便秘的饮食疗法。

五种淋沥二十二

夫大人小儿病沙石淋，及五种淋沥闭癃，并脐腹痛，益元散主之，以长流水调下。八正散、石苇散，依方服用。此三药皆可加减服之。

『按语』

张氏在本篇中给出了沙淋、石淋，以及五种淋沥闭癃的方药。

酒食不消散二十三

夫一切冷食不消，宿酒不散，亦同伤寒，身热恶寒，战栗，头项痛，腰脊强，及两手脉沉，不可用双解，止可用导饮丸五、六十丸，量虚实加减，利五、七行。所伤冷食宿酒，若推尽则头痛等病自愈也。次以五苓散、生姜、枣，长流水煎服五、六服。不可服酒癥进食丸，此药皆犯巴豆，有热毒之故也。

『按语』

张氏在本篇中阐释治疗一切冷食不消、宿酒不散的方法，皆同治疗伤寒。如导饮丸、五苓散等，但不可服酒癥进食丸。

酒食所伤二十四

夫膏粱之人，起居闲逸，奉养过度，酒食所伤，以致中脘留饮，胀闷，痞膈醋心，可服木香导饮丸以治之。

夫刍荛之人，饮食粗粝，衣服寒薄，劳役动作，一切酒食所伤，以致心腹满闷，时呕酸水，可用进食丸治之。

『按语』

酒食所伤的治疗方法应因人而异，膏粱之人与刍荛之人生活方式及饮食习惯不同，因此治疗方法也不同。

沉积水气二十五

夫一切沉积水气，两胁刺痛，中满不能食，头目眩者，可用茶调散，轻涌讫冷涎一、二升，次服七宣丸则愈矣。木香槟榔丸、导饮丸亦妙。不可用巴豆、银粉等药。

『按语』

张氏指出治疗一切沉积水气皆可用茶调散涌吐冷涎，但不可用巴豆、银粉等药。

诸积不化二十六

夫诸积不化，可服无忧散，每月泻三、五次。可用桂苓白术丸散，妙功丸。

大忌生硬、粘滑、动风、发热等物。

『按语』

张氏给出了治疗诸积不化的用药方法及禁忌。

骨蒸热劳二十七

夫男子妇人，骨蒸热劳，皮肤枯干，痰唾稠粘，四肢疼痛，面赤唇干，烦躁，睡卧不宁，或时喘嗽，饮食少味，困弱无力，虚汗黄瘦等疾，《内经》曰：男子因精不足而成；女子因血不流而得也。可先以茶调散轻涌讫，次以导水禹功散，轻泻三、两行；后服柴胡饮子、桂苓甘露散、搜风丸、白术调中汤、木香槟榔丸、人参犀角散之类，量虚实选而用之。如咯血、吐血、便血，此乃亡血也，并不宜吐，吐之则神昏。《内经》曰：血者，人之神也。故亡血则不宜吐。慎不可服峻热姜、附之药。若服之则饮食难进，肌肉消削，转成危笃也。五劳之病，乃今人不明发表攻里之过也。大忌暑月于手腕、足外踝上着灸。手腕者，阳池穴也，此穴皆肌肉浅薄之处，灸疮最难痊。可及胸，次中脘、脐下、背俞、三里等穴，或有灸数十者，及以燔针^①，终无一效，病人反受苦，可不思之？劳疾多馋，所思之物，但可食者，宜《食疗本草》而与之。菠菜、葵羹、冰水、凉物，慎不可禁，以图水谷入胃，脉道乃行也。若过忌慎，则胃口闭，胃口闭，则形必瘦，形瘦脉空，乃死之候也。诸劳皆可仿此。

『注释』

①燔（fān 番）针：即火针。

『按语』

张氏在本篇指出了骨蒸热劳的病因、用药方法，并提出治疗禁忌供后人参考。如亡血之人不能用吐法；暑月时，禁忌于手腕、足外踝上着灸；禁食菠菜、葵羹、冰水、凉物等。

虚损二十八

夫病人多日，虚损无力，补之以无比山药丸则愈矣。

『按语』

治疗久病、虚损无力，可用无比山药丸。

上喘中满二十九

夫上喘中满，醋心腹胀，时时作声，痞气，上下不能宣畅。叔和云：气壅三焦不得昌①是也。可用独圣散吐之；吐讫，次用导水、禹功，轻泻药三、五行；不愈，更以利膈丸泻之，使上下宣通，不能壅滞；后服平胃散、五苓散、益元散、桂苓甘露散、三和散，分阴阳、利水道之药则愈。

『注释』

①昌：兴旺发达。在此引申为畅通、舒利。

『按语』

本篇上喘中满为气壅三焦之实喘，张氏先吐后下，继则除湿健脾，使上下宣通，上喘得愈。

一切涎嗽三十

夫富贵之人，一切涎嗽，是饮食厚味，热痰之致然也。先用独圣散吐之；吐讫，可服人参散、通圣散加半夏，以此止嗽；更服大人参半夏丸，以之化痰也。大忌酸咸油腻生硬热物也。

『按语』

富贵之人多食肥甘厚味，酿湿生痰。脾为生痰之源，肺为贮痰之器。清热化痰的同时加人参治脾，半夏治肺，标本同治以化痰。

咳嗽三十一

夫贫难之人咳嗽，内外感风冷寒湿之致然也。《内经》曰：秋伤于湿，冬生咳嗽。可服宁神散、宁肺散加白术之类则愈，忌法同前。

『按语』

贫贱之人咳嗽多由内外感风冷寒湿所致，治以温肺化痰。贫贱之人与富贵之人同为咳嗽，病因不同，治法不同，体现了中医因人制宜的观念。

咳逆三十二

夫男子妇人咳逆，俗呼曰忔①忒，乃阴阳不和也。乃伤寒亦有咳逆者，并可用既济散治之。忌寒热物，宜食温淡物，以养胃气耳。

『注释』

①忔：据文义疑作"呃"。

『按语』

阴阳不和、伤寒可发生咳逆，皆可用既济散治疗，并忌食寒热物。

风痰三十三

夫风痰酒痰，或热在膈上，头目不清，涕唾稠粘，或咳嗽上喘，时发潮热，可用独圣散吐之；吐讫，可服搜风丸、凉膈散之类。《内经》曰：流湿润燥是也。

『按语』

治疗风痰、酒痰，或热在膈上，或咳嗽上喘，都可以独圣散吐之。

咯血衄血嗽血三十四

夫男子妇人，咯血、衄血、嗽血、咳脓血，可服三黄丸、黄连解毒汤、凉膈散，加桔梗、当归，大煎剂料，时时呷之。《内经》曰：治心肺之病最近，药剂不厌频而少，时时呻之者是也。

『按语』

张氏治疗各类出血，都可用三黄丸、黄连解毒汤等寒凉药物。

消渴三十五

夫三消渴，《内经》曰：三消渴者，肺消、膈消、风消①也。上以缫丝煮茧汤，澄清，顿服之则愈；或取生藕汁，顿服之，亦愈矣。

『注释』

①风消：消渴的一种，又名燥火三消。

『按语』

张氏在本篇中给出了消渴的治疗方法。

雷头三十六

夫雷头①癞子，乃俗之谬名也。此疾是胸中有寒痰，多沐之致然也。可以茶调散吐之，吐讫冷痰三、二升；次用神芎丸，下三、五行；然后服愈风饼子则愈矣。雷头者，是头上赤肿核，或如生姜片、酸枣之状，可用钅非针刺而出血，永除根本也。

『注释』

①雷头：多由风邪外袭，或痰热生风所致。其症见头面起核块肿痛，或憎寒壮热，或头痛，头中如雷鸣。

『按语』

本篇给出治疗雷头的具体方法。可先用茶调散吐冷痰，次用神芎丸下寒疾，后服愈风饼子痊愈，也可用针刺出血的方法治疗。

头痛不止三十七

夫头痛不止，乃三阳之受病也。三阳者，各分部分：头与项痛者，是足太阳膀胱之经也；攒竹痛，俗呼为眉棱痛者是也；额角上痛，俗呼为偏头痛者，是少阳经也；如痛久不已，则令人丧目。以三阳受病，皆胸膈有宿痰之致然也。先以茶调散吐之；后以香薷散、白虎汤投之则愈。然头痛不止，可将葱白须、豆豉汤吐之；吐讫，可服川芎、薄荷，辛凉清上，搜风丸、香芎散之类。仲景曰：葱根、豆豉，亦吐伤寒头痛。叔和云：寸脉急而头痛是也。

『按语』

头痛不止乃太阳、少阳、阳明三阳经受病，皆由胸膈有宿痰所致。治疗时先吐膈上痰涎，后以清散之品治疗头痛，则可治愈。

两目暴赤三十八

夫两目暴赤，发痛不止，可以长流水煎盐汤吐之；次服神芎丸、四物汤之类。《内经》曰：暴病皆属火也。又曰：治病有缓急，急则治其标，缓则治其本。标者，赤肿也；本者，火热也。以草茎鼻中，出血最妙。

『按语』

两目暴赤，多为火邪。张氏巧用草茎刺鼻出血泻火，可见张氏治疗方法之灵活。

目肿三十九

夫目暴赤肿痛，不能开者，以清金散鼻内搐之，鼻内出血更捷。

『按语』

治疗目赤肿痛，可用清金散，且治疗鼻内出血效果更佳。

病目经年四十

夫病赤目，经年不愈者，是头风所加之，令人头痛。可用独圣散、八正散之类。赤目肿作，是足厥阴肝经有热。利小便，能去肝经风热也。

『按语』

治疗目赤肿痛，经年不愈者，可用独圣散、八正散等药物去除肝经风热。

风冲泣下四十一

夫风冲泣下者，俗呼风冷泪者是也。《内经》曰：太阳经不禁固也。又曰：热则五液皆出。肝热，故泪出。风冲于外，火发于内，风火相搏，由此而泣下也。治之以贝母一枚，白腻者，胡椒七粒，不犯铜铁，研细，临卧点之，愈。

『按语』

本篇详解风冲泣下的治疗方法。

风蛀牙疼四十二

夫风蛀牙疼久不愈者，用针插巴豆一枚，于灯焰上燎，烟未及枯，存性，于牙窝根盘上熏之则愈。

『按语』

本篇阐释了风蛀牙疼的治疗方法。

口疮四十三

夫大人小儿口疮唇紧，用酸浆水洗去白痂，临困点绿袍散。如或不愈，贴赴筵散。又不愈，贴铅白霜散则愈。

『按语』

若人患口疮，可先用酸浆水洗去白痂，再点绿袍散，或用铅白霜散治疗。

喉闭四十四

夫男子妇人，喉闭肿痛不能言，先刺两手大拇指去爪甲如韭叶，是少商穴。少商是肺金之井穴也，以𨱏针刺，血出立愈。如不愈，以温白汤口中含漱，是以热导热也。

『按语』

张氏在本篇中指出治疗喉闭肿痛不能言，可用针刺少商穴的方法。

瘿 四 十 五

夫瘿囊肿闷，嵇叔夜《养生论》云：颈如险而瘿，水土之使然也。可用人参化瘿丹，服之则消也。又以海带、海藻、昆布三味，皆海中之物，但得二①味，投之于水瓮中，常食，亦可消矣。

『注释』

①二：按文义，疑此前脱"一"字。

『按语』

本篇详解瘿囊肿闷的治疗药物，如人参化瘿丹等，也可平时常服海带、海藻、昆布等食物。

背疽四十六

夫背疮初发，便可用藏用丸、玉烛散，大作剂料，下脏腑一、二十行，以𨱏针于肿娬处乱刺血出，如此者三；后以阳起石散敷之。不可便服内托散，内犯官桂，更用酒煎。男子以背为阳，更以热投热，无乃太热乎？如疮少愈，或疮口未合，疮痂未敛，风痒时作，可服内托散，以辟风邪耳！

『 按语 』

本篇详解背疽的治疗方法。背疮初发，可先用药物攻下，再于肿娬处针刺出血，后用阳起石散外敷。张氏在篇末指出了治疗背疽的用药禁忌。

瘰疬四十七

夫人头目，有疮肿瘰疬，及胸臆胠胁之间，或有疮痂肿核不消，及有脓水不止，可用沧盐一、二两炒过，以长流水一大碗煎，放温，作三、五次，顿服讫；候不多时，于咽喉中探引，吐涎三、二升；后服和血通经之药，如玉烛散、四物汤之类是也。《内经》曰：咸味涌泄为阴。涌者，吐也；泻者，泄也。《铜人》曰：少阳起于目锐眦，行耳后，下胁肋，过期门。瘰疬结核，马刀挟瘿，是少阳胆经多气少血之病也。

『 按语 』

瘰疬结核、马刀挟瘿是少阳胆经多气少血之病，张氏采用涌吐的方法治疗。

便痈四十八

夫便痈者，乃男子之疝也，俗呼为便痈。言于不便处害一痈，故名便痈也。便痈者，谬名也，《难》《素》所不载也。然足厥阴肝之经络，是气血行流之道路也。冲、任、督脉，亦属肝经之旁络也。《难经》曰：男子有七疝[1]是也。便痈者，血疝也。治之以导水丸、桃仁承气汤，或抵当汤投之，同瘀血不散而治，大作剂料，峻泻一、二十行；次以玉烛散，和气血，通经络之类则是也。世之多用大黄、牡蛎而已。间有不愈者，是不知和血通经之道也。

『注释』

①七疝：指七种疝病，包括寒疝、水疝、筋疝、血疝、气疝、狐疝、癫疝。

『按语』

本篇详细阐释了便痈。便痈乃不便处害一痈，亦为血疝。可采用导水丸、桃仁承气汤等药物活血化瘀，后以玉烛散和气血、通经络治疗，便可痊愈。

恶疮四十九

夫一切恶疮久不愈者，以木香槟榔散贴之则愈。

『按语』

张氏采用木香槟榔散治疗一切恶疮久不愈的患者。

下 疳 五 十

夫下疳久不愈者，俗呼曰䐴疳是也。先以导水、禹功，先泻肝经，外以木香散傅之，日上三、两度，然后服淡粥，一、二日则止。

『按语』

张氏治疗下疳先以导水丸、禹功散泻肝经，外敷木香散便可愈。

卷　五

疮疖瘤肿五十一

夫大人疮疖，小儿赤瘤，肿发之时，疼痛不止。《内经》曰：夫诸痛痒疮疡，皆生于心火。可用一咒法禁之。法者，是心法。咒曰：龙鬼流兮诸毒肿，痈疮脓血甚被痛。忘心称意大悲咒，三唾毒肿随手消。

上一气念咒三遍，望日月灯火取气一口，吹在疮肿丹瘤之上，右手在疮上虚收虚撮三次，左手不动，每一气念三遍，虚收虚撮三次，百无禁忌。如用之时，心正为是。此法得于祖母韩氏。相传一百余年，用之救人，百发百中。若不食荤酒之人，其法更灵。病疮肿者，大忌鸡、猪、鱼、兔，发热动风之物。此法不得轻侮，无药处可用之。

疮肿丹毒五十二

夫大人小儿，疮肿丹毒，发热疼痛不止者，又有一法：面北端，想北海雪浪滔天，冰山无际，大寒严冷之气，取此气一口，吹在疮肿处立止。用法之人，大忌五辛之菜①，五厌之肉。所病之人，切忌鸡、猪、鱼、兔、酒、醋、湿面等物。无药之处，可用此法救之。

『注释』

①五辛之菜：指葱、蒜、蓼、芥等辛辣之菜。

冻疮五十三

夫冻疮者，因寒月行于冰雪中而得之。有经年不愈，用陂野中净土曝干，以大蒜捣如泥，和土捏作饼子，如大观钱厚薄，量疮口大小而贴之；泥饼子上，以火艾灸之，不计艾壮数多少，以泥干为度；去干饼，以换湿饼，贴定灸之，不问灸数多少，有灸一、二日者，直至疮痂内觉痒微痛，是冻疮活也；然后不含浆水澄清①，用鸡翎一、二十茎，缚作刷子，于疮口上洗净，以此而洗之后，肌肤损痛也，用软帛拭干；次用木香槟榔散傅之。夏月医之大妙。

『注释』

①然后不含浆水澄清：本书卷十一"寒门"作"然中含浆水洗渍"。

金疮五十四

夫一切刀箭所伤，有刀箭药。用风化石灰一斤，龙骨四两，二味为细末，先于端四日采下刺蓟菜，于端午日五更，合杵臼内，捣和得所，团作饼子，若酒曲，中心穿眼，悬于背阴处阴干，捣罗为细末，于疮口上掺贴。亦治里外臁①，并诸疮肿大效。

又有咒法，咒曰：今日不祥，正被物伤。一禁不疼，二禁不痛，三禁不脓不作血。急急如律令，奉敕摄。

又每念一遍，以右手收一遍，收在左手中，如此七遍，则放手吹去。却望太阳取气一口，吹在所伤处。如阴晦夜间，望北斗取气亦得。所伤之人，大忌鸡、猪、鱼、兔、酒、醋、热面，动风之物。如食之，则疮必发。

又一法，默想东方日出，始取气一口，日出一半，取气一口，日大圆满，取气一口，吹在所伤之处，如此三次则止。用法之人，并无所忌。所伤之人，禁忌同前。可于无药之处用之。

『注释』

①臁：本义是小腿的两侧，此处疑指臁疮。

误吞铜铁五十五

夫误吞铜铁，以至羸瘦者，宜用肥猪豚①，与葵菜羹同飧②数顿，则铜铁自然下也，神验。如不食荤腥者，宜以调胃承气汤，大作其剂，下之亦可也。

『注释』

①豚：泛指猪。
②飧（sūn 孙）：吃，食用。

鱼刺麦芒五十六

夫鱼刺麦芒，一切竹木签刺咽喉，及须发惹伴，在咽嗌中不能下者，《内经》曰：不因气动而病生于外。可用《道藏经》一咒法治之。

咒曰：吾请老君东流顺，老君奉敕摄摄，摄法毒水，吾托大帝尊，不到称吾者，各各现帝身，急急如律令，奉敕摄。

一气念遍，又以左手屈中指，无名指，作三山印，印上坐净水一盏。右手掐卯文作金枪印，左手在下，右手在上，左手象地，右手象天，虚挽虚卓，九次为定。左足横，右足竖，作丁字立，如作法时，望日月灯火，取气一口，吹在盏内，此法百无禁忌。用法之时，以正神气是也。如所伤物下，不可便与米汤、米饭吃。恐米粒误入疮口中，溃作脓也。姑以拌面羹，养之数日可也。

蛇虫所伤五十七

夫犬咬蛇伤，不可便贴膏药及生肌散之类，谓毒气不出也。《内经》曰：先治内而后治外，可也。当先用导水丸、禹功散，或通经散泻十余行，即时痛减肿消。然后用膏药生肌散傅贴，愈。此是先治内而后治外之法也。

杖疮五十八

夫一切虫兽所伤，及背疮肿毒，杖疮焮发，或透入里者，可服木香槟榔丸七、八十丸至百丸，或百五十丸至二百丸，生姜汤下，过五、七行，量虚实加减则可矣。

禁蝎五十九

夫禁蝎有一咒法，咒曰：玉女传仙摄，敕斩虿蜥灭。右如有蝎螫之人来求治者，于蝎螫处望而取气一口，默念七遍，怒著作法，吹在蝎螫处。

《内经》曰，蜂虿①之毒，皆属于火，可用新水一盆浸之，如浸不得处，速以手帛蘸水搭之，则痛止也。用法之人，大忌五厌肉。

『注释』

①虿（chài 瘥）：蝎子一类的毒虫。

落马坠井六十

夫一切男子妇人，落马坠井，因而打扑，便生心恙，是痰涎发于上也。《内经》曰：不因气动而病生于外。可用三圣散，空心吐讫。如本人虚弱疲瘁，可用独圣散吐之；吐讫，可服安魂宁魄之药，定志丸、酸枣仁、茯神之类是也。

妇人月事沉滞六十一

夫妇人月事沉滞，数月不行，肌肉不减。《内经》曰：此名为痕，为沉也。沉者，月事沉滞不行也。急宜服桃仁承气汤加当归，大作剂料服，不过三服立愈。后用四物汤补之。更可用《宣明方》槟榔丸。

血崩六十二

夫妇人年及四十以上，或悲哀太甚。《内经》曰：悲哀太甚则心系急，心系急则肺布叶举，而上焦不通，热气在中，故经血崩下。心系者，血山也。如久不愈，则面黄肌瘦，慎不可与燥热之药治之。岂不闻血得热而流散。先以黄连解毒汤，次以凉膈散、四物汤等药，治之而愈。四物者，是凉血也，乃妇人之仙药也。量虚实加减，以意消息用之。

『按语』

对于血热迫血妄行之崩漏，张氏治以四物汤，并将四物汤称为"妇人之仙药"，根据病情加减取效。

腰胯疼痛六十三

夫妇人腰胯疼痛，两脚麻木，恶寒喜暖者。《内经》曰：乃是风、寒、湿痹。先可服除湿丹七、八十丸，量虚实以意加减，次以禹功散投之，泻十余行清冷积水、青黄涎沫为验，后以长流水，同生姜、枣煎五苓散服之，风湿散而血气和也。

『按语』

本案妇人是以寒湿积滞为主要病机的痹证，张氏予先攻邪，后调理。所用方药为药力峻猛的逐水除湿之剂，故"量虚实以意加减"。后服五苓散，以达到风湿散而血气和之效。

头风眩运六十四

夫妇人头风眩运，登车乘船亦眩运眼涩，手麻发退①，健忘喜怒，皆胸中有宿痰之使然也。可用瓜蒂散吐之，吐讫，可用长流水煎五苓散、大人参半夏丸，兼常服愈风饼子则愈矣。

『注释』

①退：脱落。

『按语』

对于登车乘船眩晕的患者，张氏认为"胸中有宿痰之使然"，故发作时以瓜蒂散吐之，平时常服愈风饼子，大剂疏外风，兼以息内风、治头目、利经络。

经血暴下六十五

夫妇人年及五十以上，经血暴下者。妇人经血，终于七七之数，数外暴下，《内经》曰：火主暴速。亦因暴喜暴怒，忧结惊恐之致然也。慎不可作冷病治之，如下峻热之药则死。止可用黄连解毒汤，以清于上；更用莲壳灰、棕毛以渗于下；然后用四物汤加玄胡散，凉血和经之药是也。

赤白带下六十六

夫妇人赤白带下，或出白物如脂，可服导水丸、禹功散，或单用无忧散，量虚实加减；泻讫，次用桂苓丸、五苓散、葶苈木香散，同治湿治泻法治之。或用独圣散上涌亦可也。室女亦可。

月事不来六十七

夫妇人月事不来，室女亦可。《内经》曰：月事不来者，是胞脉闭也。胞脉者，属火，而络于脬①中。令气上迫肺，心气不得下通，故月事不来也。可用茶调散吐之；吐讫，可用玉烛散、当归散，或三和汤、桂苓白术散、柴胡饮子，量虚实选而用之。降心火，益肾水，开胃进食，分阴阳，利水道之药是也。慎勿服峻热之药。若服之，则变成肺痿，骨蒸潮热，咳嗽咯脓，呕血而喘，小便涩滞，寝汗不已，渐至形瘦脉大，虽遇良医，亦成不救。呜呼！人之死者，当为命耶？

『注释』

①脬（pāo 抛）：膀胱。

妇人无子六十八

夫妇人年及二、三十者，虽无病而无子，经血如常，或经血不调，乃阴不升，阳不降之故也。可独圣散，上吐讫冷痰三、二升；后用导水丸、禹功散，泻讫三、五行及十余行；或用无忧散，泻十余行；次后吃葱醋白粥三、五日。胃气既通，肠中得实，可服玉烛散，更助以桂苓白术丸散。二药是降心火，益肾水，既济之道，不数月而必有孕也。

若妇人有癃闭、遗溺、嗌干之诸证，虽服药、针灸，亦不能孕也。盖冲、任、督三脉之病，故不治也。表证见内证及热论中。

小产六十九

夫妇人半产，俗呼曰小产也。或三月，或四、五、六月，皆为半产，已成男女故也。

或因忧恐暴怒，悲哀太甚；或因劳力，打扑伤损，及触风寒；或着暴热。不可用黑神散、乌金散之类，内犯干姜之故。止可用玉烛散、和经散汤之类是也。

大 产 七 十

夫妇人大产，十月满足降诞者是也。或脐腰痛，乃败血恶物之致然也。举世便作虚寒，以燥热治之，误人多矣。《难经》曰：诸痛为实。实者，热也。可用导水丸、禹功散，泻五、七行。慎不可便服黑神散、乌金散燥之。同小产治之则可矣。

产后心风七十一

夫妇人产后心风①者，则用调胃承气汤一、二两，加当归半两，细锉，用水三、四盏，同煎去滓，分作二服，大下三、五行则愈。如不愈，三圣散吐之。

『注释』

①产后心风：产后血虚，心气不足，心虚而受风邪，遂成惊悸，名曰心风。心风，五脏风之一，《素问·风论》曰："以夏丙丁伤于风者为心风。"

乳汁不下七十二

　　夫妇人有本①生无乳者，不治。或因啼哭悲怒郁结，气溢闭塞，以致乳脉不行，用精猪肉清汤，调和美食，于食后调益元散五、七钱，连服三、五服，更用木梳梳乳，周回百余遍，则乳汁自下也。

　　又一法：用猪蹄汤调和美味服之，乳汁亦下。合用熟猪蹄四枚食之，亦效。

　　又一法：针肩井二穴，亦效。

『注释』

　　①本：《四库》本作"天"，可参。

产后潮热七十三

　　夫妇人产后一、二日，潮热口干，可用新汲水调玉露散；或冰水调服之，亦可；或服小柴胡汤加当归，及柴胡饮子亦可。慎不可作虚寒治之。

乳痈七十四

　　夫乳痈发痛者，亦生于心也，俗呼曰吹乳是也。吹者，风也。风热结薄于乳房之间，血脉凝注，久而不散，溃腐为脓也。可用一法禁之。

　　咒曰：谨请东方护司族，吹奶是灰奶子。

　　上用之时，当先问病人曰：甚病？病人答曰：吹奶。取此气一口，但吹在两手坎字文上，用大拇指紧捏定，面北立，一气念七遍，吹在北方，如此者三遍。若作法时，以左右二妇人，面病人立，于病乳上痛揉①一、二百数，如此亦三次则愈。

『注释』

　　①揉：原作"操"，据《四库》本改。

双身大小便不利七十五

夫妇人双身，大小便不利者，可用八正散，大作剂料，除滑石，加葵菜籽煎服。《内经》曰：膀胱不利为癃。癃者，是小便闭而不通也。如八正散加木香，取效更捷。《经》曰：膀胱气化则能出。然后服五苓散，三、五服则愈矣。

双身病疟七十六

夫双身妇人病疟，可煎白虎汤、小柴胡、柴胡饮子等药。如大便结硬，可用大柴胡散，微溏过，不可大吐泻，恐伤其孕也。《内经》曰：夏伤于暑，秋必病疟。

双身伤寒七十七

夫双身妇人，伤寒、时气、温疫、头痛身热，可用升麻散一两，水半碗，大煎剂料，去滓，分作二服，先一服吐了，后一服不吐。次以长流水加生姜、枣，煎五苓散热啜之，汗出尽，头痛立止。

身重喑哑七十八

夫妇人身重，九月而喑哑不言者，是脬生[1]络脉不相接也，则不能言。《经》曰：无治也。虽有此论，可煎玉烛散二两，水一碗，同煎至七分，去滓，放冷，入蜜少许，时时呷之，则心火下降，而肺金自清，故能作声也。

『注释』

[1] 脬（pāo 抛）生：据《素问·奇病论》当为"胞之"。

怀身入难七十九

夫妇人怀身入难月，可用长流水调益元散，日三服，欲其易产也，产后自无一切虚热、血气不和之疾。如未入月则不宜服也，以滑石滑胎故也。

眉 炼 八 十

夫小儿眉炼，在面曰眉炼①，在耳曰辗耳，在足曰靴癣②。此三者，皆谬名也。《内经》曰：诸痛痒疮疡，皆属心火。乃心火热盛之致然也。可用铧针刺之而出血，一刺不愈，当再刺之，二刺则必愈矣。《内经》云：血实者，宜决之。决者，破其血也。眉炼者，不可用药傅之。其疮多痒则必爬，若药入眼，则眼必损矣。

『注释』

①眉炼：指眉间生疮。症见眉间生疮如癣，流脂成片，瘙痒不已。由小儿胎热上蒸而生。

②癣：《大成》本作"癣"，可参。

牙疳八十一

夫小儿牙疳，牙疳者，齿龋也。龋者，是牙龈腐烂也。上下牙者，是手足阳明二经也。或积热于内，或服银粉、巴豆大毒之药，入于肠胃，乳食不能胜其毒，毒气循经而上，至于齿龈，齿龈牙缝，为嫩薄之分，反为害也。可以麝香玉线子治之。乳母临卧，当服黄连解毒汤一服，疳病则愈。

夜啼八十二

夫小儿夜啼不止者，当用灯花一枚，研细，随乳汁下，并三服。则每服用灯花一枚，服罢此药，于静室中卧一两日，则止也。

丹瘤八十三

夫小儿丹瘤，浮赤走引或遍身者，乃邪热之毒在于皮肤，以磁片撒出血则愈，如不愈，则以拔毒散，扫三、二十度必愈矣。《内经》曰：丹熛赤瘤，火之色也，相火之病是也。

疳眼八十四

夫小儿疳涩眼①，数日不开者，乃肝木风热之致然也。可调服凉膈散，数服，眼开而愈。

『 注释 』

①小儿疳涩眼：继发于小儿疳积，主因脾胃亏损，精血不足，目失濡养，疳热上攻所致。

身瘦肌热八十五

夫小儿身瘦肌热，面黄腹大，或吐泻，腹有青筋，两胁结硬如碗之状，名乳痫癖，俗呼曰奶脾①是也。乳痫得之绵帛大厚，乳食伤多。

大热则病生肌，大饱则必伤于肠胃。生于肌表者，赤眼、丹瘤、疥癣、痈疖、眉炼、赤白口疮、牙疳宣烂及寒热往来。此乳母抱不下怀，积热熏蒸之故，两手脉浮而数也。伤于肠胃者，吐泻惊疳，哽气腹胀，肌瘦面黄，肚大筋直②，喜食泥土，揉鼻窍，头发作穗③，乳瓣不化，此皆大饱之致然也，久而不愈，则成乳痫，两手脉沉而紧也，此其辨也。已上诸症，皆乳母怀抱，奉养过度之罪。癖之疾，可以丁香化痞散，取过数服，牛黄通膈丸、甘露散、益黄散等药磨之。如不愈者，有揉脾一法。

咒曰：日精月华，助吾手法，敕斩减消，驱毒敕摄。

上用法之人，每念一遍，望日取气一口，吹在手心，自揉之。如小儿病在左臂上，用法之人亦左手揉之，在右臂以右手揉之。亦吹在乳脾④上，令母揉之。男孩儿用单日，女孩儿用双日。大忌风雨、阴晦、产妇、孝子见之。用法之时宜于日中前，晴明好日色则可矣。

『注释』

①奶脾：即乳食积滞。

②直：据文义疑作"青"。

③稔：据文义疑作"穗"。

④脾：据文义疑作"癖"。

大小便不利八十六

夫小儿大小便不利通者，《内经》曰：三焦约也。约者，不行也。可用长流水煎八正散，时时灌之，候大小便利即止也。

久泻不止八十七

夫小儿久泻不止者，至八九月间，变为秋深冷痢，泄泻清白，时腹撮痛，乳瓣不化。可用养脾丸，丸如黍米大，每服二、三十丸，米饮下，日三服则愈。若治乌菟之儿，万举万全，富家，且宜消息①。

『注释』

①消息：反复斟酌。

『按语』

对小儿久泻不止，以虚证为主者，以养脾胃调治。可见张氏当攻则攻，当补则补，一切从辨证出发。

通身浮肿八十八

夫小儿通身浮肿，是水气肿也。小便不利者，通小便即愈。《内经》曰：三焦闭溢[1]，水道不行。水满皮肤，身体否肿，是风乘湿之症也。可用长流水加灯心，煎五苓散，时时灌之；更于不透风暖处频治[2]，汗出则肿消，肿消则自愈，内外兼治故也。

『注释』

①溢：据文义疑作"塞"。
②治：《宣统》本作"浴"，可参。

『按语』

本案为小儿风水相搏证。《内经》很早提出"开鬼门，洁净府"之法。张氏用五苓散利小便，通三焦。"时时灌之"是考虑到小儿体质稚嫩，急药缓投，以便随时观察。

发惊潮搐八十九

夫小儿三、五岁时，或七、八岁至十余岁，发惊潮搐，涎如拽锯，不省人事，目瞪喘急，将欲死者，《内经》曰：此皆得于母胎中所受。悸惕怕怖，惊骇恐惧之气，故令小儿轻者为惊吊，重者为痫病、风搐，腹中积热，为脐风。已上证候，可用吐涎及吐之药，如吐讫，宜用朱、犀、脑、麝清凉坠涎之药。若食乳之子，母亦宜服安为魂定魄之剂，定志丸之类。如妇人怀孕之日，大忌惊忧悲泣，纵得子，必有诸疾。

拗哭不止九十

夫小儿拗哭不止，或一、二日，或三、四日，乃邪祟之气凑于心，拗哭不止也。

有《藏经》一法：以绵绢带缚手足讫，用三姓妇人净驴槽，卧小儿于其中，不令旁人知而觑之，候移时则拗哭自止也。

身热吐下九十一

夫小儿身热，吐下腹满，不进乳者，可急用牛黄通膈丸，下过四、五行则愈。

『按语』

本案为小儿湿热积滞中焦，急用牛黄通膈丸，实为通因通用，积滞去则身热退、泻下止。

风热涎嗽九十二

夫小儿风热涎嗽，可用通圣加半夏，多煎，少少服之，不过三、五日愈。

水泻不止九十三

夫小儿水泻不止，可服五苓与益元各停，用新水调下一、二钱，不拘时服。

『按语』

水泻不止为水泻偏渗于肠道，用淡渗利湿之法，利小便以实大便。根据小儿特点"不拘时服"。

疮疥风癣九十四

夫小儿疮疥风癣[①]，可用雄黄散加芒硝少许，油调傅之。如面上有疮癣，不宜擦药。恐因而入眼，则损目矣。

『注释』

①风癣：即体癣，多由风冷之气克于肌肤，搏于血气而成。

甜疮九十五

夫小儿甜疮①久不愈者，俗呼曰香疮是也。多于面部两耳前。有一法：令母口中嚼白米成膏子，临卧涂之，不过三、五上则愈矣。小儿并乳母皆忌鸡、猪、鱼、兔、酒、醋，动风发热之物。如治甜指亦可。

『注释』

①甜疮：指疗疮发于头面，疱破生脓，且多相染易者。

白秃疮九十六

夫小儿白秃疮①者，俗呼为鸡粪秃者是也。可用甜瓜蔓龙头，不以多少，河水浸之一宿，以沙锅熬取极苦汁，滤去瓜蔓，以文武慢火熬成如稀饧②状，盛于瓷器中。可先剃头，去尽疮痂，死血出尽，着河水洗净。却用熬下瓜蔓膏子一水盏，加半夏末二钱，生姜自然汁一两匙，狗胆一枚，同调，不过三、两上立可。大忌鸡、猪、鱼、兔，动风发热之物。

『注释』

①白秃疮：头部白癣之俗称，多因风邪袭入头皮腠理而结聚不散，或由接触传染而发。
②饧：同"糖"。

疟疾不愈九十七

夫疟疾连岁不愈者，可用咒果法治之。果者，谓桃、杏、枣、梨、栗是也。

咒曰：吾从东南来，路逢一池水，水里一条龙，九头十八尾，问伊食甚的，只吃疟病鬼。

上念一遍，吹在果子上，念七遍，吹七遍在上，令病人于五更鸡犬不闻时，面东而立，食讫，于净室中安困。忌食瓜果、荤肉、热物。此法十治八、九，无药处可救人。

腰痛气刺九十八

夫一切男子妇人，或因咳嗽一声，或因悲哭啼泣，抬舁①重物，以致腰痛气刺不能转侧，及不能出气者，可用不卧散嚏之，汗出痛止。如不食，可用通经散、导水丸，泻十余行，泻讫，服乌金丸、和血丹，痛减则止矣。

『注释』

①舁（yú 鱼）：一起抬物。

赤瘤丹肿九十九

夫小儿有赤瘤丹肿，先用牛黄通膈丸泻之；后用阳起石扫傅，则丹毒自散。如未散，则可用铓针砭刺出血而愈矣。

疮疱瘾疹一百

夫小儿疮疱瘾疹，趺疮丹熛等疾，如遇火运胜时，不可便用升麻汤解之。升麻汤者，是辛温之剂，止可用辛凉之剂解之。太平之时，可用辛温之剂发散；后便可用凉膈加当归、白虎汤、化斑汤、玉露散煎服之，甚者，解毒汤、调胃承气汤投之。古人云：疮疡者，首尾俱不可下。此言误人久矣。岂不闻扬汤止沸，釜底抽薪。《内经》曰：五寅五申岁，多发此病。此病少阳相火之岁也。少阳客气胜，丹熛、疮疱、瘾疹之疾生矣。又《内经》曰：诸痛痒疮疡，皆属于心火。由是言之，皆明心生，不可用辛温之剂发散，以致热势转增，渐成脏毒下血，咬牙搐搦，为大热之症明矣。如白虎东加人参、凉膈加桔梗、当归，不论秋冬，但有疮疱之症，便可用之。亦且疮、疱、瘾、疹、丹熛、跗^①疮者，是天之一气以伤人也。且如疮疱瘾疹以少为吉，以稠为凶。稀少者，不服药而自愈；稠密者，以寒凉药舍死而治之，十痊其一、二。敝家^②亲眷相知，信服此药，获效多矣。

『 注释 』

①跗：脚背。
②敝家：衰落穷困的家庭。

卷　六

风　形

因惊风搐一

新寨马叟，年五十九，因秋欠税，官杖六十，得惊气，成风搐已三年矣。病大发则手足颤掉，不能持物，食则令人代哺，口目张睒[1]，唇舌嚼烂，抖擞之状，如线引傀儡。每发市人皆聚观。夜卧发热，衣被尽去，遍身燥痒，中热而反外寒。久欲自尽，手不能绳，倾产求医，至破其家，而病益坚。叟之子，邑中旧小吏也，以父母病讯戴人。戴人曰：此病甚易治。若隆暑时，不过一涌，再涌夺则愈矣。今已秋寒可三之；如未，更刺腧穴必愈。先以通圣散汗之，继服涌剂，则痰一二升，至晚又下五七行，其疾小愈。待五日，再一涌，出痰三四升，如鸡黄成块，状如汤热。叟以手颤不能自探，妻与代探，咽嗌肿伤，昏愦如醉，约一二时许稍稍省。又下数行，立觉足轻，颤减，热亦不作足，亦能步，手能巾栉，自持匙箸。未至三涌，病去如濯。病后但觉极寒。戴人曰：当以食补之，久则自退。盖大疾之去，卫气未复，故宜以散风导气之药，切不可以热剂温之，恐反成他病也。

『注释』

①口目张睒（shǎn 陕）：口和眼睛很快地张开与闭合。睒，速视貌。此处指眨眼。

『按语』

患者因情志刺激患惊气风搐三年，肝火灼津，产生痰浊，痰浊阻滞经脉，筋脉失养而致手足颤掉诸惊风之症。故张氏涌剂化湿除痰而愈。

风搐反张二

吕君玉之妻，年三十余，病风搐目眩，角弓反张，数日不食。诸医皆作惊风、暗风①、风痫治之，以天南星、雄黄、天麻、乌、附用之，殊无少效。戴人曰：诸风掉眩，皆属肝木。曲直动摇，风之用也。阳主动，阴主静。由火盛制金，金衰不能平木，肝木茂而自病。先涌风痰二三升，次以寒剂下十余行，又以铒针刺百会穴，出血二杯，愈。

『注释』

①暗风：指中风轻证。

『按语』

张氏先以诸风掉眩，皆属肝木为依据指出患者病在肝风，是由肝木过旺，郁而化火，火邪壅滞经络所致。以木火刑金之五行乘侮规律为依据把治疗重点放在肺金，涌痰扶金而病愈。

飧 泄 三

赵明之，米谷不消，腹作雷鸣，自五月至六月不愈。诸医以为脾受大寒，故并与圣散子、豆蔻丸，虽止一、二日，药力尽而复作。诸医不知药之非，反责明之不忌口。戴人至而笑曰：春伤于风，夏必飧泄。飧泄者，米谷不化，而直过下出也。又曰：米谷不化，热气在下，久风入中。中者，脾胃也。风属甲乙，脾胃属戊己，甲乙能克戊己，肠中有风故鸣。《经》曰：岁木太过，风气流行，脾土受邪，民病飧泄。诊其两手脉，皆浮数，为病在表也，可汗之。直断曰：风随汗出。以火二盆，暗置床之下，不令病人见火，恐增其热。绐之入室，使服涌剂，以麻黄投之，乃闭其户，从外锁之，汗出如洗。待一时许开户，减火一半，须臾汗止，泄亦止。

『按语』

世医对于完谷不化之飧泄多从中焦虚寒论治。张氏诊其脉见浮数，认为其病在表，以麻黄投之，使风从汗解，飧泄遂止。病在里，从表治，以汗止泻，给人以深刻启示。

因风鼻塞四

常仲明，常于炎暑时风快处，披露肌肤以求爽，为风所贼①，三日鼻窒，虽坐于暖处少通，终不大解。戴人使服通圣散，入生姜、葱根、豆豉，同煎三两服，大发汗，鼻立通矣。

『注释』

①贼：侵袭，伤害。

『按语』

张氏用汗法治疗鼻塞，"大发汗，鼻立通矣"。感受风寒，肺气失宣，鼻窍不利，则为鼻塞，故以汗法宣肺通窍可治鼻塞。

风 痰 五

常仲明之子，自四岁得风痰疾，至十五岁转甚，每月发一两次。发必头痛，痛则击数百拳，出黄绿涎一两盏方已。比年①发益频，目见黑花，发作，昏不知人，三四日方省。诸医皆用南星、半夏化痰之药，终无一效。偶遇戴人于滍水之南乡，戴人以双解散发汗，次以苦剂吐痰，病去八九，续以分剂平调，自春至秋，如此数次，方获全瘥。

『注释』

①比年：近年来。比，近来。

『按语』

风痰乃因宿痰感受风邪而发，诸医以化痰之药治之无效。张氏标本兼顾，先以发汗之法去风邪，再予涌吐之剂以攻顽痰，十余年风痰得获全瘥。

癫 六

朱葛解家病癫疾，求治于戴人。戴人辞之：待五、六月间，可治之时也。今春初尚寒，未可服药，我已具行装至宛丘，待五、六月制药。朱解家以为托辞。后戴人果以六月间到朱葛，乃具大蒜、浮萍等药，使人召解家曰：药已成矣，可来就治。解为他药所惑，竟不至。戴人曰：向日我非托也，以春寒未可发汗，暑月易发汗。《内经》论治癫疾，自目眉毛再生，针同发汗也。但无药者，用针一汗，可抵千针。故高供奉采萍歌曰：不居山兮不在岸，采我之时七月半；选甚瘫风与痪风，些小微风都不算①；豆淋酒内下三丸，铁幞头②上也出汗。噫，文士相轻，医氏相疾。文士不过自损，医氏至于害人。其解家之谓与！

阳夏张主簿，病癫十余年，眉须皆落，皮肤皱涩如树皮。戴人断之曰：是有汗者可治之。当大发汗，其汗出当臭，其涎当腥。乃置燠室中，遍塞风隙，以三圣散吐之。汗出周身，如卧水中。其汗果粘臭不可闻，痰皆腥如鱼涎，两足心微有汗。次以舟车丸、浚川散，大下五七行，如此数次乃瘳。

『注释』

①算：计划，筹谋。
②幞（fú浮）头：古代男子的头巾。此处指头盔。

手足风裂七

阳夏胡家妇，手足风裂，其两目昏漫。戴人曰：厥阴所至为㿗①。又曰：鸣紊启坼②，皆风之用。风属木，木郁者达之。达为吐也。先令涌之，继以调胃承气汤加当归泻之，立效。

『注释』

①㿗（wèn汶）：器物上的裂痕。此处指干燥而开裂。
②鸣紊启坼（chè彻）：树上的枝条发出声音，地上事物开始萌动。启，开始；坼，分裂、裂开。此处指植物萌芽，破土而出。

胃 脘 痛 八

一将军病心痛不可忍。戴人曰：此非心痛也，乃胃脘当心痛也。《内经》曰：岁木太过，风气流行，民病胃脘当心而痛。乃与神祐丸一百余粒，病不减。或问曰：此胃脘有寒，宜温补。将军素知戴人明了，复求药于戴人。戴人复与神祐丸二百余粒，作一服，大下六七行，立愈矣。

搐 搦 九

黄如村一叟，两手搐搦，状如拽锯，冬月不能覆被。适戴人之①舞阳，道经黄如，不及用药，针其两手大指后中注②穴上。戴人曰：自肘已上皆无病，惟两手搐搦，左氏所谓风淫末疾者，此也。或刺后溪，手太阳穴也。屈小指握纹尽处是穴也。

『注释』

①之：到……去。
②中注：此穴不在大指之后，疑为"中渚"之误。

面 肿 风 十

南乡陈君俞，将赴秋试，头项遍肿连一目，状若半壶，其脉洪大。戴人出视《内经》：面肿者风。此风乘阳明经也，阳明气血俱多。风肿宜汗，乃与通圣散，入生姜、葱根、豆豉，同煎一大盏，服之，微汗；次日以草茎鼻中，大出血，立消。

惊 风 十 一

戴人常曰：小儿风热惊搐，乃常病也。当搐时，切戒把捉手足，握持太急，必半身不遂也。气血遍①胜，必痹其一臂，渐成细瘦，至老难治。当其搐时，置一竹簟②，铺之凉地，使小儿寝其上，待其搐，风力行遍经络，茂极自止，不至伤人。

『注释』

①遍：疑为"偏"之讹。
②簟（diàn 殿）：竹席。

风 温 十 二

阳夏贺义夫，病伤寒，当三日以里，医者下之而成结胸，求戴人治之。戴人曰：本风温证也，不可下，又下之太早，故发黄结胸。此已有瘀血在胸中，欲再下之，恐已虚，惟一涌可愈，但出血勿惊。以茶调瓜蒂散吐之，血数升，而衄且噎逆。乃以巾卷小针，而使枕其刃，不数日平复。

风 水 十 三

张小一，初病疥，爬搔，变而成肿，喘不能食。戴人断为风水。水得风而暴肿，故遍身皆肿。先令浴之，乘腠理开发，就燠室中用酸苦之剂，加全蝎一枚，吐之。节次用药末至三钱许，出痰约数升，汗随涌出，肿去八九。分隔一日，临卧，向一更来，又下神祐丸七十余粒，三次咽之。至夜半，动一行，又续下水煮桃红丸六十丸，以麝香汤下，又利三四行。后二三日，再以舟车丸、通经散及白术散以调之，愈。

又，曹典吏妻，产后忧恚①抱气，浑身肿，绕阴器皆肿，大小便如常，其脉浮而大，此风水肿也。先以畜水撩②其痰，以火助之发汗；次以舟车丸、浚川散泻数行。后四五日，方用苦剂，涌讫，用舟车丸、通经散，过十余行。又六日，舟车、浚川复下之。末后用水煮桃红丸，四十余丸，不一月如故。前后涌者二，泻凡四，通约百余行。当时议者，以为倒布袋法耳，病再来，则必死。世俗只见尘中货药者，用银粉、巴豆，塌肿者暂去，复来必死，以为惊俗。岂知此法，乃《内经》治郁之玄。

兼此药皆小毒，其毒之药，岂有反害者哉！但愈后忌慎房室等事，况风水不同从水，无复来之理。

『注释』

①恚（huì 惠）：恨、怒。
②撩：丢去。此处指剔除。

小儿风水十四

郾水营兵，秋家小儿，病风水，诸医用银粉、粉霜之药，小溲反涩，饮食不进，头肿如腹，四肢皆满，状若水晶。家人以为勉强，求治于戴人。戴人曰：此证不与壮年同，壮年病水者，或因留饮及房室。此小儿才七岁，乃风水证也，宜出汗。乃置燠室，以屏帐遍遮之，不令见火。若内火见外火，必昏愦也。使大服胃风汤而浴之。浴讫，以布单重覆之，凡三五重，其汗如水，肿乃减五分。隔一二日，乃依前法治之。汗出，肿减七分，乃二汗而全减。尚未能食，以槟榔丸调之，儿已喜笑如常日矣。

肾 风 十 五

桑惠民病风，面黑色，畏风不敢出，爬搔不已，眉毛脱落作癞，医三年。一日，戴人到棠溪，来求治于戴人。戴人曰：非癞也。乃出《素问·风论》曰：肾风之状，多汗恶风，脊痛不能正立，其色炲，面庞然浮肿。今公之病，肾风也。宜先刺其面，大出血。其血当如墨色，三刺血变色矣。于是下针，自额上下钤针，直至颅顶皆出血，果如墨色。偏肿处皆针之，惟不针目锐眦外两旁，盖少阳经，此少血多气也。隔日又针之，血色乃紫。二日外又刺，其血色变赤。初针时痒，再刺则额觉痛，三刺其痛不可任，盖邪退而然也。待二十余日，又轻刺一遍，方已。每刺必以冰水洗其面血，十日黑色退，一月面稍赤，三月乃红白。但不服除根下热之药，病再作。戴人在东方，无能治者。

『按语』

张氏以铍针刺血之法大胆施治，一个月内四次刺血以治其标，并嘱当继服清热泻火药物以治其本。

劳 风 十 六

戴人见一男子，目下肿如卧蚕状。戴人曰：目之下，阴也，水亦阴也。肾以为水之主，其肿至于目下故也。此由房室交接之时，劳汗遇风，风入皮腠，得寒则闭，风不能出，与水俱行，故病如是。不禁房则死。

中 风 十 七

高评事①中风稍缓，张令涌之，后服铁弹丸，在《普济》加减方中。或问张曰：君常笑人中风，服铁弹丸，今以用之，何也？张曰：此收后之药也，今人用之于大势方来之时，正犹蚍蜉撼大树，不识次第故也。

『注释』

①评事：官名。

暑 形

中 暑 十 八

小郑，年十五，田中中暑，头痛，困卧不起。戴人以双解散汗之，又以米醋汤投之，未解。薄晚，又以三花神祐丸大下之，遂愈。

又，张叟年七十一，夏月田中，因饥困伤暑，食饮不进，时时呕吐，口中常流痰水，腹胁作痛。医者概用平胃散、理中丸、导气丸，不效，又加针灸。皆云胃冷，乃问戴人，戴人曰：痰属胃，胃热不收，故流痰水。以公年高，不敢上涌，乃使一箸探之，不药而吐之痰涎一升。次用黄连清心散、导饮丸、玉露散以调之。饮食加进，惟大便秘，以生姜、大枣煎调胃承气汤一两，夺之遂愈。

痃疟 十九

故息城一男子病疟，求治于戴人。诊两手脉，皆沉伏而有力，内有积也，此是肥气。病者曰：左胁下有肥气，肠中作痛，积亦痛，形如覆杯，间发止，今已三年，祈禳避匿^①，无所不至，终不能疗。戴人曰：此痃疟也。以三花神祐丸五七十丸，以冷水送过五六行。次以冷水止之，冷主收敛故也。湿水既尽一二日，煎白虎汤，作顿啜之，疟犹不愈，候五六日，吐之以常山散，去冷痰涎水六七次，若翻浆。次以柴胡汤和之，间用妙功丸磨之，疟悉除。

『注释』

①祈禳避匿：祈祷祭告和躲避隐藏。

火　形

马刀二十

襄陵马国卿，病左乳下二胁间期门穴中发痈，坚而不溃，痛不可忍。医疡者皆曰乳痈，或曰红系漏，或曰蠡心疮。使服内托散百日，又服五香连翘汤数月，皆无验。国卿伛偻而来，求治于戴人。遇诸市，戴人见之曰：此马刀痈也。足少阳胆经之病，出《灵枢》十二经以示之，其状如马刀，故曰马刀，坚而不溃。乃邀之于食肆中，使食水浸汤饼。国卿曰：稍觉缓。次日，先以沧盐上涌，又以凉剂涤去热势，约数十行，肿已散矣。

又，朱葛黄家妾，左胁病马刀痈，憎寒发痛，已四五日矣。戴人适避暑于寺中，来乞药，戴人曰：此足少阳胆经病也。少血多气，坚而不溃，不可急攻。当以苦剂涌之，以五香连翘汤托之。既而痛止，然痛根未散。有一盗医过，见之曰：我有妙药，可溃而为脓，不知此，何时而愈？既紙^①毒药，痛不可忍，外寒内热，呕吐不止，大便黑色，食饮不下，号呼闷乱，几至于死。诸姑惶惧，夜投戴人。戴人曰：当寻原医者，余不能治。其主母亦来告，至于再三。戴人曰：胁间皮薄肉浅，当可轻用毒药！复令洗去，以凉剂下之，痛立止，肿亦消也。

『注释』

①紝（rèn 任）：同"纴"，穿，引。

项疮二十一

戴人在西华，寄于夏官人宅。忽项上病一疮，状如白头，疮肿根红硬，以其微小，不虑也。忽遇一故人见邀，以羊羔酒饮，鸡、鱼、醢①、蒜皆在焉。戴人以其故旧不能辞，又忘其禁忌。是夜疮疼痛不可忍，项肿及头，口发狂言，因见鬼神。夏君甚惧，欲报其家。戴人笑曰：请无虑，来日当平。乃以酒调通经散六、钱，下舟车丸百余粒，次日热面羹投之。上涌下泄，一时齐作，合去半盆。明日日中，疮肿已平。一二日，肿消而愈。夏君见，大奇之。

『注释』

①醢（hǎi 海）：肉酱。

代指①痛二十二

麻先生妻病代指痛，不可忍。酒调通经散一钱，半夜先吐，吐毕而痛减。余因叹曰：向见陈五曾病此，医以为小虫伤，或以草上有毒物，手因触之。迁延数月，脓尽方已。以今日观之，可以大笑。

『注释』

①代指：爪甲旁化脓之病，今称甲沟炎。

瘰疬二十三

一妇人病瘰疬，延及胸臆，皆成大疮，相连无好皮肉，求戴人疗之。戴人曰：火淫所胜，治以咸寒。命以沧盐吐之，一吐而着痂，次用凉膈散、解毒汤等剂，皮肉乃复如初。

咽喉肿塞二十四

一妇人病咽喉肿塞，浆粥不下，数日肿不退。药既难下，针亦无功。戴人以当归、荆芥、甘草煎，使热漱之，以冷水拔其两手。不及五、六日，痛减肿消，饮食如故。咽喉之病甚急，不可妄用针药。

舌肿二十五

南邻朱老翁，年六十余岁，身热数日不已，舌根肿起，和舌尖亦肿，肿至满口，比元舌大二倍。一外科以燔针刺其舌两旁下廉泉穴，病势转凶，将至颠巘①。戴人曰：血实者宜决之。以铍针磨令锋极尖，轻砭之，日砭八、九次，血出约一二盏，如此者三次，渐而血少痛减肿消。夫舌者，心之外候也。心主血，故血出则愈。又曰：诸痛痒疮疡，皆属心火。燔针、艾火，是何义也？

『注释』

①颠巘（xī 吸）：最高峰，最险要。比喻病情极度危险。

『按语』

舌为心之苗窍，舌肿系情志郁结，心火暴至。张氏据"血实者宜决之"用刺法去血以愈舌肿。

腰胯痛二十六

戴人女僮，冬间自途来，面赤如火，至沘阳，病腰胯大痛，里急后重，痛则见鬼神。戴人曰：此少阳经也，在身则为相火。使服舟车丸、通经散，泻至数盆，病犹未瘥，人皆怪之，以为有祟。戴人大怒曰：驴鬼也！复令调胃承气汤二两，加牵牛头末一两，同煎服之，大下数十行，约一二缸，方舍其杖策。但发渴。戴人恣其饮水、西瓜、梨、柿等。戴人曰：凡治火，莫如冰水，天地之至阴也。约饮水一二桶，犹觉微痛。戴人乃刺其阳陵穴，以伸其滞，足少阳胆经之穴也。自是方宁。女僮自言：此病每一岁须泻至五七次，今年不曾泻，故如是也。常仲明悟其言，以身有湿病，故一岁亦泻十余行，病始已。此可与智者言，难与愚者论也。

『按语』

本案女童为少阳相火炽盛所致腰胯痛，张氏以活血利水、攻下逐水之法治愈。

狂二十七

一叟年六十，值徭役①烦扰，而暴发狂，口鼻觉如虫行，两手爬搔，数年不已。

戴人诊其两手脉，皆洪大如緪②绳。断之曰：口为飞门，胃为贲门。曰：口者，胃之上源也；鼻者，足阳明经起于鼻交頞之中，旁纳太阳，下循鼻柱，交人中，环唇下，交承浆，故其病如是。夫徭役烦扰，便属火化。火乘阳明经，故发狂。故《经》言：阳明之病，登高而歌，弃衣而走，骂詈不避亲疏。又况肝主谋，胆主决，徭役迫邃，则财不能支，则肝屡谋而胆屡不能决。屈无所伸，怒无所泄，心火磐礴，遂乘阳明金。然胃本属土，而肝属木，胆属相火，火随木气而入胃，故暴发狂。乃命置燠室中，涌而汗出，如此三次，《内经》曰：木郁则达之，火郁则发之，良谓此也。又以调胃承气汤半斤，用水五升，煎半沸，分作三服，大下二十行，血水与瘀血相杂而下数升，取之乃康。以通圣散调其后矣。

『注释』

①徭役：被强制所承担的无偿劳动。
②緪（gēng更）：紧、急。

『按语』

狂证多因七情郁结，五志化火，痰蒙心窍所致，治宜涤痰开窍，泻火攻积。然张氏对数年不愈的患者以三涌汗出之后，又令泻下血水与瘀血治愈。

痰厥二十八

一夫病痰厥不知人，牙关紧急，诸药不能下，候死而已。戴人见之，问侍病者：口中曾有涎否？曰：有。戴人先以防风、藜芦煎汤，调瓜蒂末灌之，口中不能下，乃取长蛤甲磨去刃，以纸裹其尖，灌于右鼻窍中，咽然下咽有声，后灌其左窍亦然。戴人曰：可治矣。良久涎不出。遂以砒石一钱，又投之鼻中。忽偃然仰面，似觉有痛，斯须吐哕，吐胶涎数升，颇腥。砒石寻常勿用，以其病大，非如此莫能动。然无瓜蒂，亦不可便用，宜消息之。大凡中风涎塞，往往只断为风，专求风药，灵宝、至宝、误人多矣。刘河间治风，舍风不论，先论二火，故令将此法实于火形中。

滑泄干呕二十九

麻先生妻，当七月间，病脏腑滑泄。以去湿降火之药治之，少愈。后腹胀及乳痛，状如吹乳，头重壮热，面如渥丹①，寒热往来，嗌干呕逆，胸胁痛，不能转侧，耳鸣，食不可下，又复泻。余欲泻其火，脏腑已滑数日矣；欲以温剂止利，又禁上焦已热，实不得其法。使人就诸葛寺，礼请戴人。比及戴人至，因检刘河间方，惟益元散正对此证，能降火解表，止渴利小溲，定利安神。以青黛、薄荷末，调二升，置之枕右，使作数次服之。夜半遍身出冷汗如洗。元觉足冷如冰，至此足大暖，头顿轻，肌凉痛减，呕定利止。及戴人至，余告之已解。戴人曰：益元固宜。此是少阳证也，能使人寒热遍剧，他经纵有寒热，亦不至甚，既热而有痢，不欲再下，何不以黄连解毒汤服之？乃令诊脉。戴人曰：娘子病来，心常欲痛哭为快否？妇曰：欲如此，余亦不知所谓。戴人曰：少阳相火，凌烁肺金，金受屈制，无所投告。肺主悲，但欲痛哭而为快也。麻先生曰：余家诸亲，无不敬服。脉初洪数有力，自服益元散后已半，又闻戴人之言，使以当归、芍药，以解毒汤中味数服之，大瘥矣。

『注释』

①渥丹：赤丹，形容颜色红赤。

笑不止三十

戴人路经古亳，逢一妇，病喜笑不止，已半年矣。众医治者，皆无药术矣。求治于戴人，戴人曰：此易治也。以沧盐成块者二两余，用火烧令通赤，放冷研细，以河水一大碗，同煎至三五沸，放温分三次啜之。以钗探于咽中，吐出热痰五升。次服大剂黄连解毒汤是也。不数日而笑定矣。《内经》曰：神有余者，笑不休。此所谓神者，心火是也。火得风而成焰，故笑之象也。五行之中，惟火有笑矣。

『按语』

心属火，笑为心所主。神有余者，则笑不止，治当清心泻火。本案患者病笑不休，众医无术，而张氏以吐法令患者涌出热痰，使火息神定，大笑遂止。

膈食中满三十一

遂平李官人妻，病咽中如物塞，食不下，中满，他医治之不效。戴人诊其脉曰：此痰膈也。《内经》曰：三阳结为膈。王启玄又曰格阳，云阳盛之极，故食格拒而不入。先以通经散越其一半，后以舟车丸下之，凡三次，食已下。又以瓜蒂散再越之，健啖如昔日矣。

目盲三十二

戴人女僮至西华，目忽暴盲不见物。戴人曰：此相火也。太阳阳明，气血俱盛。乃刺其鼻中、攒竹穴与顶前五穴，大出血，目立明。

『按语』

肝开窍于目，女童暴盲乃肝火上炎所致。故张氏刺血以达清肝泻火明目之效。

小儿悲哭不止三十三

夫小儿悲哭，弥日①不休，两手脉弦而紧。戴人曰：心火甚而乘肺，肺不受其屈，故哭。肺主悲，王太仆云：心烁则痛甚，故烁甚悲亦甚。今浴以温汤，渍形以为汗也。肺主皮毛，汗出则肺热散矣。浴止而啼亦止。仍命服凉膈散加当归、桔梗，以竹叶、生姜、朴硝同煎服，泻膈中之邪热。

『注释』

①弥日：整天。

小儿手足搐搦三十四

李氏一小儿，病手足搐搦，以示戴人。戴人曰：心火胜也，勿持捉其手，当从搐搦。此由乳母保抱太极所致。乃令扫净地以水洒之，干，令复洒之，令极湿。偃卧儿于地上，良久，浑身转侧，泥涴①皆满，仍以水洗之，少顷而瘥矣。

『注释』

①涴（wò 渥）：污染，玷污。

目赤三十五

李民范，目常赤。至戊子年火运，君火司天。其年病目者，往往暴盲，运火炎烈故也。民范是年目大发，遂遇戴人，以瓜蒂散涌之，赤立消。不数日，又大发。其病之来也，先以左目内眦，赤发牵睛，状如铺麻，左之右。次锐眦发，亦左之右，赤贯瞳子，再涌之又退。凡五次，交亦五次，皆涌。又刺其手中出血，及头上鼻中皆出血，上下中外皆夺，方能战退。然不敢观书及见日。张云：当候秋凉再攻则愈。火方旺而在皮肤，虽攻其里无益也。秋凉则热渐入里，方可擒也。惟宜暗处闭目，以养其神水。暗与静属水，明与动属火，所以不宜见日也。盖民范因初愈后，曾冒暑出门，故痛连发不愈。如此涌泄之后，不可常攻，使服黍粘子以退翳，方在《别集》中矣。

热　形

沙石淋三十六

　　酒监房善良之子，年十三，病沙石淋，已九年矣。初因疮疹余毒不出，作便血。或告之，令服太白散。稍止后，又因积热未退，变成淋闭。每发则见鬼神，号则惊邻。适戴人客邓墙寺，以此病请。戴人曰：诸医作肾与小肠病者，非也。《灵枢》言：足厥阴肝之经，病遗溺闭癃。闭为小溲不行，癃为淋沥也。此乙木之病，非小肠与肾也。木为所抑，火来乘之，故热在脬中。下焦为之约，结成沙石，如汤瓶煎炼日久，熬成汤碱。今夫羊豕之脬，吹气令满，常不能透，岂真有沙石而能漏者邪？以此知前人所说，服五石丸散而致者，恐未尽然。《内经》曰：木郁则达之。先以瓜蒂散越之，次以八正散加汤碱等分顿啜之，其沙石自化而下。

　　又，屈村张氏小儿，年十四岁，病约一年半矣。得之麦秋，发则小肠大痛，至握其峻[①]，跳跃旋转，号呼不已，小溲数日不能下，下则成沙石。大便秘涩，肛门脱出一、二寸，诸医莫能治。闻戴人在朱葛寺避暑，乃负其子而哀请戴人。戴人曰：今日治，今日效。时日在辰巳间矣。以调胃承气仅一两，加牵牛头末三钱，汲河水煎之，令作三、五度咽之。又服苦末丸，如芥子许六十粒。日加晡，上涌下泄，一时齐出，有脓有血。涌泻既觉定，令饮新汲水一大盏，小溲已利一二次矣。是夜凡饮新水二、三十遍，病去九分，止哭一次。明日困卧如醉，自晨至暮，猛然起走索食，与母歌笑自得，顿释所苦。继与太白散、八正散等调一日大瘥。恐暑天失所养，留五日而归。戴人曰：此下焦约也。不吐不下，则下焦何以开？不令饮水，则小溲何以利？大抵源清则流清者是也。

　　又，柏亭刘十三之子，年六岁，病沙石淋。戴人以苦剂三涌之，以益肾散三下之，立愈。

『注释』

①峻（zuī 罪一声）：同"脧"，男孩生殖器。

『按语』

张氏认为沙石淋形成是因"木为所抑，火来乘之"，故以瓜蒂散越之，即"木郁则达之"，吐能条达。屈村张氏小儿腰腹绞痛难忍，小便不下是典型的尿路结石。治以通腑利尿，通其不通，使邪热从二便分消。

膏淋三十七

鹿邑一阀阅家[1]，有子二十三岁，病膏淋三年矣。乡中医不能治，往京师遍访，多作虚损，补以温燥，灼以针艾，无少减。闻戴人侨居濉东，见戴人，曰：惑蛊之疾也，亦曰白淫。实由少腹冤热，非虚也。可以涌以泄。其人以时暑，惮其法峻，不决者三日。浮屠一僧曰：予以有暑病，近觉头痛。戴人曰：亦可涌，愿与君同之，毋畏也。于是涌痰三升，色如黑矾汁，内有死血并黄绿水。又泻积秽数行，寻觉病去。方其来时，面无人色，及治毕，次日面如醉。戴人虑其暑月路远，又处数方，使归以自备云。

『注释』

①阀阅家：官宦之家。

『按语』

膏淋可根据病人的表现分虚实论治。"往京师遍访，多作虚损，补以温燥"，病未减，张氏坚持涌泄治法，使病人病愈。

二阳病三十八

常仲明病寒热往来，时咳一、二声，面黄无力，懒思饮食，夜多寝汗，日渐变削，诸医作虚损治之，用二十四味烧肝散、鹿茸、牛膝，补养二年，口中痰出，下部转虚。戴人断之曰：上实也。先以涌剂吐痰二、三升，次以柴胡饮子，降火益水，不月余复旧。此症名何？乃《内经》中曰二阳[1]病也。二阳之病发心脾，不得隐曲。心受之，则血不流，故女子不月；脾受之，则味不化，故男子少精，此二证名异而实同。仲明之病，味不化也。

『注释』

①二阳：此处指足阳明胃经和手阳明大肠经。

小儿面上赤肿三十九

黄氏小儿，面赤肿，两目不开。戴人以钅非针刺轻砭之，除两目尖外，乱刺数十针，出血三次及①愈。此法人多不肯从，必欲治病，不可谨护。

『注释』

①及：疑为"乃"之讹。

『按语』

心主血脉，其华在面。面赤肿多系邪热郁结而致，故以针刺其出血乃愈。

头热痛四十

丹霞僧，病头痛，常居暗室，不敢见明。其头热痛，以布圈其头上，置冰于其中，日易数次，热不能已。诸医莫识其证，求见戴人。戴人曰：此三阳蓄热故也。乃置炭火于暖室中，出汗涌吐，三法并行，七日方愈。僧顾从者曰：此神仙手也。

劳嗽四十一

驼口镇一男子，年二十余岁，病劳嗽数年，其声欲出不出。戴人问曰：曾服药否？其人曰：家贫，未尝服药。戴人曰：年壮不妄服药者易治。先以苦剂涌之，次以舟车、浚川大下之，更服重剂，果瘥。

一田夫，病劳嗽，一涌一泄，已减大半。次服人参补肺汤，临卧更服槟榔丸以进食。

又，东门高三郎，病嗽一年半，耳鸣三月矣。嗽脓血，面多黑点，身表俱热，喉中不能发声。戴人曰：嗽之源，心火之胜也。秋伤于湿，冬生咳嗽。冬水既旺，水湿相接，隔绝于心火，火不下降，反而炎上，肺金被烁，发而为嗽。金煅既久，声反不发。医者补肺肾，皆非也。戴人令先备西瓜、冰雪等物，其次用涌泄之法，又服去湿之药，病日已矣。

『按语』

张氏以吐泻法治痰涎壅盛之劳嗽，邪去正伤再补其虚。高三郎一案为痰热蕴肺，热伤血络，瘀腐成脓。先以凉物退其热，后用吐泻之法以去其痰瘀浊邪。

劳嗽咯血四十二

澺阳刘氏一男子，年二十余岁，病劳嗽咯血吐唾，粘臭不可闻。秋冬少缓，春夏则甚，寒热往来，日晡发作，状如痨疟，寝汗如水。累服麻黄根、败蒲扇止汗，汗自若[①]也。又服宁神散、宁肺散止嗽，嗽自若也。戴人先以独圣散涌其痰，状如鸡黄，汗随涌出，昏愦三日不省。时时饮以凉水，精神稍开，饮食加进。又与人参半夏丸、桂苓甘露散服之，不经数日乃愈。

『注释』

①自若：仍然如此。

『按语』

刘氏病劳嗽咯血，盗汗如水。故张氏先予止汗，再服宁神散、宁肺散以敛阴护阳，止嗽化痰，后以独圣散吐其痰，又予人参半夏丸、桂苓甘露散服之，调理而愈。

吐血四十三

岳八郎，常日嗜酒，偶大饮醉，吐血近一年，身黄如橘，昏愦发作，数日不省，浆粥不下，强直如厥，两手脉皆沉细。戴人视之曰：脉沉细者，病在里也，中有积聚。用舟车丸百余粒，浚川散五、六钱，大下十余行，状如葵菜汁，中燥粪，气秽异常。忽开两目，伸挽问左右曰：我缘何至此？左右曰：你吐血后数日不省，得戴人治之乃醒。自是五、六日必以泻，凡四、五次，其血方止，但时咳一、二声，潮热未退。以凉膈散加桔梗、当归各称二两，水一大盂，加老竹叶，入蜜少许，同煎去滓，时时呷之，间与人参白虎汤，不一月复故。

呕血四十四

棠溪李民范，初病嗽血。戴人以调胃汤一两，加当归使服之，不动。再以舟车丸五、六十粒，过三、四行，又呕血一碗。若庸工则必疑。不再宿，又与舟车丸百余粒，通经散三、四钱，大下之，过十余行，已愈过半。仍以黄连解毒汤，加当归煎服之，次以草茎鼻中出血半升。临晚，又用益肾散，利数行乃愈。

因药燥热四十五

高烁巡检之子八岁，病热。医者皆为伤冷，治之以热药攻矣。欲饮冰水，禁而不与。内水涸竭，烦躁转生，前后皆闭，口鼻俱干，寒热往来，嗽咳时作，遍身无汗，又欲灸之，适遇戴人。戴人责其母曰：重裀①厚被，暖炕红炉，儿已不胜其热矣，尚可灸乎！其母谢以不明。戴人令先服人参柴胡饮子，连进数服，下烂鱼肠之类，臭气异常。渴欲饮水，听其所欲，冰雪凉水，连进数杯。节次又下三四十行，大热方去。又与牛黄通膈丸，复下十余行，儿方大痊。前后约五十余行，略无所困，冰雪水饮至一斛，向灸之，当何如哉？

『注释』

①裀（yīn 音）：夹衣、褥子。

肺痈四十六

武阳仇天祥之子，病发寒热，诸医作骨蒸劳治之，半年病愈甚。以礼来聘戴人，戴人往视之。诊其两手脉，尺寸皆潮于关，关脉独大。戴人曰：痈象也。问其乳媪：曾有痛处否？乳媪曰：无。戴人令儿去衣，举其两手，观其两胁下，右胁稍高。戴人以手侧按之，儿移身乃避之，按其左胁则不避。戴人曰：此肺部有痈也，非肺痈也。若肺痈已吐脓矣。此不可动，止可以药托其里，以待自破。家人皆疑之，不以为然。服药三日，右胁有三点赤色。戴人连辞云：此儿之病，若早治者，谈笑可已，今已失之迟。然破之后，方验其死生矣。若脓黄赤白者生也，脓青黑者死也。遂辞而去，私告天祥之友李简之曰：数月之后，即此儿必有一症也。其症乃死矣，肺死于巳。至期而头眩不举，不数日而死也。其父曰：群医治之，断为骨蒸证，戴人独言其肺有痈也，心终疑之。及其死，家人辈以火焚其棺，既燃，天祥以杖破其胁下，果出青黑脓一碗。天祥仰天哭曰：诸医误杀吾儿矣！

瘘 四 十 七

宛丘营军校三人，皆病瘘，积年不瘥。腰已下肿痛不举，遍身疮赤，两目昏暗，唇干舌燥，求疗于戴人。戴人欲投泻剂，二人不从，为他医温补之药所惑，皆死。其同病有宋子玉者，俄省①曰：彼已热死，我其改之？敬邀戴人。戴人曰：公之疾，服热药久矣。先去其药邪，然后及病邪，可下三百行。子玉曰：敬从教。

先以舟车丸、浚川散，大下一盆许。明日减三分，两足旧不仁，是日觉痛痒。累至三百行始安。戴人曰：诸痿独取阳明。阳明者，胃与大肠也。此言不止谓针也，针与药同也。

『注释』

①俄省：顷刻省悟。

『按语』

　　三人中有两人不同意接受张氏的治法而死亡，只有宋子玉接受了张氏的治疗方法。张氏以舟车丸、浚川散取阳明以攻其实，并谓之"诸痿独取阳明"，"此言不止谓针也，针与药同也"。这是张氏对治痿证的独到见解。

口疮四十八

　　一男子，病口疮数年，上至口，中至咽嗌，下至胃脘，皆痛，不敢食热物。一涌一泄一汗，已去其九，次服黄连解毒汤，不十余日皆释。

『按语』

　　复发性口疮为临床较难治愈的疾病，多由心脾积热、肺胃积热、虚火上冲所致。本案属于较为严重的脾胃积热证，张氏汗吐下法齐用而治愈。

虚劳四十九

　　西华束茂之，病虚劳，寝汗，面有青黄色，自膝以下，冷痛无汗，腹中燥热。医以姜、附补之，五晦朔①不令饮水，又禁梳头，作寒治之。请于戴人。戴人曰：子之病，不难愈，难于将护，恐愈后阴道转茂，子必不慎。束生曰：不敢。戴人先以舟车丸、浚川散，下五、七行。心火下降，觉渴，与冰水饮之，又令澡浴，数日间面红而泽。后以河水煮粥，温养脾胃。河水能利小溲。又以活血当归丸、人参柴胡散、五苓散、木香白术散调之，病大瘥，寝汗皆止，两足日暖，食进。戴人常曰：此本肺痹，当以凉剂。盖水之一物，在目为泪，在皮为汗，在下为小溲。谷多水少为常，无水可乎？若禁饮水必内竭，内竭则燥热生焉。人若不渴，与水亦不肯饮之矣。束生既愈，果忘其戒，病复作。戴人已去，乃殂。

『注释』

①晦朔：晦，阴历每月末一日。朔，阴历每月初一日。

心 痛 五 十

酒官杨仲臣，病心气痛。此人常好饮酒，初饮二、三杯，必奔走，跛懒两足，三、五十次，其酒稍散，方能复席。饮至前量，一醉必五、七次，至明呕青黄水，数日后变鱼腥臭，六、七日始安。戴人曰：宜涌。乃吐虫一条，赤黄色，长六、七寸，口目鼻皆全，两目膜瞒，状如蛇类，以盐淹干示人。

伤寒极热五十一

戴人之仆，常与邻人同病伤寒，俱至六、七日，下之不通，邻人已死。仆发热极，投于井中。捞出，以汲水贮之槛，使坐其中。适戴人游他方，家人偶记戴人治法，曰：伤寒三下不通，不可再攻，便当涌之。试服瓜蒂散，良久，吐胶涎三碗许，与宿食相杂在地，状如一帚，顿快。乃知世医杀人多矣。戴人之女僮，亦尝吐。一吏伤寒，吐讫，使服太白散、甘露散以调之。

失 笑 五 十 二

戴人之次子，自出妻①之后，日瘦，语如瓮中。此病在中也。常捻第三指失笑，此心火也。约半载，日饮冰雪，更服凉剂。戴人曰：恶雪则愈矣。其母惧其大寒。戴人骂曰：汝亲也，吾用药如鼓之应桴，尚恶凉药，宜乎世俗之谤我也。至七月，厌冰不饮，病日解矣。

『注释』

①出妻：离弃妻子。

赤 目 五 十 三

安喜赵君玉，目暴赤肿，点洗不退。偶思戴人语曰：凡病在上者皆宜吐。乃以茶调散涌之。一涌，赤肿消散。君玉叹曰：法之妙，其迅如此。乃知法不远，人自远法也。

目瞏五十四

清州王之一子，年十余岁，目赤多泪，众工无效。戴人见之曰：此儿病目瞏[1]，当得之母腹中被惊。其父曰：妊娠时，在临清被围。戴人令服瓜蒂散加郁金，上涌而下泄，各去涎沫数升。人皆笑之。其母亦曰：儿腹中无病，何吐泻如此？至明日，其目耀然爽明。李仲安见而惊曰：奇哉此法救人。其日又与头上出血，及眉上、鼻中皆出血。吐时，次用通经散二钱，舟车丸七十粒，自吐却少半。又以通经散一钱投之。明日，又以舟车丸三十粒投之，下十八行，病更不作矣。

『注释』

①目瞏（qióng 琼）：两目惊视的状态。

疱后呕吐五十五

河门刘光济之子，才二岁，病疱后呕吐发昏，用丁香、豆蔻之类不效。适麻先生寄其家，乃谓光济曰：余有小方无毒，人皆知之，公肯从乎？光济曰：先生之言，必中于理，何敢不从。麻先生曰：刘河间常言，凉膈散可治疮疱，张戴人用之如神。况《内经》言：少阳所至为呕涌。少阳者，相火也，非寒也。光济欣而从之。此日利二行。适王德秀自外入，闻其利之也，乃曰：疮疱首尾不可下。麻自悔其多言，业已服矣，姑待之。此至食时，下黄涎一合，日午问之，儿已索游于街矣。

热厥头痛五十六

彭吴张叟，年六十余岁，病热厥头痛，以其用涌药，时已一月间矣。加之以火，其人先利脏腑，年高身困，出门见日而仆，不知人。家人惊惶，欲揉，问之戴人，戴人曰：大不可扰。续与西瓜、凉水、蜜雪[1]，少顷而苏。盖病人年老涌泄，目脉易乱，身体内有炎火，外有太阳，是以自跌。若是扰之，便不救矣。惟安定神思，以凉水投之，待之以静。静便属水，自然无事。若他医必惑，足以知戴人之谙练。

『注释』

①蜜雪：用蜂蜜和雪水混合的饮品。

产前喘五十七

武安胡产祥之妻，临难月病喘。以凉膈散二两，四物汤二两，朴硝一两，分作二服，煎令冷服之。一服病减大半，次又服之，病痊效矣。产之后第六日，血迷①。又用凉膈散二两，四物汤三两，朴硝一两，都作一服，大下紫黑水，其人至今肥健。戴人常曰：孕妇有病当十月、九月内，朴硝无碍，八月者当忌之，七月却无妨，谓阳月也，十月者已成形矣。

『注释』

①血迷：指产后瘀血所致昏迷。

血崩五十八

孟官人母，年五十余岁，血崩一载，佥①用泽兰丸、黑神散、保安丸、白薇散补之，不效。戴人见之曰：天癸已尽，本不当下血。盖血得热而流散，非寒也。夫女子血崩，多因大悲哭。悲甚则肺叶布，心系为之悘，血不禁而下崩。《内经》曰：阴虚阳搏之为崩。阴脉不足，阳脉有余，数则内崩，血乃下流。举世以虚损治之，莫有知其非者，可服大剂。大剂者，黄连解毒汤是也。次以拣香附子二两炒，白芍二两焙，当归一两焙，三味同为细末，水调下，又服槟榔丸，不拘日而安。

『注释』

①佥（qiān谦）：皆，都。

『按语』

内火胁迫，阴虚阳搏为之崩。张氏以黄连解毒汤泻火凉血止血，后以香附子、白芍、当归调理而愈，正符合妇科崩漏之塞流、澄源、复旧大法。

妇人二阳病五十九

一妇月事不行，寒热往来，口干、颊赤、喜饮，旦暮闻咳一二声。诸医皆云经血不行，宜虻虫、水蛭、干漆、硇砂、芫青、红娘子、没药、血竭之类。惟戴人不然，曰：古方中虽有此法，奈病人服之，必脐腹发痛，饮食不进。乃命止药，饮食稍进。《内经》曰：二阳之病发心脾，心受之则血不流，故女子不月。既心受积热，宜抑火升水，流湿润燥，开胃进食。乃涌出痰一、二升，下泄水五、六行，湿水上下皆去，血气自行沸流，月事不为水湿所隔，自依期而至矣。亦不用虻虫、水蛭之类有毒之药。如用之，则月经纵来，小溲反闭，他证生矣。凡精血不足，当补之以食，大忌有毒之药，偏胜而成夭阏。

『按语』

二阳之病，病发心脾，心火脾土俱受影响，故水谷不化，血脉不流而月事不来。张氏认为"即心受积热，宜抑火升水，流湿润燥，开胃进食"，以涌痰泄水治之。水湿去，气血行，月事不为水湿所隔，自依期而至。

月闭寒热六十

一妇年三十四岁，经水不行，寒热往来，面色痿黄，唇焦颊赤，时咳三两声，向者所服之药，黑神散、乌金丸、四物汤、烧肝散、鳖甲散、建中汤、宁肺散，针艾百千，病转剧。家人意倦，不欲求治。戴人悯之，先涌痰五、六升。午前涌毕，午后食进，余证悉除。后三日，复轻涌之，又去痰一、二升，食益进。不数日，又下通经散，泻讫一、二升。后数日，去死皮数重，小者如麸片，大者如苇膜。不一月，经水行，神气大康矣。

『按语』

经闭，寒热往来，虽有面色痿黄、唇焦颊赤之象，正所谓"大实有羸状"。张氏不惑于假象，先涌痰以治标，后通经以治其本，不一月而愈。

恶寒实热六十一

一妇身冷脉微，食沸热粥饭，六月重衣，以狐帽蒙其首，犹觉寒，泄注不止。常服姜、附、硫黄燥热之剂，仅得平和，稍用寒凉，其病转增，三年不愈。戴人诊其两手脉，皆如絙绳有力，一息六七至。《脉诀》曰：六数七极热生多。以凉布搭心，次以新汲水淋其病处，妇乃叫杀人。不由病者令人持之，复以冷水淋其三、四十桶，大战汗出，昏困一、二日，而向之所恶皆除。此法华元化已曾用，世无知者。

遇寒手热六十二

常仲明之妻，每遇冬寒，两手热痛。戴人曰：四肢者，诸阳之本也，当夏时散越而不痛，及乎秋冬，收敛则痛。以三花神祐丸大下之，热遂去。

呕逆不食六十三

柏亭王论夫，本因丧子忧抑，不思饮食，医者不察，以为胃冷，血[①]燥之剂尽用之，病变呕逆而瘦，求治于戴人。一视，涌泄而愈。愈后忘其禁忌，病复作，大小便俱秘，脐腹撮痛，呕吐不食一日，大小便不通十有三日，复问戴人。戴人曰：令先食葵羹、菠薐菜、猪羊血，以润燥开结；次与导饮丸二百余粒，大下结粪；又令恣意饮冰水数升，继搜风丸、桂苓白术散以调之；食后服导饮丸三十余粒。不数日，前后皆通，药止呕定食进。此人临别，又留润肠丸，以防复结；又留涤肠散，大闭则用之。凡服大黄、牵牛，四十余日方瘳。论夫自叹曰：向使又服向日热药，已非今日人矣。一僧问戴人，云：肠者，畅也，不畅何以？此一句尽多。

『注释』

①血：按文义疑作"温"。

『按语』

呕吐常因胃失和降、胃气上逆引起，治以和胃降逆之法。而张氏却以"涌泄而愈"之吐法治疗呕吐，伴有大小便秘涩者，以通腑法上病下治，腑通肠畅，胃气和降。可见张氏临证长于变通。

痤疖六十四

一省掾，背项常有痤疖，愈而复生。戴人曰：太阳血有余也。先令涌泄之，次于委中以铍针出紫血，病更不复作也。

牙痛六十五

泽州李继之，忽病牙痛，皱眉不语。栾景先见之曰：何不药[①]也？曰：牙痛。栾曰：曾记张戴人云：阳明经热有余也，宜大下之。乃付舟车丸七十粒。服毕，遇数知交留饮，强饮热酒数杯，药为热酒所发，尽吐之，吐毕而痛止。李大笑曰：

戴人神仙也！不三、五日又痛，再服前药百余粒，大下数行乃愈。

『注释』

①药：疑为"乐"之讹，繁体"药（藥）"、"乐（楽）"形近。

淋 六 十 六

戴人过息城，一男子病淋。戴人令顿食咸鱼，少顷大渴。戴人令恣意饮水，然后以药治淋，立通。淋者无水，故涩也。

『按语』

张氏"令顿食咸鱼，少顷大渴"，目的是让患者恣意饮水以促进排泄，助药通淋。

口臭六十七

赵平尚家一男子，年二十余岁，病口中气出，臭如发厕，虽亲戚莫肯与对语。戴人曰：肺金本主腥，金为火所炼，火主焦臭，故如是也。久则成腐，腐者肾也。此极热则反兼水化也。病在上，宜涌之。先以茶调散涌而去其七分；夜用舟车丸、浚川散，下五、七行，比旦①而臭断。呜呼！人有病口臭而终其老者，世讹以为肺系偏，而与胃相通，故臭。妄论也！

『注释』

①比旦：到天亮。比，及、等到。

『按语』

口臭多为肺、胃壅热，以实证为多。张氏认为本案口臭与肺关系密切，"肺金本主腥，金为火所炼"，日久影响到肾，即"极热则反兼水化"，故治以上涌下泄，去积热秽浊。

湿 形

疝 六 十 八

汝南司侯李审言，因劳役王事，饮水坐湿地，乃湿气下行，流入脬囊，大肿，痛不可忍。以金铃、川楝子等药不效，求治于戴人，曰：可服泄水丸。审言惑之。又数日，痛不可堪，竟从戴人。先以舟车丸、浚川散，下青绿沫十余行，痛止。次服茴香丸、五苓以调之，三日而肿退，至老更不作。夫疝者，乃肝经也，下青沫者，肝之色也。

水疝六十九

律科王敏之，病水疝，其法在于寒形中。

留 饮 七 十

郭敬之，病留饮四日，浮肿不能食，脚肿连肾囊痛。先以苦剂涌之，后以舟车丸、浚川散泻之，病去如拾遗。

又，棠溪张凤村，一田叟姓杨，其病呕酸水十余年。本留饮，诸医皆以燥剂燥之，中脘、脐、胻[①]，以火艾燔针刺之，疮未尝合。戴人以苦剂越之，其涎如胶，乃出二、三升，谈笑而愈。

『注释』

①胻（héng 横）：足胫。

黄疸七十一

蔡寨成家一童子，年十五岁，病疸一年，面黄如金，遍身浮肿，乏力，惟食盐与焦物。戴人以茶调散吐之，涌涎一盂。临晚，又以舟车丸七、八十粒，通经散三钱，下四、五行。待六、七日，又以舟车丸、浚川散，下四、五行。盐与焦物见而恶之，面色变红。后再以茶调散涌之，出痰二升，方能愈矣。

又，一男子作赘[①]，偶病疸，善食而瘦，四肢不举，面黄无力。其妇翁欲弃之，其女子不肯，曰：我已生二子矣，更适他乎[②]？妇翁本农家，召婿，意欲作劳，见其病甚，每日辱诟。人教之饵[③]胆矾丸、三棱丸，了不关涉；针灸祈禳，百无一济。戴人见之，不诊而疗，使服涌剂，去积痰宿水一斗；又以泄水丸、通经散，下四、五十行不止。戴人命以冰水一盂，饮之立止。次服平胃散等，间服槟榔丸五、七日，黄退力生。盖脾疸之证，湿热与宿谷相搏故也。俗谓之金劳黄。

又，朱葛周、黄、刘三家，各有仆病黄胆，戴人曰：仆役之职，饮食寒热，风暑湿寒，寻常触冒也，恐难调摄，虚费治功。其二家留仆于戴人所，从其饮饵。

其一仆，不离主人执役。三人同服苦散以涌之，又服三花神祐丸下之，五日之间，果二仆愈而一仆不愈，如其言。

『注释』

①赘（zhuì 坠）：上门女婿。
②更适他乎：难道再改嫁他人吗？适，女子出嫁。
③饵：吃。

『按语』

本案童子面黄如金，当属阳黄，因湿热蕴蒸，胆汁外溢肌肤所致。张氏用吐泻法治愈。男子虚劳发黄，病在脾胃，张氏涌剂去湿后又以平胃散、槟榔丸理气化痰燥湿。朱葛周、黄、刘三家仆人黄疸病情大致相同，攻法后注意休息调养。张氏多以汗、吐、下三法治疗邪实为主的疾病，祛邪后根据患者病情发展予不同方法调理。

黄病七十二

蔡寨一女病黄，遍身浮肿，面如金色，困乏无力，不思饮饵，惟喜食生物泥煤之属。先以苦剂蒸饼为丸，涌痰一碗；又舟车丸、通经散，下五、七行，如墨汁。更以导饮丸，磨食散气。不数日，肌肉如初。

『按语』

本案为典型的异食癖产生黄疸病例，张氏以吐泻清其胃肠，以导饮丸磨食散气，以助脾胃功能的恢复。

病发黄七十三

安喜赵君玉为掾省日①，病发，遍身黄，往问医者。医云：君乃阳明证，公等与麻知几，皆受训于张戴人，是商议吃大黄者，难与论病。君玉不悦，归。自揣无别病，乃取三花神祐丸八十粒，服之不动。君玉乃悟曰：予之湿热盛矣！此药尚不动。以舟车丸、浚川散作剂，大下一斗，粪多结者，一夕黄退。君玉由此益信戴人之言。

『注释』

①省（xǐng 醒）日：出巡的时候。省，察看、检查。

『按语』

患者"遍身黄"为阳明腑实证，三花神祐丸"服之不动"，以舟车丸、浚川散泄下，"一夕黄退"，可见对湿热火结甚者需下猛药。

水肿七十四

南乡张子明之母极肥，偶得水肿，四肢不举。戴人令上涌汗而下泄之，去水三、四斗。初下药时，以草贮布囊，高支两足而卧。其药之行，自腰以上，水觉下行；自足以上，水觉上行。水行之状，如蛇走隧，如线牵四肢，森然凉寒，会于脐下而出。不旬日间，病大减，余邪未尽。戴人更欲用药，竟不能从其言。

『按语』

肥胖之人患水肿，痰壅水盛，用发汗利水药后患者自觉体内之水"会于脐下而出"。然而余邪未尽，当继续利水以除余邪方可痊愈。

涌水七十五

李七，老，病涌水证，面黄而喘，两足皆肿，按之陷而复起，行则濯濯有声，常欲饮水，不能睡卧。戴人令上涌去痰而汗之，次以舟车丸、浚川散下之，以益肾散复下之，以分阴阳利水道之剂复下之，水尽皆瘥。

『按语』

患者面黄而喘，水肿不能平卧，为水凌心肺、阳气衰微之证。现代临床一般治以通阳泄浊，温振心阳，而慎用攻逐，以免伤正。张氏以攻逐利水法治疗本病值得商榷。

停饮肿满七十六

涿郡周敬之，自京师归鹿邑，道中渴，饮水过多，渐成肿满。或用三花神祐丸，惮其太峻；或用五苓散分利水道，又太缓。淹延①数旬，终无一效。盖粗工之技，止于此耳！后手足与肾皆肿，大小便皆秘涩。常仲明求治于戴人。戴人令仲明付药，比及至，已殁矣。戴人曰：病水之人，其势如长川泛溢，欲以杯勺取之，难矣！必以神禹决水之法，斯愈矣。

『注释』

①淹延：拖延。淹，迟。

『按语』

本案患者因失治误治而死亡。粗工用三花神祐丸，惮其太峻；用五苓散，药力太缓，以致患者病情延误而亡。张氏认为病水之人，其势如长川泛溢，欲以杯勺取之，难矣。应以神禹决水之法。从中可以看出张氏长用下法，果断、迅速，以收奇功。

湿痹七十七

常仲明病湿痹，五、七年矣。戴人令上涌之后，可泄五、七次。其药则舟车、浚川、通经、神祐、益肾，自春及秋，必十余次方能愈。公之病，不必针灸，与令嗣皆宜涌，但腊月非其时也。欲候春时，恐予东适。今姑屏①病之大势，至春和时，人气在上，可再涌之，以去其根。卒如所论矣。

又，一衲子②，因阴雨卧湿地，一半手足皆不随，若遇阴雨，其病转加。诸医皆作中风偏枯治之，用当归、芍药、乳香、没药、自然铜之类，久反大便涩，风燥生，经岁不已。戴人以舟车丸下三十余行，去青黄沫水五升；次以淡剂渗泄之，数日，手足皆举。戴人曰：夫风湿寒之气，合而成痹。水痹得寒而浮于蓄皮腠之间，久而不去，内舍六腑。曰：用去水之药可也。水湿者，人身中之寒物也。寒去则血行，血行则气和，气和则愈矣。

又，息帅病腰股沉痛，行步坐马皆不便。或作脚气寒湿治之，或作虚损治之，乌、附、乳、没，活血壮筋骨之药，无不用之。至六十余日，目赤上热，大小便涩，腰股之病如故。戴人诊其两手脉，皆沉迟。沉者为在里也。在里者泄之。以舟车丸、浚川散各一服，去积水二十余行。至早晨，服齑白粥一二顿，与之马，已能蹩躠矣。

又，棠溪李十八郎，病腰脚大不伸，伛偻蹩躠③而行，已数年矣。服药无效，止药却愈。因秋暮涉水，病复作。医氏使服四斤丸。其父李仲安，乃乞药于戴人。戴人曰：近日服何药？仲安曰：四斤丸。曰④：目昏赤未？其父惊曰：目正暴发！戴人曰：宜速来，不来则丧明。既来则策杖而行，目肿无所见。戴人先令涌之，药忽下走，去二十行，两目顿明，策已弃矣。比再涌泄，能读官历日。调至一月，令服当归丸，健步而归家矣。

又，息城边校⑤白公，以隆暑时饮酒，觉极热，于凉水池中渍足，使其冷也。为湿所中，股膝沉痛。又因醉卧湿地，其痛转加。意欲以酒解痛，遂以连朝而饮，反成赤痛，发间止，且⑥六十年。往往断为寒湿脚气，以辛热治之，不效。或使服神芎丸数服，痛微减。他日复饮，疾作如前。睾囊痒湿且肿硬，脐下似有物，难于行，以此免军役，令人代之，来访戴人。戴人曰：余亦断为寒湿。但寒则阳火不行，故为痛；湿则经隧有滞，故肿。先以苦剂涌之，次以舟车丸百余粒，浚川散四、五钱，微一两行。戴人曰：如激剂尚不能攻，何况于热药补之乎？异日，又用神祐丸百二十丸，通经散三、四钱，是用仅得四行。又来日，以神祐八十丸投之，续见一、二行。又次日，服益肾散四钱，舟车丸百余粒，约下七、八行。白公已觉膝睾寒者暖，硬者软，重者轻也。肿者亦退，饮食加进。又以涌之，其病全瘳。临别，又赠之以疏风丸，并以其方与之。此公以其不肯妄服辛热药，故可治也。

『注释』

①姑屏：暂且去除。

②衲子：和尚。

③蹩躠（bié bì 别避）：走路时扭曲的状态。

④曰：原作"公"，文义不符，据《大成》本改。

⑤边校：边防校官。

⑥且：将近。

『按语』

常仲明病湿痹，用吐泻法可治，但张氏认为欲除其根，最佳时期是春天用吐法。春季为万物复苏、阳气升发之季，此时用吐，体现了人与自然的统一。衲子一案被误诊为中风，用行气活血之品，反生燥结，故张氏先通大便，后利小便，使"内舍六腑"寒湿从二便分消。息帅案亦被误诊为"脚气"、"虚损"，温燥辛热之药，伤阴生热。张氏以舟车丸、浚川散各一服而治。李十八郎一案张氏先以吐法使"药忽下走"除药邪，再以涌泄法，上吐其痰，下泻其火。白公一案为寒湿痹，肿痛反复不愈，张氏考虑患者年老体弱，用药徐徐图之，足见张氏运用下法娴熟。

屈膝有声七十八

岭北李文卿，病两膝膑屈伸有声剥剥然。或以为骨鸣。戴人曰：非也。骨不戛①焉能鸣？此筋湿也。湿则筋急。有独缓者，缓者不鸣，急者鸣也。若用予之药，一涌一泄，上下去其水，水去则自无声矣。李文卿乃从其言，既而果然矣。

『注释』

①戛（jiá 夹）：敲击。

白带七十九

息城李左衙之妻，病白带如水，窍①满中绵绵不绝，秽臭之气不可近，面黄食减，已三年矣。诸医皆云积冷，起石、硫黄、姜、附之药，重重燥补，污水转多，常以袽②日易数次。或一药以木炭十斤，置药在坩埚中，盐泥封固，三日三夜，炭火不绝，烧令通赤，名曰火龙丹。服至数升，污水弥甚。爇③艾烧针，三年之间，不可胜数。戴人断之曰：此带浊水，本热乘太阳经，其寒水不可胜，如此也。夫水自高而趋下，宜先绝其上源。乃涌痰水二、三升，次日下沃水十余行。三遍，汗出周身，至明旦，病人云：污已不下矣。次用寒凉之剂，服及半载，产一子。《内经》曰：少腹冤热，溲出白液。带之为病，溶溶然若坐水中。故治带下同治湿法，泻痢，皆宜逐水利小溲。勿以赤为热，白为寒。今代刘河间书中言之详矣。

『注释』

①窍：指阴道。
②袽（nú 奴）：破布，败絮。
③爇（ruò 若）：烧。

湿嗽八十

赵君玉妻病嗽，时已十月矣。戴人处方六味；陈皮、当归、甘草、白术、枳壳、桔梗。君玉疑其不类嗽药。戴人笑曰：君怪无乌梅、罂粟囊乎？夫冬嗽，乃秋之湿也。湿土逆而为嗽，此方皆散气除湿，解急和经。三服帖然效矣。

泻儿八十一

一妇年三十四岁，夜梦与鬼神交，惊怕异常，及见神堂阴府，舟楫桥梁，如此一十五年，竟无娠孕。巫祈觋祷，无所不至，钻肌灸肉，孔穴万千。黄瘦发热引饮，中满足肿，委命于天。一日，苦请戴人。戴人曰：阳火盛于上，阴火盛于下。鬼神者，阴之灵；神堂者，阴之所；舟楫桥梁，水之用。两手寸脉沉而且伏，知胸中有痰实也。凡三涌三泄三汗，不旬日而无梦，一月而有孕。戴人曰：余活①妇人使有娠，此法不诬。

『注释』

①活：疑为"治"之讹。

湿癣八十二

一女子年十五岁，两股间湿癣，长三、四寸，下至膝。发痒，时爬搔，汤火俱不解；痒定，黄赤水流，痛不可忍。灸炳熏揲①、硫黄、菌茹、白僵蚕、羊蹄根之药，皆不效。其人姿性妍巧，以此病不能出嫁。其父母求疗于戴人。戴人曰：能从余言则瘥。父母诺之。戴人以铍针磨令尖快，当以痒时，于癣上各刺百余针，其血出尽，煎盐汤洗之，如此四次，大病方除。此方不书，以告后人，恐为癣药所误。湿淫于血，不可不砭者矣。

又，蔡寨成家童子一岁，病满腹胸湿癣，每爬搔则黄水出，已年矣。戴人先以苦末作丸上涌。涌讫，次以舟车丸、浚川散，下三五行，次服凉膈加朴硝，煎成时时呷之，不数日而愈。

『注释』

①揲：疑为"渫"之讹。

『按语』

湿癣乃风湿之邪侵于皮肤，湿热交蒸，郁而不散所致。张氏以铍针刺于癣上以达泻热活血、祛风除湿之功。

湿慝疮八十三

颍皋韩吉卿，自髀至足，生湿慝疮，大者如钱，小者如豆，痒则搔破，水到则浸淫，状类虫行裤袜。愈而复生，瘢痕成凹，一余年不瘥。戴人哂之曰：此湿慝疮也，由水湿而得，故多在足下。以舟车、浚川大下十余行，一去如扫。渠素不信戴人之医，至此大服。

泄泻八十四

古郾一讲僧，病泄泻数年，丁香、豆蔻、干姜、附子、官桂、乌梅等燥药，燔针、烧脐、炳腕，无有阙者。一日发昏不省，檀那[1]赠纸者盈门。戴人诊两手脉，沉而有力。《脉诀》云：下利，脉微小者生[2]，脉洪浮大者无瘥。以瓜蒂散涌之，出寒痰数升；又以无忧散，泄其虚中之积及燥粪，仅盈斗。次以白术调中汤、五苓散、益元散，调理数日，僧已起矣。非术精识明，谁敢负荷如此？

『注释』

①檀那：施主。
②者生：原作"生者"，据文义校正。

『按语』

患者泄泻多年，用温中之法不效。张氏诊其脉沉而有力，诊其为痰湿积于体内，所以先以吐泻去其积，然后用健脾方助运利湿。

洞泄八十五

一讲僧显德明，初闻家遭兵革，心气不足，又为寇贼所惊，得脏腑不调。后入京，不伏水土，又得心气，以至危笃。前后三年，八仙丸、鹿茸丸、烧肝散，皆服之，不效，乃求药于戴人。戴人曰：此洞泄也。以谋虑久不决而成。肝主谋虑，甚则乘脾，久思则脾湿下流。乃上涌痰半盆，末后有血数点，肝藏血故也。又以舟车丸、浚川散，下数行，仍使澡浴出汗。自尔日胜一日，常以胃风汤、白术散调养之，一月而强，食复故矣。

又，李德卿妻，因产后病泄一年余，四肢瘦乏，诸医皆断为死证。当时戴人在朱葛寺，以舟载而乞治焉。戴人曰：两手脉皆微小，乃痢病之生脉。况洞泄属肝经，肝木克土而成。此疾亦是肠澼。澼者，肠中有积水也。先以舟车丸四、五十粒，又以无忧散三、四钱，下四、五行。寺中人皆骇之：病羸如此，尚可过耶？众人虽疑，然亦未敢诮[1]，且更看之。复导饮丸，又过之，渴则调以五苓散。向晚使人伺之，已起而缉床前后约三、四十行②。以胃风汤调之，半月而能行，一月而安健。由此阉寺服，德卿之昆仲咸大异之。

又，刘德源，病洞泄逾年，食不化，肌瘦力乏，行步欹倾，面色黧黑。举世治痢之药皆用之，无效。适戴人过滠阳，往问之。戴人乃出示《内经》洞泄之说。虽不甚疑，然畏其攻剂。夜焚香祷神曰：某以病久不瘥，欲求治于戴人，戴人以谓宜下之。欲不从，戴人名医也；欲从之，形羸如此，恐不任药。母已老矣，无人侍养，来日不得已须服药，神其相之。戴人先以舟车丸、无忧散，下十余行，殊不困，已颇喜食。后以槟榔丸，磨化其滞。待数日，病已大减。戴人以为去之未尽，当以再服前药，德源亦欣然请下之。又下五行，次后数日，更以苦剂越之。往问其家，彼云已下村中收索去也。忽一日入城，面色极佳，语言壮健，但怪其跛足而立。问何故如此。德源曰：足上患一疖。戴人曰：此里邪去而于外。病痊之后，凡病皆如是也。

『注释』

①诮（qiào 俏）：责备。
②行：原作"年"，据《四库》本改。

『按语』

显明德一案为肝郁乘脾、脾湿下注所致，故温补肾阳药服之不效。张氏汗、吐、下三法并用，后以胃风汤、白术散调养。

大便少而频八十六

太康刘仓使，病大便少而频，日七、八十次，常于两股间悬半枚瓠芦，如此十余年。戴人见之而笑曰：病既频而少，欲通而不得通也，何不大下之？此通因通用也。此一服药之力。乃与药，大下三十余行，顿止。

『按语』

本案患者大便少而频十余年，虽四处求医，但治不得法未效。张氏以一服攻下剂，使十余年沉疴顿消，可谓深知"通因通用"之妙义。

暑泄八十七

殷辅之父，年六十余，暑月病泄泻，日五、六十行，自建碓镇来请戴人于陈州。其父喜饮，二家人辈争止之。戴人曰：夫暑月年老，津液衰少，岂可禁水，但劝之少饮。比及用药，先令速归，以绿豆、鸡卵十余枚，同煮，卵熟取出，令豆软，下陈粳米作稀粥，搅令寒，食鸡卵以下之，一、二顿，病减大半。盖粳米、鸡卵，皆能断痢。然后制抑火流湿之药，调顺而方愈。

腹满面肿八十八

萧令腹满，面足皆肿，痰黄而喘急，食减。三年之间，医者皆尽而不验。戴人以瓜蒂散涌之，出寒痰三、五升，以舟车丸、浚川散下之，青黄涎沫缶平①。以桂苓白术散、五苓散调之，半月复旧矣。

『注释』

①缶平：《四库》本作"几半缶"，可参。

『按语』

痰热阻肺，水湿内停外溢故痰黄而喘急，面足皆肿。张氏以吐法祛痰，泻法利水，峻剂急攻，涌泻后再以缓剂健脾利湿。攻邪之法齐用而收功。

卷 七

燥 形

臂麻不便八十九

鄆城梁贾人，年六十余，忽晓起梳发，觉左手指麻，斯须半臂麻，又一臂麻，斯须头一半麻；比①及梳毕，从胁至足皆麻，大便二、三日不通。往问他医，皆云风也。或药或针，皆不解。求治于戴人。戴人曰：左手三部脉皆伏，比右手小三倍，此枯涩痹也。不可纯归之风，亦有火燥相兼。乃命一涌一泄一汗，其麻立已。后以辛凉之剂调之，润燥之剂濡之，惟小指次指尚麻。戴人曰：病根已去，此余烈也。方可针溪谷。溪谷者，骨空也，一日晴和，往针之，用《灵枢》中鸡足法，向上卧针，三进三引讫，复卓针起②，向下卧针送入指间皆然，手热如火，其麻全去。昔刘河间作《原病式》，常以麻与涩，同归燥门中，真知病机者也。

『注释』

①比：等到。
②卓针起：将针向上提起。

『按语』

本案患者臂麻，世医皆认为是风，而张氏却以风火兼燥立法，以汗、下、吐三法并施治其标，以甘寒滋阴、养血润燥治其本，按此法治之而愈，这正是"麻与涩，同归燥门中"。

大便燥结九十

戴人过曹南省亲，有姨表兄，病大便燥涩，无他证。常不敢饱食，饱则大便极难，结实如针石，或三、五日一如圊①，目前星飞，鼻中血出，肛门连广肠痛，痛极则发昏，服药则病转剧烈。巴豆、芫花、甘遂之类皆用之，过多则困，泻止则复燥，如此数年，遂畏药性暴急不服，但卧病待尽[2]。戴人过诊其两手脉息，俱滑实有力。以大承气汤下之，继服神功丸、麻仁丸等药，使食菠薐、葵菜及猪羊血作羹，百余日充肥。亲知见骇之。呜呼！粗工不知燥分四种：燥于外则皮肤皱揭；燥于中则精血枯涸；燥于上则咽鼻焦干；燥于下则便溺结闭。夫燥之为病，是阳明化也。水寒液少，故如此。然可下之，当择之药之。巴豆可以下寒；甘遂芫花可下湿；大黄朴硝可以下燥。《内经》曰：辛以润之，咸以软之。《周礼》曰：以滑养窍。

『注释』

①如圊（qīng青）：去厕所。如，到……去。圊，厕所。
②尽：完结。此处指死亡。

『按语』

燥邪结于下，则便溺结闭，燥由阳明主之，肠中津亏液少，故而燥结。在本案中，张氏以大承气汤急下存阴，后以神功丸、麻仁丸润燥，更主张食疗，以菜肴及猪羊血润燥而获全功。

孕妇便结九十一

戴人过[1]东杞，一妇人病大便燥结，小便淋涩，半生不娠，惟常服疏导之药，则大便通利，暂废药则结滞。忽得孕，至四、五月间，医者禁疏导之药，大便依常为难，临圊则力努[2]，为之胎坠。凡如此胎坠者三。又孕，已经三、四月，弦望[3]前后，溲溺结涩，甘分[4]胎陨，乃访戴人。戴人诊其两手脉，俱滑大。脉虽滑大，以其且妊，不敢陡攻。遂以食疗之，用花碱[5]煮菠薐葵菜，以车前子苗作茹[6]，杂猪羊血作羹，食之半载，居然生子，其妇燥病方愈。戴人曰：余屡见孕妇利脓血下迫，极努损胎，但同前法治之愈者，莫知其数也。为医拘常禁，不能变通，非医也，非学也。识医者鲜，是难说也。

『注释』

①过：走过，经过。
②力努：指用力解大便。
③弦望：指阴历每月初七到二十三这段时间。弦，阴历初七、初八，月亮缺

上半，为上弦，二十二、二十三，月亮缺下半，为下弦。望，阴历十五，月满。

④甘分：甘愿。

⑤花碱：灰碱。

⑥茹：菜。

『按语』

本案为食疗的典型病例，患者为反复堕胎的孕妇，如以常法攻之，则胎儿难保。张氏巧妙采用食疗，令患者多食蔬菜，又以猪羊血润燥通瘀，既无损于胎儿，又涤肠润燥，胎儿顺产，母病得愈。

偏头痛九十二

一妇人年四十余，病额角上耳上痛，俗呼为偏头痛。如此五、七年，每痛大便燥结如弹丸，两目赤色，眩运昏涩，不能远视。世之所谓头风药、饼子风药、白龙丸、芎犀丸之类，连进数服。其痛虽稍愈，则大便稍秘，两目转昏涩。其头上针灸数千百矣。连年著灸，其两目且将①失明，由病而无子。一日问戴人。戴人诊其两手脉，急数而有力，风热之甚也。余识此四、五十年矣，遍察病目者，不问男子妇人，患偏正头痛，必大便涩滞结硬，此无他。头痛或额角，是三焦相火之经及阳明燥金胜也。燥金胜，乘肝则肝气郁，肝气郁则气血壅，气血壅则上下不通，故燥结于里，寻②至失明。治以大承气汤，令河水煎三两，加芒硝一两，煎残顿令温，合作三、五服，连服尽。荡涤肠中垢滞结燥，积热下泄如汤，二十余行③。次服七宣丸、神功丸以润之，菠薐、葵菜、猪羊血为羹以滑之。后五、七日、十日，但遇天道晴明，用大承气汤，夜尽一剂，是痛随利减也，三剂之外，目豁首轻，燥泽结释，得三子而终。

『注释』

①且将：将要。且，将。

②寻：随即；不久。

③行（háng 杭）：次，量词。

『按语』

凭借张氏多年临证经验，"遍察病目者，不问男子妇人，患偏正头痛，必大便涩滞结硬"。大便燥结而气血上壅，出现头痛、目昏，釜底抽薪，荡涤肠中积滞，则头痛自愈，双目自明。

腰胯痛九十三

一男子六十余，病腰尻脊胯皆痛，数载不愈，昼静夜躁，大痛往来，屡求自尽天年。旦夕则痛作，必令人以手捶击，至五更鸡鸣则渐减，向曙①则痛止。左右及病者，皆作神鬼阴遣②白虎啮③。朝祷暮祝，觋④巫僧道禁师至，则其痛以减。又梦鬼神，战斗相击。山川神庙，无不祭者。淹延岁月，肉瘦皮枯，饮食减少，暴怒日增，惟候一死。有书生曰：既云鬼神虎啮阴遣之祸，如此祷祈，何无一应？闻陈郡有张戴人，精于医，可以问其鬼神白虎与病乎？彼若术穷，可以委命⑤。其家人从之。戴人诊其两手脉，皆沉滞坚劲，力如张絙⑥。谓之曰：病虽瘦，难于食，然腰尻脊胯皆痛者，必大便坚燥。其左右曰：有五、六日，或八、九日，见燥粪一、两块，如弹丸，结硬不可言，曾令人剜取之，僵下一、两块，浑身燥痒，皮肤皱揭枯涩如麸片。戴人既得病之虚实，随用大承气汤，以姜枣煎之，加牵牛头末二钱，不敢言是泻剂。盖病者闻暖则悦，闻寒则惧，说补则从，说泻则逆。此弊非一日也。而况一齐人而傅之，众楚人咻之乎⑦！及煎成，使稍热咽之，从少至多，累至三日。天且晚，脏腑下泄四、五行，约半盆。以灯视之，皆燥粪燥痹块及瘀血杂脏，秽不可近。须臾痛减九分，昏睡，鼻息调如常人。睡至明日将夕，始觉，饥而索粥，温凉与之。又困睡一、二日，其痛尽去。次令饮食调养，日服导饮丸、甘露散，滑利便溺之药，四十余日乃复。呜呼！再传三十六虎书⑧，三十六《黄经》⑨，及小儿三十六吊，谁为之耶？始作俑者，其无后乎？古人以医为师，故医之道行；今之人以医辟奴⑩，故医之道废。有志之士，耻而不学，病者亦不择精粗，一概待之。常见官医迎送长吏，马前唱诺⑪，真可羞也。由是通今博古者少，而师传遂绝。《灵枢经》谓：刺与汗⑫虽久，犹可拔而雪；结与闭虽久，犹可解而决。去腰脊胯痛者，足太阳膀胱经也。胯痛，足少阳胆经之所过也。《难经》曰：诸痛为实。

《内经》曰：诸痛痒疮疡，皆属心火。注曰：心寂则痛微，心躁则痛甚。人见巫觋僧道禁师至，则病稍去者，心寂也。然去其后来者，终不去其本也。古之称痛随利减，不利则痛何由去？病者既痊，乃寿八十岁。故凡燥证，皆三阳病也。

『注释』

①向曙：天将亮。向，接近；将近。

②阴谴：阴间的谴罚。

③白虎啮：被白虎星咬。

④觋（xí 习）：为人祷祝鬼神的男巫，后泛指巫师。

⑤委命：听从命运的安排。

⑥緪（gēng 更）：粗绳索。

⑦一齐人而傅之，众楚人咻之乎：意谓一个齐人教楚人学齐语，众多楚人用楚语来干扰。比喻正确的见解被不正确的见解所淹没。傅，教。咻，喧扰。

⑧虎书：传说中的一种字体。此处似指符书。

⑨《黄经》：即《黄庭经》，道家经典之一。在此处泛指道经。

⑩辟奴：比作奴仆。辟，通"譬"。

⑪唱诺：此处指古代显贵出行，喝令行人让路。

⑫汙：据《灵枢·九针十二原》当作"汙"，同"污"。污染。

⑬雪：洗除。原作"虚"，据《灵枢·九针十二原》及《四库》本改。

『按语』

此例患者腰胯疼痛，屡求自尽天年，亦是因大便坚燥而来，张氏大泻其燥，又以甘润之剂调养，而病愈。此则病案中揭露了当时盛行的弊病"盖病者闻暖则悦，闻寒则惧，说补则从，说泻则逆。此弊非一日也"。可见在这样的环境下，在同道的诬陷、诽谤下，张氏独抒己见，力主通利，在当时确实很不容易。

寒 形

因寒腰强不能屈伸九十四

北人卫德新，因之①析津，冬月饮寒则冷，病腰常直，不能屈伸，两足沉重，难于行步。途中以床舁②递，程程问医，皆云肾虚，以苁蓉、巴戟、附子、鹿茸皆用之，大便反秘，潮热上周③，将经岁矣。乃乞拯于戴人。戴人曰：此疾十日之效耳！卫曰：一月亦非迟。戴人曰：足太阳经血多，病则腰似折，腘如结，踹如裂。太阳所至为屈伸不利。况腰者，肾之府也，身中之大关节，今既强直而不利，宜咸以软之，顿服则和柔矣。《难经》曰：强力入房则肾伤而髓枯，枯则高骨乃坏而不用，与此用同。今君之证，太阳为寒所遏，血坠下滞腰间也，必有积血，非肾也。节次以药^④，可下数百行，约去血一、二斗；次以九曲玲珑灶蒸之，汗出三、五次而愈，初蒸时至五日，问曰：腹中鸣否？未也。至六日觉鸣，七日而起，以能揖人。戴人曰：病有热者勿蒸，蒸则损人目也。

『注释』

①之：到。
②舁（yú 鱼）：抬，扛。
③周：循环；反复。
④节次以药：按法度依次用药。节，法度。

『按语』

此例患者为足太阳膀胱经感寒，寒凝血滞，积血于腰间而强直不得屈伸，先予以下法去积血，再行汗法而愈。

寒疝亦名水疝九十五

律科王敏之，病寒疝，脐下结聚如黄瓜，每发绕腰急痛不能忍。戴人以舟车丸、猪肾散，下四、五行，觉药绕病三、五次而下，其泻皆水也。猪肾、甘遂皆苦寒。经言：以寒治寒，万举万全。但下后忌饮冷水及寒物，宜食干物，以寒疝本是水故也。即日病减八分，食进一倍。又数日，以舟车丸百余粒，通经散四、五钱，服之利下。候三、四日，又服舟车丸七、八十粒，猪肾散三钱，乃健步如常矣。

一僧病疝，发作冷气上贯齿，下贯肾，紧若绳挽两睾，时肿而冷。戴人诊两手，脉细而弱。断之曰：秋脉也。此因金气在上，下伐肝木，木畏金抑而不伸，故病如是。肝气磐礴^①，不能下荣于睾丸，故其寒，实非寒也。木受金制，传之胃土，胃为阳明，故上贯齿，病非齿之病。肝木者，心火之母也，母既不伸，子亦屈伏，故下冷而水化乘之。经曰：木郁则达之，土郁则泄之。令涌泄四次，果觉气和，睾丸痒而暖。戴人曰：气已入睾中矣。以茴香、木茂之药，使常服之，首尾一月而愈。

『注释』

①磐礴：壮大、雄伟。

『按语』

寒疝，按常法治当温通肝经，张氏不然，虽为寒疝，亦苦寒之药下之，即所谓"以寒治寒，万举万全"，寒疝本是水，水去寒疝自愈。

感风寒九十六

戴人之常溪也，雪中冒寒，入浴重感风寒，遂病不起。但使煎通圣散单服之，一、二日不食，惟渴饮水，亦不多饮，时时使人捶其股，按其腹，凡三、四日不食，日饮水一、二十度①，至六日，有谵语妄见。以调胃承气汤下之，汗出而愈。戴人常谓人曰：伤寒勿妄用药，惟饮水最为妙药，但不可使之伤，常令揉散，乃大佳耳！至六、七日，见有下证，方可下之，有变异哉？奈何医者禁人饮水，至有渴死者。病人若不渴，强与饮水，亦不肯饮耳！戴人初病时，鼻塞声重头痛，小便如灰淋汁，及服调胃承气一两半，觉欲呕状，探而出之，汗出漐漐然，须臾下五、六行，大汗一日乃瘳②。当日饮冰水时，水下则痰出，约一、二碗，痰即是病也，痰去则病去也。戴人时年六十一。

『注释』

①度：次。
②瘳（chōu 抽）：病愈。

『按语』

此例患者为张氏本人，时年六十一，感风寒多饮水，待邪入里成阳明证时，一下汗出而愈。张氏早已提出"伤寒勿妄用药，惟饮水最为妙药"的疗法，与现今感冒，我们提倡的多饮热水颇为相符。

冻疮九十七

戴人女僮，足有寒疡，俗云冻疮。戴人令服舟车丸、浚川散，大下之，其疮遂愈。人或疑之。戴人曰：心火降则寒消，何疑之有？

『按语』

冻疮本应温通，张氏却以下法，众人怀疑，张氏答道"心火降则寒消"。冻疮因水火不能既济，今大下之，而寒水得去，心火自降，心火下煦肾寒，冻疮自愈。

寒痰九十八

一妇人，心下脐上结硬如斗，按之如石。人皆作病胎，针灸毒药，祷祈无数，如捕风然[1]。一日，戴人见之曰：此寒痰。诊其两手，寸脉皆沉，非寒痰而何？以瓜蒂散吐之，连吐六、七升，其块立消过半。俟数日后再吐之，其涎沫类鸡黄，腥臭特殊，约二、三升。

凡如此者三。后以人参调中汤、五苓散调之，腹已平矣。

『注释』

①捕风然：如同捕捉风一样。比喻徒劳无功。

『按语』

本案为寒痰凝结中焦，其脉沉，沉为阳郁，以瓜蒂散涌吐，寒痰去，则心下结硬自去。

泻利恶寒九十九

东门一男子，病泻利不止，腹鸣如雷，不敢冷坐，坐则下注如倾。诸医例断为寒证。干姜、官桂、丁香、豆蔻之属；枯矾、龙骨，皆服之矣。何针不燔！何艾不炷！迁延将二十载矣。一日，问于戴人。戴人曰：两手寸脉皆滑，余不以为寒。然其所以寒者，水也。以茶调散，涌寒水五、七升；无忧散，泻积水数十行。乃通因通用之法也。次以五苓散淡剂，渗泻利之道；又以甘露散止渴。不数日而冷食寒饮皆如故。此法王启玄稔言之矣，奈无人用之哉？

『按语』

此案男子，常医辨证为脾肾阳虚，但屡用温振脾肾阳之剂，甚至收涩之药，都无效，张氏凭脉象认为水邪内结，如邪不去则泄泻不止，大胆地运用泻法通因通用，久泄得愈。

内 伤 形

因忧结块一百

息城司侯，闻父死于贼，乃大悲哭之，罢，便觉心痛，日增不已，月余成块，状若覆杯，大痛不住，药皆无功。议用燔针炷艾，病人恶之，乃求于戴人。戴人至，适巫者在其旁，乃学巫者，杂以狂言以谑①病者，至是大笑，不忍回。面向壁，一、二日，心下结块皆散。戴人曰：《内经》言：忧则气结，喜则百脉舒和。又云：喜胜悲。《内经》自有此法治之，不知何用针灸哉？适足增其痛耳！

『注释』

①谑（xué 穴）：开玩笑，嘲弄。

『按语』

以喜胜悲，百脉得舒，而心下结块自愈。因悲则气结，此案张氏应用心理疗法治疗此患者，张氏未用一针一药，真是深得《内经》之旨也。

病怒不食一百一

项关令之妻，病食不欲食，常好叫呼怒骂，欲杀左右，恶言不辍。众医皆处药，几半载尚尔。其夫命戴人视之。戴人曰：此难以药治。乃使二娼，各涂丹粉，作伶人状，其妇大笑；次日，又令作角抵①，又大笑；其旁常以两个能食之妇，夸其食美，其妇亦索其食，而为一尝。不数日，怒减食增，不药而瘥，后得一子。夫医贵有才，若无才，何足应变无穷？

『注释』

①角抵：类似现代的摔跤。

『按语』

张氏在此案采用心理暗示的方法，通过二娼令其大笑，又以两个能食之妇，夸其食美，而使妇人自去寻食，心情开阔，食欲增进，不药而愈。

不寐一百二

一富家妇人，伤思虑过甚，二年不寐，无药可疗。其夫求戴人治之。戴人曰：两手脉俱缓，此脾受之也。脾主思故也。乃与其夫，以怒而激之。多取其财，饮酒数日，不处一法而去。其人大怒汗出，是夜困眠，如此者，八、九日不寤①，自是而食进，脉得其平。

『注释』

①寤（wù悟）：醒，睡醒，苏醒。

『按语』

此案妇人因思虑过度伤及心脾，张氏又不用针药，以怒法使妇人气结随怒而开，大怒汗出，气机得畅，阴阳自调，脉自平和，自然能够入睡。

惊 一 百 三

卫德新之妻，旅中宿于楼上，夜值盗劫人烧舍，惊堕床下，自后每闻有响，则惊倒不知人，家人辈蹑足而行，莫敢冒触有声，岁余不痊。诸医作心病治之，人参、珍珠及定志丸，皆无效。戴人见而断之曰：惊者为阳，从外入也；恐者为阴，从内出也。惊者，为自不知故也；恐者，自知也。足少阳胆经属肝木。胆者，敢也。惊怕则胆伤矣。乃命二侍女执其两手，按高椅之上，当面前，下置一小几。戴人曰：娘子当视此。一木猛击之，其妇人大惊。戴人曰：我以木击几，何以惊乎？伺少定击之，惊也缓。又斯须，连击三、五次；又以杖击门；又暗遣人画背后之窗，徐徐惊定而笑曰：是何治法？戴人曰：《内经》云：惊者平之。平者，常也。平常见之必无惊。是夜使人击其门窗，自夕达曙。夫惊者，神上越也。从下击几，使之下视，所以收神也。一、二日，虽闻雷而不惊。德新素不喜戴人，至是终身厌服，如有言戴人不知医者，执戈以逐之。

『按语』

此案被现在心理学家称为典范，张氏用心理疗法治愈一因惊吓而恶闻声响的妇人，引用《内经》经文"惊者平之"，平，即是平常，平常见之必无惊。此案充分体现了张氏精湛医术。

儿寐不寤一百四

陈州长吏一小儿，病寐而不寤。一日，诸医作睡惊治之，或欲以艾火灸之，或以大惊丸，及水银饼子治之。其父曰：此子平日无疾，何骤有惊乎？以子之病，乃问于戴人。戴人诊其两手，脉皆平和。戴人曰：若惊风之脉，当洪大而强，今则平和，非惊风也。戴人窃问其乳母：尔三日前曾饮醉酒否？遽①然笑曰：夫人以煮酒见饷，酒味甚美，三饮一罂而睡。陈酒味甘而恋膈，酒气满，乳儿亦醉也。乃锉甘草、干葛花、缩砂仁、贯众煎汁使饮之，立醒。

『注释』

①遽（jù巨）：赶快，疾速。

『按语』

医者贵在临床细微观察，思维敏锐。张氏正是这样的大医，小儿不寤，张氏凭脉象知其未病，又凭丰富的临床及生活经验推断小儿定是醉酒而来，临证之细致入微，无人堪比也。

孕妇下血一百五

刘先生妻，有娠半年，因伤损下血，乞药于戴人，戴人诊之，以三和汤（一名玉烛散）、承气汤、四物汤对停，加朴硝煎之。下数行，痛如手拈，下血亦止。此法可与智识高明者言。膏粱之家，慎勿举似，非徒骇之，抑又谤之。呜呼！正道难行，正法难用，古今皆然。

『按语』

妊娠下血，久而不愈，必有瘀血内停，张氏细心辨证，大胆用药，采用下法而祛瘀。妊娠本禁用下法，而此即为"有故无殒，亦无殒也"，但这样做，通常会受到诸多阻拦，甚至诽谤，正如张氏所说"正道难行，正法难用"。

收产伤胎一百六

一孕妇，年二十余，临产召稳婆①三人，其二婆极拽妇之臂，其一婆头抵妇之腹，更以两手扳其腰，极力为之。胎死于腹，良久乃下，儿亦如血，乃稳媪杀之也。岂知瓜熟自落，何必如此乎？其妇因兹经脉断闭，腹如刀剜，大渴不止，小溲闭绝。主病者禁水不与饮，口舌枯燥，牙齿黧黑，臭不可闻，食饮不下，昏愦欲死。戴人先以冰雪水恣意饮之，约二升许，痛缓渴止；次以舟车丸、通经散，前后五、六服，下数十行，食大进；仍以桂苓甘露散、六一散、柴胡饮子等调之，半月获安。

又一妇人，临产，召村妪数人侍焉。先产一臂出，妪不测轻重拽之，臂为之断，子死于腹。其母面青身冷，汗漐漐不绝，时微喘。呜呼！病家甘于死。忽有人曰：张戴人有奇见，试问之。戴人曰：命在须臾，针药无及。急取秤钩，续以壮绳，以膏涂其钩，令其母分两足向外偃坐，左、右各一人脚上立足；次以钩其死胎，命一壮力妇，倒身拽出死胎，下败血五、七升，其母昏困不省；待少顷，以冰水灌之，渐咽二口，大醒食进；次日四物汤调血，数日方愈。戴人常曰：产后无他事，因侍妪非其人，转为害耳。

『注释』

①媪（ǎo 袄）：老妇人的通称。

『按语』

两则医案，都因接产婆的错误而使胎儿丧命，更险丧母命，案中产妇又因忌口禁水，至津亏血燥，子和急以冰雪水救之，后调治半月才愈。

怀恐胁痛一百七

洛阳孙伯英，因诬狱，妻子被系，逃于故人，是夜觉胃胁痛，托故人求药。故人曰：有名医张戴人适在焉，当与公同往。时戴人宿酒未醒，强呼之。故人曰：吾有一亲人，病，欲求诊。戴人隔窗望见伯英曰：此公伏大惊恐。故人曰：何以知之？戴人曰：面青脱色，胆受怖也。后会赦乃出，方告戴人。

『按语』

本案介绍张氏精于望诊，仅隔窗观望即得知孙某曾遭受惊恐之事，因其"面青脱色，胆受怖也"。

背疽一百八

一富家女子，十余岁，好食紫樱，每食即二、三斤，岁岁如此，至十余年。一日潮热如劳。戴人诊其两手脉，皆洪大而有力。谓之曰：他日必作恶疮肿毒，热上攻目，阳盛阴脱之证。其家大怒，不肯服解毒之药。不一、二年，患一背疽如盘，痛不可忍。其女忽思戴人曾有是言，再三悔过，请戴人。戴人以铔针绕疽晕，刺三百针，去血一斗。如此三次，渐渐痛减肿消，微出脓而敛。将作痂时，使服十补内托散，乃痊。终身忌口。然目亦昏，终身无子。

肺痈一百九

舞水一富家有二子，长者年十三岁，幼者十一岁，皆好顿食紫樱一、二斤，每岁须食半月。后一、二年，幼者发肺痈，长者发肺痿，相继而死。戴人常叹曰：人之死者，命耶？天耶？古人有诗：爽口味多终作疾。真格言也。天生百果，所以养人，非欲害人。然富贵之家，失教纵欲，遂至于是。

『按语』

一百八、一百九两案介绍富家子弟因好食紫樱，日久而毒热内聚，发痈生疽，由此可知，日常饮食虽不当禁之，但亦不可恣意无度。

咽中刺塞一百十

戴人过瀍阳，强家一小儿，约五、六岁，同队小儿，以蜀黍秸相击，逆芒倒刺于咽中，数日不下粥药，肿大发。其家告戴人。戴人命取水，依《道经》中咒水法：以左手屈中指及无名指，作三山印，坐水盏于其上；右手掐印文，是金枪印；脚踏丁字，立望太阳或灯火；取气一口，吹在净水盏中。咒曰：吾取老君东流顺，老君奉敕①摄去毒水，吾托大帝尊，所到称吾者，各各现帝身，急急如律令。

摄令七遍，吹在盏中。虚搅卓三次为定。其儿咽水下咽，曰我可也。三五日肿散，乃知法亦有不可侮者。

『注释』

①敕（chì斥）：古时自上告下之词。

误吞物咽中一百十一

一小儿误吞一钱，在咽中不下。诸医皆不能取，亦不能下。乃命戴人。戴人熟思之，忽得一策：以净白表纸，令卷实如箸，以刀纵横乱割其端，作髼鬠①之状；又别取一箸，缚针钩于其端，令不可脱，先下咽中，轻提轻抑，一探之，觉钩入于钱窍；然后以纸卷纳之咽中，与钩尖相抵，觉钩尖入纸卷之端，不碍肌肉，提之而出。

『注释』

①髼鬠（péng kuò 朋括）：头发散乱貌。

『按语』

一百十、一百十一两案记载小儿因咽中误入异物，以巧法取出得救。

肠澼下血一百十二

棠溪栾彦刚，病下血。医者以药下之，默默而死。其子企，见戴人而问之曰：吾父之死，竟无人知是何证？戴人曰：病锉①其心也。心主行血，故被锉则血不禁，若血温身热者死。火数七，死必七日，治不当下，若下之，不满数。企曰：四日死，何谓病锉心？戴人曰：智不足而强谋，力不足而强与，心安得不锉也？栾初与邢争屋不胜，遂得此病。企由是大服，拜而学医。

『注释』

①锉：通"挫"。损伤，挫折。

『按语』

本案介绍栾某病下血，误治而死，其子不知死因，张氏解释为栾某因强谋、强力而锉心，血不禁又误下而不满期数而死。

水肿睾丸一百十三

霍秀才之子，年十二岁，睾丸一旁肿脘。

戴人见之曰：此因惊恐得之。惊之为病，上行则为呕血，下则肾伤而为水肿。以琥珀通经散，一泻而消散。

『按语』

霍某之子病睾丸肿，张氏推断因惊恐伤肾而为肿，以下剂一泻病即除。

伏惊一百十四

上渠卜家一男子，年二十八岁，病身弱，四肢无力，面色苍黄，左胁下身侧，上下如臂状，每发则痛无时，食不减，大便如常，小便微黄，已二、三载矣。诸医计穷，求戴人治之。视其部分，乃足厥阴肝经，兼足少阳胆经也。张曰：甲胆乙肝故青。其黄者，脾也。

诊胆脉小，此因惊也。惊则胆受邪，腹中当有惊涎绿水。病人曰：昔曾屯军被火，自是而疾。

戴人夜以舟车百五十丸，浚川散四、五钱，加生姜自然汁，平旦果下绿水四、五行。或问大加生姜何也？答曰：辛能伐木也。下后觉微痛，令再下之，比前药减三之一，又下绿水三、四行。

痛止思食，反有力。戴人谓卜曰：汝妻亦当病。卜曰：太医未见吾妻，何以知之？曰：尔感此惊几年矣？卜省曰：当被火时，我正在草堂中熟寐，人惊唤，我睡中惊不能言，火已塞门，我父拽出我火中，今五年矣。张曰：汝胆伏火惊，甲乙乘脾土，是少阳相火乘脾，脾中有热，故能食而杀谷。热虽能化谷，其精气不完，汝必无子。盖败经反损妇人，汝妻必手足热，四肢无力，经血不时。卜曰：吾妻实如此，亦已五年矣。他日，门人因观《内经》，言先泻所不胜，次泻所胜之论，其法何如，以问张。张曰：且如胆木乘胃土，此土不胜木也。不胜之气，寻救于子，己土能生庚金。庚为大肠，味辛者为金，故大加生姜使伐木。然先不开脾，土无由行也。遂用舟车丸，先通其闭塞之路，是先泻其所不胜；后用姜汁调浚川散大下之，次泻其所胜也。大抵阳干[1]克阳干，腑克腑，脏克脏。

『注释』

①阳干：属阳的天干，即十天干中排列单数的甲、丙、戊、庚、壬。

『按语』

本案中张氏治疗一卜姓男子，凭借望诊、脉象，推断其曾受惊恐而染病，下之，又以生姜之辛伐肝木而愈，张氏推断卜某败经必损妇人，卜某妻子果然亦患病，以辛伐木，舟车丸开脾而愈。

外 伤 形

孕作病治一百十五

一妇人，年四十余得孕。自以为年衰多病，故疾复作，以告医氏。医者不察，加燔针于脐两旁，又以毒药攻磨。转转腹痛，食减形羸，已在床枕。来问戴人。戴人诊其脉曰：六脉皆平，惟右尺脉洪大有力，此孕脉也，兼择食，为孕无疑。左右皆笑之。不数月，生一女子，两目下各有燔针痕，几丧其明。凡治病妇，当先问娠，不可仓卒矣。

『按语』

一妇人怀孕，众多医生不仔细观察，反认为是病邪，攻逐针药，险些害胎，张氏独凭脉象"右尺洪大有力"诊断为孕，后果然得到验证。

杖疮一百十六

戴人出游，道经故息城，见一男子被杖，疮痛焮发，毒气入里，惊涎堵塞，牙禁不开，粥药不下，前后月余，百治无功，甘分于死。戴人先以三圣散，吐青苍惊涎，约半大缶①；次以利膈丸百余粒，下臭恶燥粪，又一大缶；复煎通圣散数钱，热服之；更以酸辣葱醋汤，发其汗。斯须汗吐交出，其人活矣。此法可以救冤。

『注释』

①缶（fǒu 否）：盛酒浆的瓦器。

『按语』

本案记载一男子因受杖刑，外疮感染，牙噤不开，此毒热入里，惊涎聚结而成，张氏以吐、下两法治疗，邪去而安。

落马发狂一百十七

一男子落马发狂，起则目瞪，狂言不识亲疏，弃衣而走，骂言涌出，气力加倍，三、五人不能执缚。烧符作醮①，问鬼跳巫②，殊不知顾；丹砂、牛黄、犀、珠、脑、麝，资财散去，室中萧然③。不远二百里，而求戴人一往。戴人以车轮埋之地中，约高二丈许，上安之中等车轮，其辋④上鏧一穴，如作盆之状，缚狂病人于其上，使之伏卧，以软褥衬之，令一大人于下，坐机一枚，以棒搅之，转千百遭。病人吐出青黄涎沫一、二斗许。绕车轮数匝，其病人曰：我不能任，可解我下。从其言而解之。索凉水，与之，冰水饮数升，狂方罢矣。

『注释』

①醮（jiào 叫）：祭祀，拜祭鬼神。
②跳巫：请巫者跳神。
③萧然：萧条、冷落的样子。
④辋（wǎng 网）：车轮的外框。

『按语』

本案张氏治一男子发狂，认为其精神错乱因痰涎内结而来，却不以药涌，而借助外力，类似晕车之状，使其吐出青黄涎沫，狂病得罢。

太阳胫肿一百十八

麻先生兄村行为犬所啮，舁至家，胫肿如罐，坚若铁石，毒气入里，呕不下食，头痛而重，往问戴人。女僮曰：痛随利减。以槟榔丸下之，见两行不瘥。适戴人自舞阳回，谓麻曰：胫肿如此，足之二阴三阳可行乎？麻曰：俱不可行。如是，何不大下之？乃命夜临卧服舟车丸百五十粒，通经散三、四钱。比至夜半，去十四行，肿立消，作胡桃纹，反细于不伤之胫。戴人曰：慎勿贴膏纸，当令毒气出，流脓血水常行。又一日，戴人恐毒气未尽，又服舟车丸百余粒，浚川散三四钱，见六行。病人曰，十四行易当，六行反难，何也？戴人曰：病盛则胜药，病衰则不胜其药也。六日其脓水尽。戴人曰：脓水行时不畏风，尽后畏风也。乃以愈风饼子，日三服之。又二日，方与生肌散，一敷之而成痂。呜呼！用药有多寡，使差别相悬，向使①不见戴人，则利减之言非也。以此知知医已难，用医尤难。

『注释』

①向使：假使。

『按语』

本案记载麻先生兄被狗咬后腿肿生疮，自服利下药两行不愈。张氏以舟车丸、通经散大下之，下十四行肿立消，又担心毒气未尽，再下之，仅六行。张氏言："病盛则胜药，病衰则不胜其药。"后以祛风生肌药而愈。

足闪肭①痛一百十九

谷阳镇酒监张仲温，谒一庙，观匠者砌露台，高四尺许，因登之，下台，或肭一足，外踝肿起，热痛如火。一医欲以䤵针刺肿出血。戴人急止之曰：肭已痛矣，更加针，二痛俱作，何以忍也？乃与神祐丸八、九十丸，下二十余行。禁食热物。夜半肿处发痒，痛止行步如常。戴人曰：吾之此法，十治十愈，不诳后人。

『注释』

①肭（nú 奴）：扭，折伤。

『按语』

本案记载因足闪肿痛，他医欲以针刺出血，张氏止之，以下法，而肿去痛止。足闪肿痛即是热瘀内结，下后热瘀肿去，邪退而自愈。

膝肭跛行一百二十

葛冢冯家一小儿，七、八岁，膝被肭跛行，行则痛数日矣。闻戴人不医，令人问之。戴人曰：小病耳，教来。是夜以舟车丸、通经散，温酒调而下之。夜半涌泄齐行，上吐一碗，下泄半缶。既上床，其小儿谓母曰：膝膑痒，不可往来。日使服乌金丸，壮其筋骨。一月疾愈而走矣。

『按语』

本案病机同上案，以下则愈，病愈之时一个征兆即"痒"，气血郁滞日久，初得通利，所以发"痒"，是疾病自愈的表现。

杖疮入水一百二十一

小渠袁三，因强盗入家，伤其两胻①外臁，作疮数年不已，脓血常涓涓然，但饮冷则疮间冷水浸淫而出，延为湿疮，来求治于戴人。曰：尔中焦当有绿水二、三升，涎数掬。袁曰：何也？戴人曰：当被盗时，感惊气入腹，惊则胆伤，足少阳经也，兼两外臁皆少阳之部，此胆之甲木受邪，甲木色青，当有绿水。少阳在中焦如沤，既伏惊涎在中焦，饮冷水，咽为惊涎所阻，水随经而旁入疮中，故饮水则疮中水出。

乃上涌寒痰，汗如流水；次下绿水，果二、三升，一夕而痂干，真可怪也。

『**注释**』

①胻（héng 横）：小腿。

『**按语**』

本案袁某小腿外侧生疮，饮冷则疮出水，张氏断为惊则伤胆，惊涎内阻，所以水不下输膀胱而随经旁入疮中。以吐法，上涌寒痰，水不下流，而疮得愈。

卷 八

内 积 形

伤冷酒一百二十二

戴人出游，道经阳夏，问一旧友，其人病已危矣。戴人往视之。其人曰：我别无病。三年前，当隆暑时出村野，有以煮酒馈予者，适村落无汤器，冷饮数升，便觉左胁下闷，渐痛结硬，至今不散。针灸磨药①，殊不得效。戴人诊其两手，脉俱沉实而有力。先以独圣散吐之，一涌二、三升，色如煮酒，香气不变；后服和脾散、去湿药。五、七日，百脉冲和，始知针灸无功，增苦楚矣。

『注释』

①磨药：消散药。

『按语』

本案为恣饮冷酒，脾阳不运，湿痰内聚而致。故以和脾、去湿之法而愈。

心下沉积一百二十三

显庆寺僧应公，有沉积数年，虽不卧床枕，每于四更后，心头闷硬，不能安卧，须起行寺中，习以为常，人莫知为何病，以药请于戴人。戴人令涌出胶涎一、二升，如黑矾水，继出黄绿水，又下脓血数升。自尔①胸中如失巨山，饮饵无算，安眠至晓。

『注释』

①尔：这样。

『按语』

本案寺僧心头闷硬，不能安卧，人莫知为何病，张氏以涌法除湿化瘀治其心下沉积。

茶癖一百二十四

一缁侣[1]，好茶成癖，积在左胁。戴人曰：此与肥气颇同。然瘖疟不作，便非肥气。虽病十年，不劳一日。况两手脉沉细，有积故然。吾治无针灸之苦，但小恼一饷[2]，可享寿尽期。先以茶调散，吐出宿茶水数升；再以木如意揃[3]之，又涌数升，皆作茶色；次以三花神佑丸九十余粒，是夜泻二十余行，脓水相兼，燥粪瘀血，杂然而下；明日以除湿之剂，服十余日，诸苦悉蠲[4]，神清色莹。

『注释』

①缁（zī 资）侣：和尚的朋友。
②一饷：短暂的时间。
③揃（jiǎn 剪）：剪除；讨伐。此处指探吐。
④蠲：除去，减免。

『按语』

茶癖，嗜茶太过，积久所致的癖病。张氏先以茶调散吐出宿茶，后予泻下除湿之剂而愈。

腹胀水气一百二十五

蹴踘[1]张承应，年几五十，腹如孕妇，面黄食减，欲作水气。或令服黄芪建中汤及温补之剂，小溲涩闭，从戴人疗焉。戴人曰：建中汤，攻表之药也。古方用之攻里，已误也，今更以此取积，两重误也。先以涌剂吐之，置火于其旁，大汗之；次与猪肾散四钱，以舟车丸引之，下六缶，殊不困；续下两次，约三十余行，腹平软，健啖如昔。常仲明曰：向闻人言，泻五、六缶，人岂能任？及闻张承应，渠云诚然。乃知养生与攻病，本自不同。今人以补剂疗病，宜乎不效。

『注释』

①蹴踘（cù jū 促居）：古代一种踢球运动。此处指以踢球为业的人。蹴，通

"蹴"，踢。

『按语』

患者乃湿邪内蕴、水气不化之证，用黄芪建中汤实为误治。故张氏以涌剂吐之，舟车丸破气散结。

疝气一百二十六

王亭村一童子，入门，状如鞠恭而行。戴人曰：疝气①也。令解衣揣之，二道如臂。其家求疗于戴人。先刺其左，如刺重纸，剥然有声而断。令按摩之，立软。其右亦然。观者感嗟异之。或问，曰：石关穴也。

『注释』

①疝（xuán 玄）气：生于脐旁两侧像条索状物的病证。

『按语』

张氏以针刺按摩石关穴治疗疝气，令观者感叹称奇。

胸膈不利一百二十七

沈丘王宰妻，病胸膈不利，口流涎沫，自言咽下胃中常雷声，心间作微痛，又复发昏，胸乳之间灸瘢如棋。化痰利膈等药，服之三载，病亦依然。其家知戴人痰药不损，来求之。一涌而出雪白虫一条，长五、六寸，有口鼻牙齿，走于涎中，病者忿而断之，中有白发一茎。此正与徐文伯①所吐宫人发瘕一同，虫出立安。

『注释』

①徐文伯：南北朝时南齐的医学家。

『按语』

宋明帝时，有位宫人腰痛牵心，一发病就痛得昏厥。徐文伯看后认为是"发瘕"，便找来灯油从口灌入，一会儿便吐出一条好似头发的东西，慢慢拉出来，其头如蛇，还能蠕动。徐文伯将其悬挂于梁上，等到它身体里面的水慢慢滴尽，怪物不过一根长头发而已。张氏以痰涌之法令王宰妻涌出雪白虫一条，中有白发一茎，与徐文伯宫人发瘕如出一辙。

冷疾①一百二十八

戴人过醮都营中饮会，邻席有一卒，说出妻事。戴人问其故。答曰：吾妇为室女，心下有冷积如覆杯，按之如水声，以热手熨之如水聚，来已十五年矣。恐断我嗣②，是故弃之。戴人曰：公勿黜③也。如用吾药，病可除，孕可得。卒从之。戴人诊其脉沉而迟，尺脉洪大而有力，非无子之候也，可不逾年而孕。其良人笑曰：试之。先以三圣散吐涎一斗，心下平软；次服白术调中汤、五苓散；后以四物汤和之。不再月，气血合度，数月而娠二子。戴人常曰：用吾此法，无不子之妇，此言不诬矣。

『注释』

① 疾：《四库》本作"积"，可参。
② 嗣：子孙。
③ 黜：乏降，罢退。

『按语』

妇人因病而无子，张氏以吐法先去其病，再调中和血，使病除得子。

积块一百二十九

果菌刘子平妻，腹中有块如瓢，十八年矣。经水断绝，诸法无措①。戴人令一月之内，涌四次，下六次，所去痰约一、二桶。其中不化之物，有如葵菜者，烂鱼肠之状，涌时木如意揎之，觉病积如刮，渐渐而平。及积之既尽，块痕反洼②如臼，略无少损，至是而面有童色，经水既行。若当年少，可以有子。

『注释』

① 措：处置。此处指疗效。
② 洼：凹陷。

『按语』

本案患者腹中有块如瓢，属典型的有形之积。经水断绝乃气机郁滞、瘀血内结而成，故张氏以涌下法治而效显。

肥气积一百三十

阳夏张主簿之妻，病肥气，初如酒杯大，发寒热。十五余年后，因性急悲感，病益甚。惟心下三指许无病，满腹如石片，不能坐卧，针灸匝①矣，徒劳力耳。乃敬邀戴人而问之。既至，断之曰：此肥气也。得之季夏戊己日，在左胁下，如覆杯。久不愈，令人发痎疟。痎疟者，寒热也，以瓜蒂散吐之，鱼腥黄涎约一、二缶，至夜继用舟车丸通经散投之，五更，黄涎脓水相半五、六行，凡有积处皆觉痛；后用白术散、当归散、和血流经之药。如斯涌泄，凡三、四次而方愈。

『注释』

①匝：周遍。此处指用遍。

『按语』

肥气，即肝积。以其似覆杯突出，如肉肥盛之状，故名肥气。本案患者病肥气乃湿浊留恋、气血蕴结所致。鱼腥黄涎能发湿热，湿去后以理气活血之法病愈。

伏瘕一百三十一

汴梁曹大使女，年既笄①，病血瘕数年②。太医宜企贤，以破血等药治之，不愈。企贤曰：除得陈州张戴人方愈。一日，戴承语至汴京，曹大使乃邀戴人问焉。戴人曰：小肠遗热于大肠，为伏瘕，故结硬如块，面黄不月。乃用涌泄之法。数年之疾，不再旬而效，女由是得聘③。企贤问谁治之？曹大使曰：张戴人。企贤立使人邀之。

『注释』

①笄（jī鸡）：指女子15岁成年。
②血瘕数年：原作"数血瘕年"，疑为倒误，据《四库》本改。
③聘：聘取正妻。

停饮一百三十二

一妇从年少时，因大哭罢，痛饮冰水困卧，水停心下，渐发痛闷。医氏咸以为冷积，治之以温热剂，及禁食冷物。一闻茶气，病辄内作，如此数年。燎针烧艾，疮孔数千。

十余年后，小便赤黄，大便秘闷，两目加昏，积水转甚，流于两胁。世谓水癖①，或谓支饮，硇漆、棱、茂，攻磨之药，竟②施之矣。食日衰，积日茂，上至鸠尾，旁至两胁及脐下，但发之时，按之如水声，心腹结硬，手不可近者。月发五、七次，甚则欲死，诸药皆厌，二十余年。求戴人发药。诊其脉，寸口独沉而迟，此胸中有痰。先以瓜蒂散涌痰五、七升；不数日，再越痰水及斗；又数日，上涌数升。凡三涌三下，汗如水者亦三，其积皆去。以流湿饮之药调之，月余大瘥。

『注释』

①水癖：水饮停积于内的病证。
②竟：尽。

『按语』

水饮停积于胸中，气机不得宣通，是为停饮心痛。张氏以脉寸口独沉而迟，诊其胸中有痰为停饮，以涌痰剂治愈。

积气一百三十三

寄西华县庠①山东颜先生，有积二十年。目视物不真，细字不睹，当心如顽石，每发痛不可忍，食减肉消，黑黯满面，腰不能直。因遇戴人。令涌寒痰一大榼②，如片粉；夜以舟车丸、通经散，下烂鱼肠、葵菜汁七、八行，病十去三、四；以热浆粥投之，复去痰一盆，次日又以舟车丸、通经散，前后约百余行，略无少困。不五、六日，面红黯去，食进目明，心中空旷，遂失顽石所在，旬日外来谢。

『注释』

①庠（xiáng 详）：古代的学校，特指乡学。
②榼（kē 棵）：古代盛酒的器具。

『按语』

心如顽石乃痰气交阻、气机壅结，故张氏先以涌痰之法后以舟车丸行气破结而见效。

沉积疑胎一百三十四

修弓杜匠，其子妇年三十，有孕已岁半矣。每发痛则召侍媪①待之，以为将产也。一、二日复故，凡数次。乃问戴人。戴人诊其脉涩而小，断之曰：块病也，非孕也。《脉诀》所谓涩脉如刀刮竹形，主丈夫伤精，女人败血。治之之法，有病当泻之。先以舟车丸百余粒；后以调胃承气汤加当归、桃仁，用河水煎，乘热投之；三、两日，又以舟车丸、桃仁承气汤泻，青黄脓血，杂然而下，每更衣，以手向下推之揉之则出；后三、二日，又用舟车丸，以猪肾散佐之；一、二日，又以舟车丸，通经如前，数服，病十去九；俟晴明，当未食时，以针泻三阴交穴。不再旬，块已没矣。此与隔腹视五脏者，复何异哉？

『注释』

①侍媪（ǎo 袄）：接生的妇女。

『按语』

张氏以脉涩而小诊断为是积非胎，以泻法去其沉积。

是胎非积一百三十五

胡王之妻，病脐下积块，呕食面黄，肌瘦而不月。或谓之干血气①，治之无效。戴人见之曰：孕也。其人不信，再三求治于戴人。与之平药以应其意，终不肯下毒药。

后月到，果胎也。人问何以别之？戴人曰：尺脉洪大也，《素问·阴阳别论》所谓阴搏阳别之脉。

『注释』

①干血气：指干血内结，致月经闭止不行的病证。

『按语』

张氏以尺脉洪大诊断为是胎非积，而后果然得到验证。本案也说明了张氏善体察患者心理，胡王不信张氏的诊断，又再三求治。张氏"以之平药以应其意"，平药则起到安慰剂的作用。

外 积 形

瘤一百三十六

戴人在西华，众人皆讪①以为吐泻。一日，魏寿之与戴人入食肆②中，见一夫病一瘤，正当目之上网内眦，色如灰李，下垂，覆目之睛，不能视物。戴人谓寿之曰：吾不待食熟，立取此瘤。魏未之信也。戴人曰：吾与尔取此瘤何如？其人曰：人皆不敢割。戴人曰：吾非用刀割，别有一术焉。其人从之。乃引入一小室中，令俯卧一床，以绳束其腯，刺乳中大出血，先令以手揉其目，瘤上亦刺出雀粪，立平出户，寿之大惊。戴人曰：人之有技，可尽窥乎。

『注释』

①讪（shàn 善）：讥讽。
②食肆：饮食店。

『按语』

按中医"眼通五脏，气贯五轮"的说法，眼睑属脾，名为肉轮。乳中属足阳明胃经，脾胃脉相联络。阳明为多气多血之腑，故刺乳出血而肿瘤顿消。

胶瘤一百三十七

郜城，戴人之乡也。一女子未嫁，年十八，两手背皆有瘤，一类鸡距①，一类角丸，腕不能钏②，向明望之，如桃胶然。夫家欲弃之。戴人见之曰：在手背为胶瘤，在面者为粉瘤，此胶瘤也。以铦针十字刺破，按出黄胶脓三、两匙，立平，瘤核更不再作。婚事复成。非素明者，不敢用此法矣。

『注释』

①距：雄鸡、雉等的爪子后面突出像脚趾的部分。
②钏（chuàn 串）：臂镯的古称。此处指戴镯子。

『按语』

把肿瘤分类作"外积形"，与现代临床大多把肿瘤放在外科是有相似之处的。从病种来讲，一个是眼内眦肿病，一个是手背瘤，此处论述了粉瘤和胶瘤及两者区别，详论了治疗方法，对现代临床肿瘤学是有启迪意义的。

瘿一百三十八

新寨妇人，年四十余，有瘿三瓣。戴人令以咸吐之，三涌三汗三下，瘿已半消，次服化瘿之药，遂大消去。夫病在上者，皆宜吐，亦自有消息①之法耳。

『注释』

①消息：根据病情进退而用药或饮食进行调治。

『按语』

张氏以三涌三汗三下法消瘿散结。

痔一百三十九

赵君玉常病痔，凤眼草、刺猬皮、槐根、狸首之类皆用之。或以干姜作末，涂猪肉炙食之，大便燥结不利，且瘤①。后数日，因病黄，大涌泻数次，不言痔作。麻先生偶记而书之。君玉自识戴人之后，痔更不发耳。

『注释』

①瘤：《四库》本作"痛"，可参。

『按语』

大便燥结不利，且痛乃大肠燥热之症，故涌泻之法可治。

卷 九

杂 记 九 门

误 中 涌 法

嗽

张板村鹿子春，一小儿七、八岁，夏月病嗽，羸甚。戴人欲涌之。子春以为儿幼弱，惧其不胜，少难之。一日，因饮酒，家人与之酒，伤多乃大吐，吐定而嗽止。盖酒味苦，苦属涌剂。子春乃大悟戴人之言也。

疥

货生药①焦百善云：有荛夫②来买苦参，欲治疥。不识药性缓急，但闻人言可治，浓煎一碗服之。须臾，大吐涎一盆，三、二日疥作痂矣。

赤目

一小儿名德孙，眼发赤。其母买铜绿，欲洗儿目。煎成，家人误与儿饮之。须臾大吐，吐讫立开。

感风寒

焦百善，偶感风寒，壮热头痛。其巷人点蜜茶一碗，使啜之。焦因热服之讫，偶思戴人语曰：凡苦味皆能涌。百善兼头痛，是病在上，试以箸探之毕，其痛立解。

『注释』

①货生药：卖中草药的人。货，卖。
②荛夫：樵夫。荛，柴草。

误中寒凉

经闭

一妇人年二十余岁，病经闭不行，寒热往来，咳嗽潮热。庸医禁切[1]，无物可食。一日当暑出门，忽见卖凉粉者，以冰水和饮，大为一食，顿觉神清骨健，数月经水自下。

下血

一男子脏毒下血，当六月间，热不可堪，自甘于死。忽思冰蜜水，猛舍性命，饮一大盂，痛止血住。

痢

一男子病脓血恶痢，痛不可忍。忽见水浸甜瓜，心酷喜之，连皮食数枚，脓血皆已。人言下痢无正形，是何言也？人止知痢是虚冷，温之、燥之、涩之、截之[2]，此外无术矣。岂知风、暑、火、湿、燥、寒六者，皆为痢。此冰蜜甜瓜所以效也。

『注释』

①禁切：过分强调食物禁忌。
②截之：指用药以控制疾病发作的方法。

临变不惑

涌法

戴人在西华夏公宅，其仆郑驴病，法当吐。命女僮下药，药失不制[1]，又用之太多，涌之不出，反闷乱不醒，乃告戴人。戴人令以薪实马槽，既平，异郑驴卧其上，倒垂其头。须臾大吐，吐讫而快。戴人曰：先宜少进，不涌旋加。

西华一老夫病，法当吐。令门人栾景先下药。景先初学，其人不吐，反下走二行，乃告戴人。戴人令取温齑汁，饮二碗，再下涌药一钱，以鸡翎探之乃吐，既药行，方大吐。吐讫又安。戴人曰：凡用吐药，先以齑汁一碗横截之。药既咽下，待少倾，其鸡翎勿令离口。酸苦咸虽能吐人，然不撩何由出也？李仲安宅四妇人病同，日下涌剂，置燠[2]室中火两盆，其一妇人发昏，众人皆惊。戴人笑曰：内火见外火故然。异之门外，使饮冰雪水立醒。时正雪晴。戴人曰：热见寒则醒。

众由是皆服。非老手识练，必不能镇众人之惊也。

涌嗽

杨寿之妻，病嗽十余年，法当吐之。一日不止，以麝香汤止之；夜半犹不定，再止之；明旦，颇觉恶心，更以人参汤止之，二日稍宁。自下药凡三，来问戴人。不顾，谓栾景先曰：病久嗽，药已擒病，自然迟解。涌后调理，数日乃止。戴人常言：涌后有顿快者；有徐快者；有反闭闷者，病未尽也；有反热者，不可不下也。大抵三日后无不快者。凡下不止者，以冰水解之。凡药热则行，寒则止矣。

『注释』

①药失不制：所用之药未曾依法炮制。
②燠（yù 玉）：暖，热。

当禁不禁病愈后犯禁而死

孟太亨病肿，既平①，当节食及盐、血、房室等。不慎病再，适戴人归家，无救之者，乃死。

郾城董德固，病劳嗽。戴人曰：愈后当戒房事。其病愈，恃其安，触禁而死。死后妻生一子，正当病瘥之日也。董初坚讳②，至是乃彰③。

一宦家小儿病痢，自郾头车载至朱葛寺，入门而死。戴人曰：有病远行，不可车载马驮。病已扰矣，又以车马动摇之，是为重扰，其即死。

阳夏韩氏，为犬所啮，大痛不可忍，偏痒燥，自庄头载至家，二十里，一夕而死。时人皆不知车之误也。戴人常言：伤寒之后，忌荤肉、房事劳；水肿之后，禁房及油盐滋味等三年；滑泄之后，忌油腻。此三者，决不可不禁也。戴人常曰：病久痼闭，忽得涌泄，气血冲和，心肾交媾，阳事必举，尤切戒房室，元气新至。犯之则病再作，恐罪于涌泄。

『注释』

①平：指病愈。
②坚讳：坚决隐瞒。
③彰：明显。

『按语』

本文记述了病愈后犯禁及不知禁忌、反招身死的病例。大病之后，必须守禁。如伤寒之后，忌荤肉、房事；水肿之后，禁房事及油盐滋味；滑泄之后，忌油腻。特别指出，痢疾重症及各种危重病证应注意搬动方法，不可动摇扰乱患者。这一点十分类似现在一些急诊的处理方法。

不 忌 反 忌

不忌口得愈

一男子，病泄十余年。豆蔻、阿胶、诃子、龙骨、枯矾，皆用之矣。中脘、脐下、三里，岁岁灸之。皮肉皴槁①，神昏足肿，泄如泔水，日夜无度。戴人诊其两手脉，沉且微，曰：生也。病人忽曰：羊肝生可食乎？戴人应声曰：羊肝止泄，尤宜服。病人悦而食一小盏许，可以浆粥送之。病人饮粥数口，几半升，续又食羊肝生一盏许，次日泄几七分。如此月余安。此皆忌口太过之罪也。

戴人常曰：胃为水谷之海，不可虚怯，虚怯则百邪皆入矣。或思荤茹②，虽与病相反，亦令少食，图引浆粥，此权变之道也。若专以淡粥责之，则病人不悦而食减，久则病增损命，世俗误人矣。

『注释』

①皴（cūn 村）槁：皱裂枯槁。
②荤茹：荤，鱼肉类食品；茹，蔬菜类食品。

『按语』

男子病泄十余年，久病脾肾两虚，故用收敛固涩之药配中脘、脐下、足三里，岁岁灸之。胃为水谷之海，不可虚怯，虚怯则百邪皆入也，所以不忌口得愈。

不可忌口

戴人常曰：脏毒酒毒；下血呕血；妇人三十以下血闭；六月、七月间脓血恶痢，疼痛不止；妇人初得孕择食者，以上皆不忌口。

『按语』

对于脏毒、酒毒、下血、呕血等疾病，不主张忌口。

高 技 常 孤

戴人常曰：人言我不接众工。戴人曰：余岂不欲接人，但道不同，不相为谋。医之善，惟《素问》一经为祖。有平生不识其面者，有看其文，不知其义者，此等虽曰相亲，欲何说？止不过求一、二药方而已矣。大凡药方，前人所以立法，病有百变，岂可执方？设于富贵之家病者，数工同治，戴人必不能从众工，众工亦不能从戴人，以此常孤。惟书生高士，推者复来，日不离门。戴人又曰：我之术，止可以教，书生不能受医者忽授老书生曰：我是书生，岂不知书生？书生固多许可，以易慢。戴人闻之，曰：彼未尝见予治病，故有是言。若亲见予治病数十人，自反思矣。凡谤我者，皆望风取信于群医之口也。孔子曰：浸润之谮[①]，肤受之愬[②]不行焉，可谓明也已矣。

『注释』

①谮（zèn 怎四声）：谗毁，诬陷。
②愬（sù 素）：诉说，告发。

『按语』

张氏具有独特的学术思想和中医临床诊疗水平，技艺高超，与众不同。

群 言 难 正

谤吐

或言：人有病，不可吐，人身骨节间皆有涎，若吐出骨节间涎，令人偏枯。戴人闻之曰：我之药，止是吐肠胃间久积，或膜盲间宿沫，皆是胃膈中溢出者，夫下与吐一理也[①]。但病有上下，故用药有逆顺耳。

『注释』

①夫下与吐一理也：原无，据《四库》本补。

『按语』

世人反对吐法者认为吐法"吐出骨节间涎，令人偏枯"。张氏认为对于肠胃间久积，偏于上则用吐法，偏于下则用下法，顺势而为。

谤三法

或言：戴人汗、下、吐三法，欲该^①天下之医者，非也。夫古人医法未备，故立此三法。后世医法皆备，自有成说，岂可废后世之法，而从远古？譬犹上古结绳，今日可废书契而从结绳乎？戴人问之曰：易之法虽多，不离八卦五行；刑章^②虽多，不过笞杖徒流^③。岐伯知其要者，一言而终。然则岐伯亦诳人乎？大抵举纲则简，计目则繁。

『注释』

①该：通"赅"，包括。
②刑章：刑法。
③笞杖徒流：古代的四种刑罚。笞，用荆条或竹板敲打臀、腿或背；杖，用大荆条或大竹板捶击犯人的背、臀或腿部；徒，罚服劳役；流，把罪人放逐到远方。

『按语』

张氏汗吐下三法为中医治疗学的一个组成部分，后世又发展出各种治法。善用者当以汗吐下为纲，提纲挈领，灵活把握，不可拘泥。

谤峻药

或言：戴人用药皆峻激，乃《本草》中下品药也，岂可服哉？戴人曰：甚矣。人之不读书！《本草》言上药为君，中品为臣，下品为佐使者，所以辩其性刚柔也。《内经》言：所谓君臣佐使者，非本草中三品之谓也。主治之为君，次君之谓臣，应臣之为佐使。假如大黄能治此病，则大黄为君；甘遂能治此病，则甘遂为君矣。若专以人参、黄芪治人之邪气，此庸工所以常误人命也。

李嗣荣言：京中闲人云：戴人医杀^①二妇，遂辞太医之职而去。又有人云：昔曾医杀颍守，私遁而去。麻知几初闻亦疑之，乃载见戴人于颍阳。观其用药，百发百中，论议该赡^②，应变无穷。其所治之疾，则不二、三十年，即十年，或五、六年，应手辄愈。群医之领袖，无以养生。及其归也，谤言满市，皆曰：戴人医杀仓使、耿四而去。时仓使以病卒，与余未尝通姓名。耿四病嗽咯血，曾问戴人。戴人曰：公病消困，不可峻攻，宜以调养。戴人已去，后而卒矣。麻先生乃肖李嗣荣所言，皆诬也，凡余所治之病，皆众坏之证^③，将危且死而治之，死则当怨于戴人。又戴人所论按经切理④，众误皆露，以是嫉之。又戴人治病，多用峻激之药，将愈未愈之间，适戴人去。群医毁之曰：病为戴人攻损，急补之。遂用相反之药。如病愈，则我药可久服，攻疾之药可暂用。我方攻疾，岂欲常服哉？疾去则止药。若果欲养气，五谷、五肉、五菜，非上药耶？亦安在枯草死木之根核哉？

『注释』

①医杀：指误治而造成病人死亡。
②该赡：完备充足。该，通"赅"，完备。赡，充足。
③众坏之证：其他众医治坏的病证。
④按经切理：依照医经切合医理。

『按语』

张氏用药多峻激，遭闲人谤言。临床用峻药还是缓药并不重要，重要的是临床审机辨证，力求实效。故麻知几给张氏以正确的评价："其用药百发百中，论议该瞻，应变无穷。其所治之疾，应手辄愈。"

病人负德愈后吝财

南乡刀镊工卫氏病风，半身无汗，已再中矣。戴人以三法疗之，寻①愈。恐其求报，乃绐②曰：余夜梦一长髯人，针余左耳，故愈。巫者武媪，年四十，病劳三年，羸瘦不足观，诸医技绝。适五、六月间求治，愿奉白金五两。戴人治之，五、六日而安。止答曰：白金三两。乃曰：一道士投我一符，焚而吞之，乃痊。如此等人，不可胜计。若病再作，何以求治？至有耻前言③，而不敢复求治疗，而杀其身者。此所以世之庸工，当正病时，以犀、珠、龙、麝、丁、沉、木、乳，乘其急而巧取之。然君子博爱，贤愚亦不当效若辈④也。

『注释』

①寻：不久。
②绐（dài带）：欺诒。
③耻前言：羞愧以前说过的话。
④若辈：这类人。若，此。

『按语』

在诊治疾病的过程中会遇到如文中病人一股负德吝财的情况，然而张氏文中之意为即使有负德吝财的情况出现，作为医者还是应该一如既往地诊疗疾病，是为君子。

同类妒才群口证戴人

有扶救之功，如死，我则有攻击①之罪，明者不可不察也。麻先生常见他医言戴人能治奇病，不能治常病；能治杂病，不能治伤寒。他日见戴人，问以伤寒事。超然独出仲景言外之意，谓余曰：公慎勿嬲②仲景纸上语，惑杀世人。

余他日再读仲景，方省其旨。戴人云：人常见伤寒疫气动时辄避，曰：夫伤寒多变，须朝夕再视。若十人病，已不能给③，况阖④郡之中，皆亲故人乎？其死生常在六、七日之间，稍不往视，别变矣。以此他医咸诮⑤之，以为不能治伤寒。盖未常窥其涯涘⑥，浪⑦为之訾⑧云。

『注释』

①攻击：攻伐太过。
②嬲（tì 替）：困扰。
③给：供给。此处指顾及。
④阖（hé 合）：全。
⑤诮（qiào 窍）：讥讽。
⑥涯涘（yá sì 牙似）：边际，界限。
⑦浪：轻易，随便。
⑧訾（zǐ 紫）：诋毁，指责。

『按语』

麻先生常听其他医者说张氏"能治奇病，不能治常病；能治杂病，不能治伤寒"。而当他当面听张氏论治伤寒后，慨然叹其超然独出仲景言外之意。张氏"公慎勿嬲仲景纸上语，惑杀世人"，已成为警示后学的千古名句。

卷 十

撮 要 图

难素撮要究治识病用药之图

太易 未见气也	太初 气之始也	太极		太始 形之始也	太素 质之始也
甲 胆　乙 肝	丙 小肠　丁 心	戊 胃　己 脾	庚 大肠　辛 肺	壬 膀胱	癸 肾

三焦	大肠	小肠	包络	心	肺	胆	胃	膀胱	肝	肾	脾
寅相 火手 少阳	卯燥 金手 阳明	辰寒 水手 太阳	巳风 木手 厥阴	午君 火手 少阴	未湿 土手 太阴	申相 火足 少阳	酉燥 金足 阳明	戌寒 水足 太阳	亥风 木足 厥阴	子君 火足 少阴	丑湿 土足 太阴

从　其　气　则　和　违　其　气　则　病

是动则病者， 气之所感也。	天之邪，感则害人 五脏，肝、心、脾、 肺、肾，实而不满。 可下之而已也。	水谷之寒热，感则害人 六腑。胆、胃、三焦、 膀胱、大肠、小肠，满 而不实。可吐之而已也。	地之湿气，感则害 人皮肉、筋脉、肌 肤，从外而入。可 汗之而已也。	所生病者， 血之所成也。

天地六位藏象之图

此论元无此图添之

属上二位天	太虚	金金火合德	燥金主清	肺 上焦 象天	下络大肠
属	天面	火	君火主热	心 包络	下络小肠
属中二位人	风云之路	水木火合德	风木主温	肝 中焦 象人	下络胆经
属	万物之路	火	相火主极热	胆次	卷终
属下二位地	地面	土水二合德	湿土主凉	脾 下焦 象地	下络肾
属	黄泉	水	寒水主寒	肾 黄泉	旁络膀胱

『原文』

外有风寒暑湿，属天之四令，无形也。

内有饥饱劳逸，属天之四令，有形也。

一者，始因气动而内有所成者，谓积聚、癥瘕、瘤气、瘿起、结核、狂瞀、癫痫。疏曰：癥，坚也，积也；瘕，气血也。

二者，始因气动而外有所成者，谓痈肿、疮疡、疥癣、疽痔、掉瘛①、浮肿、目赤、熛疹、胕肿、痛痒之类是也。

三者，不因气动而病生于内者，谓留饮、癖食、饥饱、劳损、宿食、霍乱、悲、恐、喜、怒、想慕、忧结之类是也。

四者，不因气动而病生于外者，谓瘴气、贼魅、虫蛇、蛊毒、伏尸、鬼击、冲搏、坠堕、风、寒、暑、湿、斫[2]、射、割、刺之类是也。

『 注释 』

① 瘛（chì 翅）：痉挛的症状。
② 斫（zhuó 酌）：用刀斧等砍或削。

风木郁之病

故民病胃脘当心而痛，四肢两胁、咽膈不通，饮食不下，甚则耳鸣眩转，目不识人，善僵仆，筋骨强直而不用，卒倒而无所知也。

暑火郁之病

故民病少气、疮疡、痈肿，胁肋、胸背、首面、四肢膹膜胪胀，疡痱呕逆，瘛疭，骨痛节疼，及有动，泄注下，温疟，腹中暴痛，血溢流注，精液衰少，目赤心痛，甚则瞀闷、懊恼，善暴死也。

湿土郁之病

故民病心腹胀，腹鸣而为数后，甚则心痛、胁膜、呕逆、霍乱、饮发注下、胕肿、身重，脾热之生也。

燥金郁之病

故民病咳逆，心腹满引少腹，善暴痛，不可反侧，嗌干，面尘色恶，金胜而木病也。

寒水郁之病

故民病寒客心痛，腰椎痛，大关节不利，屈伸不便，善厥，痞坚腹满，阴乘阳故也。

初 之 气

自大寒至立春、春分，厥阴风木之位，阳用事而气微。故曰：少阳得甲子，元头常准，以大寒交初之气，分以六周，甲子以应六气，下傲一月。正月、二月少阳，三阴三阳亦同。

二 之 气

春分至小满，少阴君火之位。阳气清明之间，又阳明之位。

三 之 气

小满至大暑，少阳相火之位。阳气发，万物俱成，故亦云太阳旺。其脉洪大而长，天气并万物，人脉盛衰。造物造化亦同。

四 之 气

大暑至秋分，太阴湿土之位。天气吉感，夏后阴已用事，故曰：太阴旺。此三阴三阳，与天气标本阴阳异矣。脉缓大而长。燥金旺，紧细短涩。以万物干燥，明可见矣。

五 之 气

秋分至小雪，阳明燥金之位。气衰阴盛，故云金气旺，其脉细而微。

终 之 气

小雪至大寒，太阳寒水之位。阴极而尽，天气所收，故曰：厥阴旺。厥者，尽也。

风木肝酸达针

与胆为表里，东方木也，色青，外应目，主治血。芍药味酸微寒，泽泻咸平，乌梅酸热。

诸风掉眩，皆属于肝木，主动。治法曰：达者，吐也。其高者，因而越之。可刺大敦，灸亦同。

暑火心苦发汗

与小肠为表里，南方火也，色赤①，外应舌，主血运诸经。大黄苦寒，木香苦温，黄连苦凉，没药苦热。

诸痛痒疮疡，皆属于心火。治法曰：热者汗之，令其疏散也。可刺少冲，灸之亦同。

『注释』

①南方火也，色赤：原作"南方火色"，据上下文义改。

湿土脾甘夺针

与胃为表里，中央土也，色黄应唇，主肌肉，应四时。蜜甘凉，甘草甘平。
诸湿肿满，皆属于脾土。治法曰：夺者，泻也。分阴阳，利水道。可刺隐白，灸亦同。

燥金肺辛清针

与大肠为表里，西方金也，色白，外应皮毛、鼻，亦行气。干姜辛热，生姜辛温,薄荷辛凉。

诸气膹郁,皆属于肺金。治法曰:清者,清膈、利小便、解表。可刺少商,灸亦同。

寒水肾咸折针

与膀胱为表里,北方水也,色黑,外应耳,主骨髓。牡蛎咸寒,水蛭咸寒。诸寒收引,皆属于肾水。治法曰:折之,谓抑之,制其冲逆。可刺涌泉,灸亦同。

大寒子上初之气

初之气为病,多发咳嗽、风痰、风厥、涎潮、痹塞、口喎、半身不遂、失音、风癫、风中、妇人胸中留饮、两脐腹微痛、呕逆、恶心、旋运、惊悸、狂惕、心风、搐搦、颤掉。初之气病,宜以瓜蒂散吐之,在下泄之。

春分卯上二之气

二之气为病,多发风温、风热。经曰:风伤于阳,湿伤于阴。微头痛身热,发作风温之候。风伤于卫气也,湿伤于脾气也。是以风温为病,阴阳俱自浮,汗出,身重,多眠,鼻息,语言难出。此以上二证,不宜下。若与巴豆大毒丸药,热证并生,重者必死。二之气病,宜以桂枝麻黄汤,发汗而已。

小满巳上三之气

三之气为病,多发热,皆传足经者多矣。太阳、阳明、少阳、太阴、少阴、厥阴。太阳者,发热恶寒、头项痛、腰脊强;阳明者,身热、目疼、鼻干、不得卧;少阳者,胸胁痛、耳聋、口苦、寒热往来而呕。此三阳属热。太阴者,腹满、咽干、手足自温、自利不渴,或腹满时痛;少阴者,故口燥舌干而渴;厥阴者,腹满囊缩、喘热闷乱、四肢厥冷、爪甲青色。三之气病,宜以清凉,上温下养,不宜用巴豆丸下之。

大暑未上四之气

　　四之气为病，多发暑气、头痛、身热、发渴。不宜作热病治，宜以白虎汤。得此病不传染，次发脾泄、胃泄、大肠泄、小肠泄、大瘕泄、霍乱吐泻、下痢及赤白相杂、水谷不分消、肠鸣切痛、面浮足肿、目黄口干、胀满气痞、手足无力。小儿亦如此。四之气病，宜渗泄，五苓散之类。

秋分酉上五之气

　　五之气为病，多发喘息、呕逆、咳嗽及妇人寒热往来、痎疟、痹痔、消渴、中满、小儿斑、瘾、疮疱。五之气病，宜以大、小柴胡汤，宜解治表里之类。

小雪亥上终之气

　　终之气为病，多发风痰、风寒湿痹四肢。秋收多，冬水复旺，水湿相搏，肺气又衰。冬寒甚，故发则收，则痿厥弱，无以运用，水液澄清冷，大寒之疾。积滞、瘕块、寒疝、血瘕，凡气之疾。终之气病，宜破积发汗之类。

肝之经足厥阴风乙木

　　是动则病腰痛不可以俛仰、丈夫㿉疝，妇人少腹肿，甚则嗌干、面尘脱色。是肝所生病者，胸满、呕逆、飧泄、狐疝、遗溺、闭癃。为此诸病。

胆之经足少阳风甲木

　　是动则病口苦、善太息、心胁痛、不能转侧，甚则面微有尘、体无膏泽、足外反热，是为阳厥。是主骨所生病者，头痛、颔痛、目内眦痛、缺盆中肿痛、腋下肿、马刀挟瘿、汗出振寒、疟、胸胁肋髀膝外至胫绝骨外踝前及诸节皆痛、小指次指不用。为此诸病。

心之经手少阴暑丁火

是动则病嗌干、心痛、渴而欲饮，是为臂厥。是主心所生病者，目黄、胁痛臂内后廉痛厥、掌中热痛，为此诸病。

小肠经手太阳暑丙火

是动则病嗌痛颔肿、不可以顾、肩似拔、臑似折。是主液所生病者，耳聋、目黄、颊肿，颈、颔、肩、臑、肘、臂外后廉痛，为此诸病。

脾之经足太阴湿己土

是动则病舌本强、食则呕、胃脘痛、腹胀、善噫、得后与气则快然如衰，身体皆重。是主脾所生病者，舌本痛、体不能动摇、食不下、烦心、心下急痛、溏瘕泄、水闭、黄疸、不能卧、强立、股膝内肿厥、足大指不用。为此诸病。

胃之经足阳明湿戊土

是动则病洒洒振寒、善呻数欠、颜黑、至则恶人与火、闻木声则惕然而惊、心欲动、独闭户塞牖而处，甚则欲上高而歌、弃衣而走、贲响腹胀，是为骭厥。是主血所生病者，狂疟、温淫、汗出、鼽衄、口喎、唇胗、颈肿、喉痹、大腹水肿、膝膑肿痛，循膺乳气冲股、伏兔、骭外廉、足跗上皆痛、中指不用。气盛则身以前皆热。其有余于胃，则消谷善饥、溺色黄；气不足，则身以前皆寒栗、胃中寒、则胀满。为此诸病。

心包络手厥阴为母血

是动则病手心热、臂肘挛急、腋肿，甚则胸胁支满、心中憺憺大动、面赤目黄、喜笑不休。是主脉所生病者，烦心，心痛，掌中热。为此诸病。

三焦经手少阳为父气

是动则病耳聋、浑浑焞焞、嗌肿喉痹。是主气所生病者，汗出、目锐眦痛、耳后、肩、臑、肘、臂外皆痛、小指次指不用。为此诸病。

大肠经手阳明燥庚金

是动则病齿痛、颈肿。是主津液所生病者，目黄、口干、鼽衄、喉痹、肩前臑痛、大指、次指痛不用。气有余，则当脉所过者热肿；虚则寒栗不复。为此诸病。

肺之经手太阴燥辛金

是动则病肺胀满、膨膨而喘咳、缺盆中痛，甚则交两手而瞀，此为臂厥。是主肺所生病者，咳、上气喘、渴、烦心、胸满、臑臂内前廉痛厥、掌中热。气盛有余，则肩背痛、风寒汗出中风、小便数而欠；气虚则肩背痛寒，少气不足以息、溺色变。为此诸病。

肾之经足少阴寒癸水

是动则病饥不欲食、面如漆柴、咳唾则有血、喝喝、坐而欲起、目𥆧𥆧如无所见、心如悬、若饥状。气不足则善恐、心惕惕如人将捕之，是为骨厥。是主肾所生病者，口热舌干、嗌肿上气、嗌干及痛、烦心、心痛、黄疸、肠澼、脊股内后廉痛、痿厥、嗜卧，足下热而痛。为此诸病。

膀胱经足太阳寒壬水

是动则病冲头痛、目似脱、项如拔、脊痛、腰似折、髀不可以曲、腘如结、踹如裂，是为踝厥。是主筋所生病者，痔、疟、狂癫疾、头囟项痛、目黄泪出、骭骱、项、背、腰、尻、腘、踹、脚皆痛，小指不用，为此诸病。

风治法：风淫于内，治以辛凉，佐以甘苦，以甘缓之，以辛散之。

防风通圣散　天麻散　防风汤　祛风汤　小续命汤　消风散　排风汤

暑治法：热淫于内，治以咸寒，佐以甘苦，以酸收之，以苦发之。

白虎汤　桂苓汤　玉壶丸　碧玉散　玉露散　石膏汤

湿治法：湿淫于内，治以苦热，佐以咸淡，以苦燥之，以淡泄之。

白术木香散　桂苓白术丸　五苓散　葶苈木香散　益元散　神助散

火治法：火淫于内，治以咸寒，佐以甘辛，以酸收之，以苦发之。

凉膈散　解毒丸　神功丸　八正散　调胃散　大小承气汤

燥治法：燥淫于内，治以苦温，佐以甘辛，以辛润之，以苦下之。

神功丸　麻仁丸　脾约丸　润体丸　润肠丸　四生丸　葶苈散

寒治法：寒淫于内，治以甘热，佐以苦辛，以辛散之，以苦坚之。

姜附汤　四逆汤　二姜汤　术附汤　大戊己丸　附子理中汤

『按语』

张氏根据《内经》理论，分别论述了风、暑、湿、火、燥、寒外感六淫的治疗大法和配伍原则，并列举了代表方剂，对外感病的治疗有一定指导意义。

六门病证药方

风门独治于内者：

防风通圣散　防风天麻丸　防风汤　小续命汤　消风散　祛风丸　承气汤　陷胸汤　神芎丸　大黄丸　备急丹

暑门独治于外者：

白虎汤　桂苓甘露散　化痰玉壶丸　益元散　玉露散　石膏散　拔毒散　水澄膏　鱼胆丸　金丝膏　生肌散

湿门兼治于内者：

五苓散　葶苈木香散　白术木香散　益元散　大橘皮汤　桂苓白术丸　神助散　大柴胡汤　小柴胡汤　柴胡饮子　防风通圣散　防风当归饮子

火门兼治于外者：

凉膈散　黄连解毒汤　泻心汤　神芎丸　八正散　调胃散　调胃承气汤　桂

苓汤　麻黄汤　小建中汤　升麻汤　五积散

　　燥门先治于内，后治于外者：

　　神芎丸　脾约丸　麻仁丸　润体丸　四生丸

　　谓寒药攻其里，大黄兼牵牛之类。

　　谓热药攻其表，桂枝、麻黄、升麻之类。

　　姜附汤　四逆汤　二姜汤　朮附汤

　　寒门先治于外，后治于内者：

　　大已寒丸　理中丸

　　谓热药攻其表，谓寒药攻其里。

《内经》湿变五泄

　　六气属天，无形，风、暑、湿、火、燥、寒。

　　五形湿属戊己，湿入肺经为实。

　　六味属地，有质，酸、苦、甘、辛、咸、淡。

　　五脏湿属脾胃，湿入大肠为虚。

胃 泄 风 湿

　　夫胃泄者，饮食不化，完谷出，色黄，风乘胃也，宜化剂之类。

脾 泄 暑 湿

　　夫脾泄者，腹胀满注，实则生呕逆。三证宜和剂、淡剂、甘剂、清剂之类。

大肠泄燥湿

　　夫大肠泄者，肠鸣切痛。先宜寒剂夺之，次甘剂分其阴阳也。

小肠泄热湿

夫小肠泄者，溲而便脓血，少腹痛。宜寒剂夺之，淡剂、甘剂分之。

大瘕泄寒湿

夫里急后重，数至圊而不能便。先宜清剂、寒剂夺之，后以淡剂、甘剂分之。或茎中痛，亦同。

《金柜》十全之法

飧泄：春伤于风，夏必飧泄。暮食不化，亦成飧泄。风而飧泄者，先宜发剂，次宜淡剂、甘剂、分剂[①]之类。

洞泄：春伤于风，邪气留连，乃为洞泄，泻下褐色。治法同上。又宜灸水分穴。湿气在下，又宜以苦剂越之。

洞泄寒中：洞泄寒中，俗呼曰休息痢。洞泄，属甲乙风木，可灸气海、水分、三里，慎勿服峻热之药。小便涩则生；足肿、腹胀满者，死于庚辛之日；如尸臭者不治。

霍乱：吐泻水谷不化，阴阳错乱。可服淡剂，调以冰水，令顿服之则愈。

注下：火气太过，宜凉剂，又宜淡剂，调冰水，令顿服之则愈。此为暴下不止也。

肿蛊：三焦闭涩，水道不行，水满皮肤，身体痞肿。宜越剂、发剂、夺剂。

膜胀：浊气在上不散，可服木香槟榔丸、青皮、陈皮。属大肠，为浊气逆，肺金为清气逆，气化则愈矣。

肠鸣：燥湿相抟为肠鸣；中有湿，亦为肠鸣；火湿相攻，亦为肠鸣。治法同上，治之大效。

支满鹜溏：上满而后泄，下泄而后复上满。治法同上。久则反寒，治法同寒中。如鹜溏而肠寒者，亦斯义。风湿亦有支满者。

肠澼：大、小便脓血，治法同上。又宜不二丸、地榆散、驻车丸及车前子等药，次宜淡剂、甘剂、分剂之类。

脏毒：下血，治法同上。又宜苦剂、夺剂，以苦燥之。如酒毒下血同。

大、小便血：大、小便治法同上。血温身热者死，火之成数②，七日而死。如尸臭者不治。

脱肛：大肠热甚也。用酸浆水煎三、五沸，稍热漉洗三、五度，次以苦剂坚之则愈。

广肠痛：治法同上。又大黄牵牛丸、散，夺之法，燥涩亦同。痔漏、广肠痛、肠风下血，皆同脏毒治法。

乳痔肠风：必肛门左右有核。《内经》曰：因而饱食，筋脉横解，肠澼为痔。属大肠经，可服枳壳之属。大癖生肠风，乳痔相连。

『注释』

①分剂：具有分利小便作用的方剂。

②火之成数：古人用数字表示五行的生成，其中火之生数为二，成数为七。

『按语』

张氏在本篇中阐释了"十法"的应用。春伤于风则发为飧泄，邪气留连，乃为洞泄，治疗应先宜发剂，次用甘淡、分利之药物；洞泄寒中，又名休息痢，可灸气海、水分、足三里，慎勿服峻热之药；霍乱、注下，用冷水调服淡剂可愈；肿蛊是因三焦水道不通所致，宜用越剂、发剂、夺剂；值得注意的是，膜胀、肠鸣、支满鹜溏、肠澼、脏毒、大小便血的治疗方法相似，首先气化在上之不散浊气，然后再随证治疗；治疗脱肛、广肠痛，先用酸浆水煎沸清洗，再给予苦剂坚之则愈。

《金柜》十全五泄法后论

天之气一也。一之用为风、火、燥、湿、寒、暑。故湿之气，一之一也，相乘而为五变，其化在天为雨，在地为泥，在人为脾，其则为泄。故风而湿其泄也，胃暑而湿其泄也，脾燥而湿其泄也，大肠热而湿其泄也，小肠寒而湿其泄也。

大瘕，若胃泄①不已，变而为飧泄；飧泄不已，变而为洞泄；洞泄不已，变而为脾泄寒中。此风乘湿之变也。若脾泄不已，变而为霍乱；霍乱不已，变而为注下；注下不已，变而为肿蛊。此暑乘湿之变也。若大肠泄不已，变而为膜胀；膜胀不已，变而为肠鸣；肠鸣不已，变而为支满鹜溏。此燥乘湿之变也。若小肠泄不已，变而为肠澼；肠澼不已，变而为脏毒；脏毒不已，变而为前后便血。此热乘湿之变也。若大瘕泄不已，变而为脱肛；脱肛不已，变而为广肠痛；广肠痛不已，变而为乳痔肠风。此寒乘湿之变也。凡此二十五变，若无湿则终不成疾。况脾胃二土，共管中州，脾好饮，脾亦恶湿，此泄之所由生也。

凡下痢之脉，微且小者生，浮大者死。水肿则反是，浮大者生，沉细者死。夫病在里脉沉，在表脉浮。里当下之，表当汗之。下痢而脉浮滑，水肿者脉沉细，表里俱受病，故不治也。凡脏血便血，两手脉俱弦者死绝，俱滑大者生，血温身热者死。王太仆则曰：若下血而身热血温，是血去而外逸也，血属火故也。七日而死者，火之成数也。

夫飧泄得之于风，亦汗可愈。或伏惊怖，则胆木受邪，暴下绿水。盖谓戊己见伐于甲木也。婴儿泄绿水，《素问》有婴儿风，理亦如之。洞泄者，飧泄之甚，但飧泄近于洞泄，洞泄久则寒中，温之可也。治法曰：和之则可也，汗之则不可。盖在腑则易治，入脏则难攻。洞泄寒中，自腑而入脏，宜和解而勿争。

水肿之作者，未遽而然也。由湿遍于大肠，小溲自涩，水湿既潴，肿满日倍，面黄腹大，肢体如泥，湿气周身，难专一法。越其高而夺其下，发其表而渗其中，酸收而辛散，淡渗而苦坚，用攻剂以救其甚，缓剂以平其余。如是则孤精得气，独魄反阳，亦可保形，陈莝去而净府洁矣。

彼豆蔻、乌梅、罂粟囊勿骤用也。设病形一变，必致大误。

或通而塞，或塞而通，塞塞通通，岂限一法？世俗止知塞剂之能塞，而不知通剂之能塞者，拘于方也！凡治湿，皆以利小溲为主。诸泄不已，宜灸水分穴，谓水谷之所别也。脐之上一寸半，灸五、七壮。腹鸣如雷，水道行之候也。凡湿勿针。《内经》虽云缪刺其处，莫若以张长沙治伤寒法治之。盖泄者，亦四时伤寒之一也。仲景曰：上涌而下泄，表汗而里攻，半在表，半在里，则宜和解之，表里俱见，随证渗泄。此虽以治伤寒，其于治湿也同。仍察脉以视深浅，问年壮以视虚实，所投必如其意矣。

顷商水县白堤酒监单昭信，病飧泄，逾年不愈。此邑刘继先命予药之。为桂枝麻黄汤数两，一剂而愈。因作五泄图，撮《难》《素》本意。书录于上，刊而行之，诚有望于后之君子，戴人张子和述。以上之图，校改为篇法。

『注释』

①泄：原缺，据文义补。

『 按语 』

湿气或与其他五气相杂入侵人体，可发生泄泻。如大瘕泄的病变与湿气密切相关，胃泄不已变为飧泄，飧泄不已，变为洞泄，随着病情逐渐加重，最后发生乳痔肠风等。这些病变的发生均是寒乘湿之变。下痢、水肿、脏毒便血等疾病的情况可在人体的脉象上反映出来，并以此提出治疗原则。婴儿风是由于风气夹杂惊恐侵入小儿内脏，发生婴儿泄绿水的现象，治疗采用和解之法。

张氏在本篇中首先提到治疗水肿之疾不可用一种方法，当吐、汗、利小便三法合一，酸、淡等诸味同用，方能治愈。此外，不能骤然用豆蔻、乌梅等收敛之物。凡治湿，应以利小便的方法为主，也可灸水分穴，但不能用针刺的方法。在治疗时，一定要根据脉象辨表里、问诊察虚实，再根据疾病情况而随证治疗。

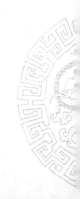

卷 十 一

风 论

论曰：人之生也，负阴而抱阳。人居一气，道在其中矣。外有八邪之相荡，内有喜怒之交侵，真气内弱，风邪袭之。风之伤人，或为寒热，或为疼痛，或为偏枯，或为拘挛，其候不一。风者，善行而数变。此乃风者，百病之始，万病之长也。盖内不得通，外不得泄，此谓之病生于变乱也。或失音而昏冒，或口目而喝斜，可用三圣散吐之；或不知人事者，或牙关紧急者，粥不能下、不能咽者，煎三圣散，鼻内灌之，吐出涎沫，口自开也；次服无忧散、通解丸、通圣、凉膈、人参半夏丸、桂苓甘露散，消风散热，除湿润燥养液之药，排而用之。切忌鸡、猪、鱼、兔、油腻、酒醋、荞面动风之物及引痰之食。

大凡头风眩晕，手足麻痹，胃脘发痛，心酸满闷，按之有声，皆因风。风、寒、湿三气杂至，合而为痹也。在上谓之停饮，可用独圣散吐之；吐讫，后服清上辛凉之药，通圣散加半夏之辛。仲景云：此痰结胸中而致也。

大凡风痫病发，项强直视，不省人事，此乃肝经有热也。或有咬牙者，先用葶苈苦酒汤吐之；吐后，可服泻青丸下之；次服加减通圣散。显[1]咬牙证，用导赤散治之则愈。如病发者，可用轻粉、白矾、礞石、代赭石，发过米饮调之。《经》云：重剂以镇之。

大凡人病雷头懒子，俗呼之谬名也。头痛昏眩，皆因浴发而得之，即为首风。此因邪风在于胸中，热甚化而为痰，风之所致也。可以茶调散吐之；吐讫，次用藏用丸下之；后可服乌荆丸。

若是雷头者，上部多有赤肿结核，或面热无汗。《经》云：火郁发之、开导之、决之。可用铍针出血则愈。《灵枢经》云：夺血者无汗，夺汗者无血。血汗俱荡，岂不妙哉！衰老者，可用凉膈解毒，消风散热为治；年壮者，可以荡涤积热，大黄、牵牛，气血宣通，便无壅滞而愈。

凡人患目肿，经年不瘥，俗言头风所注。更加头痛者，岂非头风者欤？此乃足厥阴肝之经，手少阴心之经，兼五脏俱有大热也。可先用通解丸，通利大、小便，后用大黄越桃饮子。治肝热者，羌活、决明散服之，大有神效，验矣！

凡目有泪出，俗言作冷泪者，非也。《内经》曰：肝液不禁，此大热熏蒸于肝也。热极生风，风冲于外，火发于内，风热相抟，此大泪出也。内外皆治，可以愈也。治外以贝母一枚，白腻者，加胡椒七枚，不犯铜铁，细研，临卧点之；治内者，祛风散热之剂，可用当归饮子服之；阳热极甚者，目睛发痛不可忍者，可用四物汤，加汉防己、草龙胆，送下神芎丸五、七十丸，利三、五行则愈。

凡人病痰发者，其证不一，盖有五焉：一曰风痰，二曰热痰，三曰湿痰，四曰酒痰，五曰沫[②]痰。诸痰在于膈上，使头目不能清利，涕唾稠粘，或咳唾喘满，或时发潮热，可用独圣散吐之，次服加减饮子，或疏风丸，间[③]而服之。《内经》曰：所谓流湿润燥之义也。

凡人但冒风邪温病，前三日在表，未入于里。其候头项强痛，身热恶风寒，有汗无汗，腰痛不能俯仰，可用益元散五钱，通圣散五钱，相合服之，名曰"双解散"。用水一大碗，生姜十余片，连须葱白五、七茎，豆豉一撮，煎至三、五沸，去滓，先服大半；良久，以钗子探咽喉中，吐出痰涎，不可嗽口；次又服少半投之；如未汗出，更用葱醋酸辣汤，再投之；衣被盖覆，汗出则愈矣。《气交变大论》云：岁火太过，炎暑流行，火气太剧，肺金受邪，上应荧惑，大而明现。其病热郁，可用辛凉之剂，万举万全。夫扰攘之世，药宜辛凉以解火。治世人民安静，如用升麻葛根汤、败毒散，辛温之剂，亦无加害。亦可加葱白、盐、豉，上而越之，表而解之。《内经》曰：因其轻而扬之。扬者，发扬也。吐、汗之后，宜大将息，旬日之后，不可犯之，犯之其病复作也。

凡伤寒疫疠一法：若无药之处，可用酸齑汁一大碗，煎三、五沸，去菜叶，饮讫；候少时，用钗子咽喉中探吐，如此三次；再煎葱醋汤投之；衣被盖覆，汗出而瘥。《内经》曰：酸苦涌泄为阴。伤寒三日，头痛身热，病在上，宜涌之，涌后以淡粥养之。

又一法：用凤凰台散，嗜于鼻内，连嚏二、三十次。

嗅药时，坐于暖室中。嚏罢，以浆水粥投之，衣被盖之，汗出而愈。嚏法同吐法用之。

一法：导引，若无药处用之。令人盘两足而坐，以两手交十指，攀头后风池、风府二穴，此风之门也，向前仰首，数至于地，如此连折，点地一百二十数；急以酸醋白汤投之，汗出即解。

凡男子妇人小儿，手足麻痹，肌肉不仁者，风、寒、湿三气相杂至，合为痹。先用黄芩芍药汤吐之；吐讫，次用通解丸，通经而泻之；泻讫，更用辛甘之剂汗之；汗泻之后，可用当归清凉饮子，兼乌荆丸、除湿丹，和血行经之药则愈矣。

凡人病痰证发者，比前论更多，有三证，显证共成五也：一曰风痰，二曰热痰，三曰湿痰，四曰酒痰，五曰食痰。诸痰在口，上焦毒熏于头者，诸阳之会首也。故令病患头重目涩，涕唾稠粘，或咳嗽喘满，时发寒热。可用赤小豆汤吐之；

吐后，各随其证而治之。可服消风、去热、导湿、化痰者，可服通圣加半夏导气之剂，岂不妙哉！如新暴风痰者，形寒饮冷；热痰者，火盛制金；湿痰者，停饮不散。可服加减连翘饮子、除湿丹、无忧散。亦有酒痰者，解毒三圣丸主之。五者食痰，可用汉防己丸，丹砂选而用之。若依法服之，决有神效。

『注释』

①显：表现，显示。
②沫：《四库》本作"食"，可参。
③间：间杂，夹杂。

『按语』

"风者，百病之始，万病之长也"。风邪侵犯人体不同部位则变生不同疾病，张氏在本篇中分段论述了风邪致病的治方和药物，给后人以启示。

内外之风邪不得通泄，则变生百病。如失音而昏冒，或口目㖞斜，或不知人事者，或牙关紧闭者，可服三圣散，患者吐出涎沫后，再服用消风散热、除湿润燥养液之药可治愈，并提出本病的禁忌食物。

无论是头风眩晕，手足麻痹，还是风痫病发，项强直视，不省人事，以及雷头懒子、目肿、冷泪的病因，均因"风"而导致，张氏治疗这一系列的病症，可先服用独圣散、葶苈苦酒汤、茶调散等催吐，或服用通解丸、神芎丸等通利大、小便，使病邪从上、下而解，继而服用调理之药物，患者则能痊愈。

凡人外感风邪于表，可先服用大半"双解散"，后用钗子探吐痰涎，再服剩余药物，盖衣被，使患者汗出则愈。

治疗伤寒疫疠有三种方法：一是煎服酸斋汁，然后用钗子咽喉中探吐，如此三次，衣被盖覆，汗出而瘥。二是用凤凰台散，置于鼻内，取嚏，并置身于暖室，为汗、吐并用之法。三是导引的方法，并同时服用酸醋白汤，汗出即解。

张氏在本篇的后部指出无论手足麻痹或是痰证的治疗，都可采用先"吐"病邪的方法，随后再根据具体的病情而随证治疗。

论火热二门

凡伤寒、中风、温疫、时气、冒暑，感四时不正之气。若邪毒之气，人或感之，始于巨阳受之，二日阳明受之。三日少阳受之，前三日在于表阳也，后三日在于里阴也。《内经·热论》，通谓之伤寒。热病者，言一身之热气也；伤寒者，外感于寒邪也。夫伤寒之寒热者，恶寒为表热里和，故恶寒脉浮大也；发热为里热表和，故发热脉滑实也。可以吐法而解之，用拔雪汤主之。生姜、葱白、豆豉同煎葶苈苦酒汤，上而越之。若病人脉沉实者，或不大便，喘满谵语，不必拘日数，急攻于里，可用通解丸；胃中渴燥者，大承气汤下之。慎不可用银粉、巴豆粉霜、杏仁、芫花热性之药，用之必致危殆。仲景云：调理伤寒者，皆在汗、下之理。当明表里，无不愈矣！差之毫厘，失之千里，深可慎之。汗、下之后，切宜慎口，可服淡粥而养之，不然，其病复作。

又论伤寒七、八日，潮热腹满，发黄有斑者，何脏使然？《内经》云：手太阴肺经，足太阴脾经，足阳明胃经，手少阴心经，此四经受病也。仲景云，两寸口脉俱浮滑，胸中有痰攻上者，可用瓜蒂散吐之；吐后，随证调治处药。发黄之证，皆因阳明中风，太阳中湿，瘀血与宿谷相搏，令人发黄。煎栀子茵陈蒿汤，调加减五苓散服之后，利小便快者，如皂角色汁，此为效矣。发斑者，心经受热，故有此证。详斑轻重用药之理：轻者斑红，可用越桃饮子；重者斑紫，毒气胃中盛也，大青四物汤、元参升麻汤主之。潮热腹满者，谓邪热在胃中，可以荡涤邪热，流湿①润燥，宜急治之。杂病寸口脉沉实者，亦在胸中。有启玄子注云：上盈②不愈者，吐而夺之，此病乃瘳矣。斑黑者，危而难治也。黄病血病，问其小便利与不利也，验又有头痛数日不止者，此乃六阳受病也。手之三阳，从手走至于头；足之三阳，从上走至于下。盖六阳之聚会也。久痛不愈者，令人丧目，以胸膈亦有宿痰故也。先以羌活散涌之，以川芎石膏散、白虎汤，选而服之则愈矣。

又一法：治头痛不愈者，可煎连须葱白豆豉汤，多服之，后吐为效；吐后，可服川芎薄荷汤，辛凉之剂，清上之药，疏风丸散之类。仲景云：伤寒头痛，脉寸口急而头痛是也。

凡男子有病，面黄身热，肌瘦，寒热往来如疟状，更加涎嗽不止，或喘满，面目浮肿者，或身体俱热，或有自汗。《内经》云：病名伤寒夹劳之证也。治之奈何？病在上者，其高者因而越之。可用防己散吐之；吐后，初用通解丸一服；次服人参黄芪散、当归饮子、加减小柴胡汤，择而用之。《内经》谓：男女之证，皆同类，用其治法也。依此调治，无不取效矣。

凡人病心胸痞闷，不欲饮食，身体壮热，口燥舌干，大小便不利。有一工治之，说下元虚冷，便投暖药十数服，其病不愈。又一医所论与前亦同，又投暖药五、七日，其证转加困弱。请余治之。诊脉而说曰：审问日数、饮食、大小便何似？小便赤色，大便黑色。便言伤寒瘀血之证，初用大黄芍药汤二剂，次用犀角地黄汤二服，后用通经丸一服，换过大便黄色，以为效验。此药服十余服，方可病瘥矣。

凡男子、妇人，所显证候，皮肤发热，肌肉消瘦，四肢倦怠，兼有头痛颊赤，心忪③，唇干舌燥，日晡潮热，夜有盗汗，涕唾稠粘，胸膈不利，或时喘嗽，五心烦热，睡卧不安，饮食减少，多思水浆，经脉不通，病名曰何病？《奇病论》曰：女子不月，血滞之病也；男子肾虚，精不足也。凡治此证，降心火、益肾水，此之谓也。可先用通解丸，泻三、二行，次服当归饮子，又用加减五苓散、木香三棱丸、人参黄芪散、犀角散之类，详其虚实，选而用之。若咯脓咯血，大小便血，但亡血者，不可宣吐，勿服酸辛热物姜附之类药，不可不戒慎也。若犯诸亡血之证者，不可发汗，不可温补。脾胃之药若服之，虽进饮食，不生肌肉，此病转加危笃，乃成虚劳之病也。

凡医人不明发表攻里，乱投汤剂，有误性命。更大忌夏月燔灸④中脘、脐下、关元、气海背俞、三里等。

燔灸千百壮者，全无一效，使病者反受其殃，岂不痛哉？虚劳之疾，私嗜肉、食、面、辛酸之物，不可食之。但可食者，谨按神农食疗而与之。菠棱葵菜、冰水清凉之物，不可禁也。且图寒凉，滑利肠胃，使气血并无壅碍燥涩。《经》曰：谷入于胃，脉道乃行；水入于经，其血乃成。若不忌慎，致令病人胃口闭涩，则形体渐瘦，此乃死之由也。诸劳皆仿此。但诸人咯脓血、衄血、大小便血者，可服三黄丸、黄连解毒丸、凉膈散加桔梗、当归、大黄、芍药、犀角地黄汤，大作剂料，时时呷之。《内经》曰：所谓邪热伤于肝心之病，依此调治，万举万全矣。

凡人年四十以上，日久多言，以致虚损，面色黧黑，饮食无味，心胸痞闷，四肢倦怠，肌体余热，大小便不利，治之奈何？《内经》曰：不可热补之。夫男子肾虚，水不足也，凡补虚之剂，多用乌、附、天雄之类，岂知肾恶燥也！女子阴虚，血不足也。凡补虚多以阳剂，是以知阳胜而阴亏也。不可用性热之药补之，空心可服加减八物丸、当归饮子、减桂五苓散。烦渴，加益元，名曰淡渗散。更服通解丸，显仁丸亦可服之，大有神效。

凡人有脏毒下血，何谓也？《生气通天论》曰：邪热伤肝，因而大饱，筋脉横解，肠澼为痔。故脓血者，血随热行，参差入于肠胃之间，乃成泻血也。若身体壮热，则为难治；身凉者，可治也。可先调中消血，荡除积血，泻之三、二行；泻后，服芍药柏皮丸、黄连解毒汤、五苓散、益元散各停⑤，新汲水调下五、七钱。甚者取地黄汁半盏，服之则愈矣。

凡下利脓血，腹痛不止者，何也？诸痛痒皆属于心火也。可用通解丸加减泻之，量其虚实用之；次用消湿散加生姜、大枣、芍药服之；泻讫，又用新水调五苓散服之。又一法，煎灯心汤，调下益元散五、七钱。此病大忌油腻腥荤热物。

『注释』

①流湿：指渗利水湿。
②上盈：指胸膈邪气壅满。
③怔（zhōng 中）：心跳，惊恐。
④燔灸：燔钱、火灸。燔针，指先将针尖部烧红再刺入的针法。
⑤各停：各等分。

『按语』

张氏在本篇的开端就提出了外感伤寒之热证的治疗方法。初患伤寒，若病人发热脉滑实，属表，可用吐法而解之，若病患脉沉实者，或不大便，属里，可用通泻之法解之。注意必须分清表里，方能有效。切忌服用热性药物，否则会危及生命。并且在汗、下之后，注意调养，以防旧病复发。伤寒七八日，若两寸口脉俱浮滑，是因胸中有痰攻上，可用瓜蒂散吐之，吐后，随证调治处方药；若见发黄，是由于瘀血与宿谷相搏所致，可服用栀子茵陈蒿汤、加减五苓散，效果佳；发斑者，可根据斑的轻重用药；若潮热腹满者，可用泻下之法荡涤邪热。头乃诸阳之会，若病人久痛不愈，则为胸膈有宿痰，治疗方法为，一是先以羌活散涌吐，后服白虎汤等药物；二是服连须葱白豆豉汤催吐，再用辛凉、疏风之药。

无论男女，若证见面黄身热，寒热往来如疟状，可用防己散吐之；吐后，初用通解丸一服；次服人参黄芪散等调治。若病心胸痞闷，身体壮热，小便赤色，大便黑色，则为伤寒瘀血之证，用大黄芍药汤、犀角地黄汤、通经丸等可治愈。若证见皮肤发热、消瘦、倦怠、日晡潮热、盗汗等证，可用降心火、益肾水之法，先用通解丸泻下，再随证调服。若见亡血者，不可宣吐、发汗及温补以防病情加重，成虚劳之病。

张氏在本篇中还指出，不明表里，乱投汤剂，则误人性命。医者更不可在夏天艾灸中脘、关元等穴位，加重病人的症状。饮食按照神农食疗的方法，以防壅滞气血。

若病人因日久多言致虚损，见胸痞倦怠，机体余热等证，可服加减八物丸、当归饮子、减桂五苓散等方药。若见烦渴，可加益元散。更服通解丸，疗效佳。不可用性热之药补益。若病人患有脏毒下血，可先调中消血，荡除积血，泻后服各等分的芍药柏皮丸、黄连解毒汤、五苓散、益元散，用新汲水调下。病情重者取地黄汁半盏，服之则愈矣。若病人见下利脓血，腹痛不止，可根据虚实，加减服用通解丸，泻下后，随证调理，且忌油腻腥荤热物。

湿 热 门

凡吐呕而泻，病名曰何也？《内经·热论》云：此乃转筋霍乱之证也。何气使然？此乃邪气在于中焦，使阴阳二气，不能升降。其证心痛而吐，吐则先腹痛而泻，心腹俱痛则吐泻并作，使致挥霍之间，自然撩乱。此证喜寒凉之物，可用冰水调五苓、益元则愈矣。大忌热物。转筋之病，治之奈何？《经》曰：劳者温之。温者，温存之意也。

又一法：生姜汤、益元散、白术散、禹功散，加冰沉冷，细细呷之。渴未止者，频频饮之。如无冰，新汲水亦得。用之，大忌白粥米汤。桂附种种之燥药，不可服之，服之必死。如无药处，可服地浆。地浆者，掘地作坑，注新水于其中搅浑，旋旋取澄清者，饮三、五盏，立愈。

凡大人、小儿，暴注水泻不止，《内经》曰：此名暴速注泻。久而不愈者，为涌泄注下。此乃火运太过之病也，火注暴速故也。急宜用新汲水调下甘露饮子、五苓散、天水散；或用井花水煎此药，放冷服之，病即瘥矣。不可用御米壳、干姜、豆蔻、圣散子之类，纵然泻止，肠胃气滞不通，变为腹胀。此法宜分阴阳，利水道，乃为治法之妙也。

《上古天真论》云：一阴一阳之谓道。故男女有阴阳之质不同，则天癸精血之形亦异，阴静而海①满血溢，阳动而应合精泄。二者通和，故能有子。《易·系辞》曰：男女媾精，万物化生，人禀天地而成形也。

『注释』

①海：此处指人体精神气血的来源、营卫气血汇合之处。其中以脑为髓海、冲脉为血海、膻中为气海、胃为水谷之海。

『按语』

湿热可引起霍乱、泄泻等病症。霍乱之证，病邪致阴阳之气不能升降，心腹俱痛则吐泻并作，治疗喜用寒凉之物，大忌热物。病患暴注水泻不止者，为火运太过之病，宜用新汲水调下甘露饮子等，不可用干姜、豆蔻等热性收敛之物，以免致腹胀。张氏在本篇末中提到治疗疾病，因男女之质不同，宜分阴阳，利水道，这才是中医治法的巧妙之处。

风　门

凡中风，失音闷乱，口眼㖞斜。《内经》曰：风之为病，善行而数变。感则害人，有仓卒之变，故百病皆生于风也。可用三圣散，鼻内灌之，吐出涎，口自开也。如不省人事，牙关紧闭，粥药不能下者，用此药。如无此证，可三圣散吐之；次服通圣、凉膈、人参半夏丸、桂苓甘露散等。切忌鸡、猪、鱼、兔、酒、醋、荞面动风之物、引痰之食。吐痰之法，在方论中，凡头风眩运，手足麻痹，胃脘发痛，心腹满闷，按如水声，可用独圣散吐之，吐讫，可用清上辛凉之药。仲景曰：此寒痰结在胸中而致然也。

凡痫病至于呆证者，用三圣散吐之，于暖室中勿令透风，可以汗、下、吐三法俱行；次服通圣散，百余日则愈矣。

凡雷头懒子，俗呼之谬名也。此疾胸中有寒痰，由多沐之所致也。可以茶调散吐讫三、二升，次用神芎丸下讫三、五行；然后服愈风饼子则愈矣。此雷头者，是头上有赤肿结核，或如酸枣状，可用鈚针，出血则愈。

凡赤目经年不愈，是谓头风所注[①]，更加头痛，可用独圣散吐之；次服洗心散、八正散之类。

赤目肿作，是足厥阴肝经有热，用利小便、泻肝经、除风热之寒药则愈矣。

凡风冲泣下[②]，俗呼为冷泪者，谬也。《内经》曰：太阳不能禁固[③]，因风冲于外，火焚于内，风热相抟，由此泣下。《内经》曰：热则五液皆出。热甚则泪出，治之以贝母一枚，白腻者佳，胡椒七枚，不犯铜铁，研细点之，临卧。治法曰：风宜辛散，寒宜甘发。气遇寒则凝，血得热则散。

凡诸痰在于膈上，使头目不能清利，涕唾稠粘，或咳嗽喘满，时发潮热，可用独圣散吐之；次服搜风丸之类。《内经》曰：所谓流湿润燥之义也。

凡冒风、时气、温病、伤寒，三日以里，头痛，身热恶寒。可用通圣散、益元散各五、七钱，水一大碗，入生姜十余片，连须葱白十余茎，豆豉一撮，同煎三、五沸，去滓，先服多半；良久，以钗子探于咽中吐了，不得漱口；次用少半投之；更用酸辛葱醋汤投之；衣被盖覆，汗出则解。夫扰攘之世，常与《内经》岁火太过同法。岁火太过，炎暑流行，火气大剧，金肺受邪，上应荧惑，大而明显。若用辛凉之剂解之，万举万全。人民安静，则便同水化④，可以升麻汤、葛根汤、败毒散辛温之剂解之。虽有潮热，亦无加害。亦可加豆豉、葱白，上涌而表汗自出。《内经》曰：因其轻而扬之。扬者，发扬也。吐、汗者，以发寒热之邪也。吐、汗之后，必大将息，旬日之后，其邪不复作也。

凡大人、小儿，风、湿、寒三气合而为痹，及手足麻痹不仁。《内经》曰：荣虚卫实。皮肤不仁，痹而不知痒痛，可用郁金散吐之；次服导水丸，轻寒之药泄之；泄讫，次以辛温之剂，发散汗出；后常服当归、芍药、乌、附行经和血之药则愈矣。

凡风蛀牙疼久不愈者，用针签⑤巴豆一枚，以灯燎之，烟尽存性，于牙根盘上熏之则愈。

凡泄泻米谷不化，日夜无度，腹中雷鸣，下利完谷，可用导水丸、禹功散泄之。或病人老弱气虚，可用无忧散泄之。再观病势强弱，候一、二，可服胃风汤以治其风。如不愈者，更服桂枝麻黄汤，汗之则愈。《内经》曰：夫风之中为肠风飧泄。启玄子云：风入胃中，上熏于胃，故食不化而下泄。又云：暮食不化为飧泄。又《经》云：春伤于风，夏为飧泄。故风宜出汗。肠中鸣者，风以动之，动而有声。慎不可用罂粟、豆蔻、干姜太燥之药。病渐者燥之，去其湿则愈。病甚者攻之，不动反能为害。《经》曰：其减则渐，其加则甚。可用五苓散去猪苓加人参散服之。

凡富贵膏粱之家病疟，或间日，或频日发⑥，或热多寒少，或寒多热少，宜大柴胡汤，下过三、五行；次服白虎汤，或玉露散、桂苓甘露散之类。如不愈者，是积热太甚，以神芎三花神佑丸、调胃承气汤等，大作剂料下之；下后以长流水煎五苓散服之，或服小柴胡汤亦可。或先以常山散吐之；后服凉膈、白虎之类必愈矣。大忌发热之物，猪、鸡、鱼、兔五辛之物，犯之则再发也。

凡田野贫寒之家病疟，为饮食粗粝，衣服寒薄，劳力动作，不与膏粱同法。临发日，可用《野夫多效方》中温脾散治之。如不愈，服辰砂丹治之，必愈矣。如吃罢此药，以长流水煎白虎汤服之，不服食热物，为疟疾是伤暑伏热故也。《内经》曰：夏伤于暑，秋必病疟。

凡男子妇人，骨蒸热发，皮肤枯干，痰唾稠粘，四肢疼痛，面赤唇焦，盗汗烦躁，睡卧不安，或时喘嗽，饮食无味，困弱无力，虚汗黄瘦等证，《内经》曰：男子因精不足，女子因血不流，而得此证。可以茶调散，轻涌讫；次以导水丸、禹功散，轻泻药三、五行；后服柴胡饮子、桂苓甘露散、犀角散之类。大搜风丸、白术丸、调中汤、木香槟榔丸、人参散，量虚实选而用之。或咯血、便血，诸亡血者，并不宜吐，不可不知。慎勿服峻热姜、附之药。若服之，饮食难进，肌肉消减，转加危笃。五劳之病，今人不明发表攻里，遂误至此。大忌暑月于手腕、足踝上著灸。以其手足者，诸阳之表，起于五指之外。《内经》曰：诸阳发四肢。

此穴皆是浅薄之处，灸疮最难瘥也。及胸穴、中脘、脐下、背俞、三里等穴，或有灸数百壮者，加以燔针，略无寸效，病人反受苦楚，可不思之？劳疾多馋，所思之物，但可食者，宜照《食疗本草》而与。菠菜、葵羹、冰水凉物，慎不可禁。且因水谷入胃，脉道乃行也。若遇禁则胃口闭而形体渐瘦而脉大，乃死之候也。诸劳皆效此。

凡病人虚劳，多日无力，别无热证者，宜补之，可用无比山药丸则愈矣！

凡痔漏肿痛，《内经》曰：因而大饱，筋脉横解，肠澼为痔。而不愈，变为漏。痔与漏，其治同法。《至真要大论》云：太阳之胜⑦，凝凛⑧且至，非时水冰，痔疟取法。注云：水气太胜，阳火不行，此言阳火畏水郁而为痔。又少阴之复⑨，痱疹疮疡，痈疽痤痔。注云：火气内蒸，金气外拒，阳热内郁，故为痱疹疮疡。疹甚亦为疮也。热少则外生痱疹，热多则内结痈痤。小肠有热，则中外为痔。其热复之变，皆病于身后及外侧也。又《灵枢》云：太阳经虚则为痔疟癫疾。盖水虚则火所乘故也。可先用导水丸、禹功散；泻讫，次服枳壳丸、木香槟榔丸；更以葵羹、菠菜，通利肠胃。大忌房室鸡、鱼、酒、醋辛热之物。

凡富贵之人痰嗽，多是厚味所致。《内经》云：所谓味厚则发热。可服通圣散加半夏以止嗽；更服人参半夏丸，以化痰坠涎、止嗽定喘。贫乏之人，多感风冷寒湿。《内经》曰：秋伤于湿，冬生咳嗽。可服宁神散、宁肺散加白术之类。若咳极面赤，烦冤半晌者，此火化乘肺也。宜详辨之。

凡大人、小儿，病沙石淋及五种淋涩癃闭并脐腹痛，益元散主之。以长流水调下。盖因热在膀胱，燥其津液，故俗谓冷淋者，天下之通弊也。五苓散减桂加益元散，名曰淡渗散。

凡两目暴赤痛者，肿不止，睛胀，胬肉结成翳膜，速宜用秆草，左右鼻窍内弹之，出血立愈。病甚，人囟上百会穴、攒竹、眉间皆可，出血则愈矣。口噙水，紧扣衣领，不可便喷水。候血尽，便吐了水，盖暴赤肿痛，肿乃龙火之疾，养成之热也。《难经》曰：目得血而能视。不得已而用之。血化泪，痛而所出。《经》曰：本病相传，先以治其气。急则治其标，缓则治其本。

又一法：两目赤肿，发痛不止，用长流水煎盐汤吐之；次服神芎丸、四物汤之类。《经》曰：暴病暴死，皆属于火也。又曰：治病有缓急，急则治其标，缓则治其本。标者，赤肿也；本者，火热也。盐汤咸寒，所以制火。两目赤肿，痛不能开者，以青金散鼻内嗜之、嚏之，真气上涌，邪气自出矣。

凡大人、小儿，口疮唇紧，用酸浆水⑩洗去白痂，临卧贴赴筵散。如不愈，贴铅白霜散，必愈矣。

凡妇人、男子，喉闭肿痛不能言者，刺两手大拇指爪甲如韭叶，少商井穴也。以铍针浅刺去血，立愈。如不愈，以温血汤口中含漱，是以热导热之法也。

凡头肿痛瘰疬，及胸臆胠①胁之间，或有疮痂肿核不消，及脓水不止，可用沧盐一、二两，炒过，以长流水一大碗煎之，放温，作三、五次顿服讫；良久，于咽喉中以钗股探引吐之，去冷痰三、二升；次服和血通经之药。《内经》曰：咸味涌泄为阴。《铜人》记：少阳起于目锐眦，行耳后，下胁肋，过期门。瘰疬、结核、马刀挟瘿，足少阳胆经多气少血之病也。

凡瘿袋胀闷，《养生论》云：两山挟水，其人多瘿疾；土浓水深，其人多瘿。地势使然也。

此可服人参化瘿丹自消。瘿药多用海藻、海带味属咸寒。

凡背疮初发，便可用藏用丸、玉烛散，大作剂料，下脏腑一、二十行；次用铍针于肿焮处，循红晕周匝内，密刺三层，出血尽，以温软帛拭去血，甚者，百会委中皆出；后用阳起散敷之。不可便服十味内托散，其中犯官桂，更用酒煎。男子以背为阳，更以热投热，无乃太热乎？凡便痈者，谬名也，乃男子血疝也，《难》《素》所不载。然而是厥阴肝之经络，乃血流行之道路也。冲脉、任脉、督脉，亦属肝经之旁络也。《难经》曰：男子七疝。血疝者，乃七疝之一也。治以导水丸、桃仁承气汤，或抵当汤，投之同瘀血法。聚而不散，可以大作剂料，大泻一、二十行；次以玉烛散，和血通经之类是也。世人多用大黄、牡蛎，间有不愈者，是不知和血通经之道也。

凡下疳久不愈者，俗呼曰臊疳。可以导水丸、禹功散，先泻肝经讫；以木香散敷之，日上三、两度；后服淡粥一、二日止。

凡一切恶疮久不愈者，以木香槟榔散贴之则愈矣。凡男子、妇人咳逆，俗呼曰吃忒，乃阴阳不和之故。火欲上行，为寒所抑，寒不胜火，故作凝滞之声。伤寒亦有此证，并宜既济散治之。

『 注释 』

①注：此为侵入之意。

②风冲泣下：指因风邪外袭致流泪不止的病证。

③太阳不能禁固：指卫表不固。太阳，此处指卫表。禁固，此处为封闭固守之意。

④同水化：指人体发病与寒水同类化合，因而多发寒性疾病。

⑤笺：扎、刺。

⑥频日发：每天发作。

⑦太阳之胜：太阳寒水之气偏胜。胜，胜气，指一年之中在上半年发生的超常气候。

⑧凝凛：天气寒冷，水液凝固。凛，寒冷。

⑨少阴之复：少阴君火之气来复。复气，指一年之中下半年出现的、与胜气相反的气候。

⑩酸浆水：制法炊粟米，趁热投冷水中，浸五六日，味变酸，生白花，色类浆，取其水用。

⑪胠（qū 区）：腋下胁上的部位。

『按语』

本篇张氏认为导致中风的原因无外乎两条："外有八邪之相荡，内有喜怒之交侵"。而在外邪与情志因素之中，风邪致病是第一位的。因为风邪善行而数变，为百病之始，万病之长，"故百病皆生于风"，正由于风邪具有善行而数变的特性，所以风邪致病往往使人发生仓卒之变，突然出现失音闷乱，口眼㖞斜，不知人事，牙关紧闭等中风症状。

张氏认为中风的基本病机是"真气内弱，风邪袭之"，"风从火化"，或阳热怫郁，或火伤阴液，或炼津成痰，使血气壅滞而成中风病变。对于中风的治疗，张氏力主祛邪为首要，病邪如得祛除，"使上下无碍，气血宣通，并无壅滞"，就能达到恢复人体气血流通的目的。"凡中风，失音闷乱，口眼㖞斜，可用三圣散吐之，次服通圣、凉膈、人参半夏丸、桂苓甘露散等"。因"风病之作，仓卒之变生，屡用汗、吐、下三法，随治随愈"，可见汗、吐、下三法乃是张氏治疗中风的三种主要方法。

湿　门

凡男子、妇人，病水湿泻注不止，因服豆蔻、乌梅、姜、附酸热之剂，《经》曰：阳气耗减于内，阴精损削于外，三焦闭溢，水道不行。水满皮肤，身体痁肿，面黄腹大，小便赤色，两足按之，陷而不起。《内经》曰：诸湿肿满，皆属脾土。可用独圣散吐之。如时月①凉寒，宜于煖室不透风处，用火一盆，借火力出汗；次以导水、禹功，量病患虚实，泻十余行，湿去肿减则愈矣。是汗、下、吐三法俱行。三法行毕，脏腑空虚，先宜以淡浆粥，养胃肠三、两日；次服五苓、益元同煎，或灯心汤调下亦可。如大势未尽，更服神功散，可以流湿润燥，分阴阳，利水道。既平之后，宜大将息。慎忌油、盐、酒、果、房室等事三年，则不复作矣。

凡上喘中满，酸心腹胀，时时作声，痞气上下不能宣畅，叔和云：气壅三焦不得昌是也。可用独圣散吐之；次用导水禹功散，轻泻药三、四行，使上下无碍，气血宣通，并无壅滞；后服平胃散、五苓散、益元、甘露散，分阴阳，利水道之药则愈矣。

凡老人久病，大便涩滞不通者，可用神功丸、麻仁丸，时时服葵羹、菠菜，自然通利也。

凡三消者，《内经》所谓肺消渴等，可取生藕汁服则愈。

『注释』

①时月：指时令季节。

『按语』

本篇指出病患水湿泻注，因治疗不当，闭门留寇，致水湿阻滞于内，可用独圣散吐出病邪。若是气候寒冷，可借火力出汗，次用泻法，湿去肿减则愈矣。汗、下、吐三法行毕，宜以淡浆养胃肠，再以药物调养，并注意慎忌油、盐、酒、果、房室等三年。

上喘中满，痞气上下不能宣畅，可采用先吐后下之法，使气血宣通，再服用分阴阳、利水道之药则愈矣。张氏在篇末提到老人久病，大便涩滞不通者，可用神功丸、麻仁丸，时时服葵羹、菠菜，自然通利也。三消者，可取生藕汁服则愈。

寒 门

《经》曰：寒疡流水，俗呼为冻疮。因冬月行于冰雪中而得此证。或经年不愈者，用坡野中净土晒干，以大蒜研如泥土，捏作饼子，如大观钱厚薄，量疮口大小贴之，以火艾加于饼上灸之，不计壮数，以泥干为度，去干饼子，再换湿饼，灸，不问多少，直至疮痂觉痛痒，是疮活①也。然后口含浆水洗渍，用鸡翎一十二茎，缚作刷子，于疮上洗刷净。以此洗刷，不致肌肉损伤也。以软帛拭干。次用木香槟榔散敷之。如夏月医之更妙。

『注释』

①疮活：疮有了生机。

『按语』

张氏在本篇中提出了治疗冻疮的方法。用坡野中净土和大蒜研泥，捏作饼状，贴在创口上，并用火艾灸之，直至疮痂觉痛痒为度。然后用浆水洗渍，刷洗创面，以软帛拭干后，用木香槟榔散敷之，并提出了在夏天治疗，效果更佳。

内　伤

凡一切冷食不消，宿食不散，亦类伤寒，身热、恶寒战栗、头痛、腰脊强。不可用双解散，止可导饮丸、木香槟榔丸五、六十丸，量虚实加减，利五、七行，所伤冷物宿酒推尽，头痛病自愈矣。次以五苓散，生姜、枣煎，用长流水煎取五、六钱。不可服酒癥丸、进食丸，此药皆犯巴豆，有大毒故也。

凡膏粱之人，起居闲逸，奉养过度，酒食所伤，以致中脘留饮，恶闷、痞满、醋心①，可服木香导饮丸治之。若田野刍荛之人②，食疏衣薄，动作劳役，若酒食所伤，心腹满闷、醋心、时时吐酸水，可用进食丸，以其胜毒也。病甚者，每月泻三、五次。

凡一切沉积，或有水不能食，使头目昏眩，不能清利，可茶调散吐之；次服七宣丸、木香槟榔丸。

凡人咳嗽一声，或作悲笑啼泣，抬舁重物，忽然腰痛气刺，不能转侧，或不能出气者，可用不卧散嚏之，汗出痛止。

『注释』

①醋心：指胃中泛酸水。
②刍荛（chú ráo 锄饶）之人：割草打柴的人。在此处泛指劳苦之人。

『按语』

本篇提出了内伤诸证的治疗方法。冷食不消，宿食不散，可服导饮丸、木香槟榔丸等药物，涤荡冷物宿食，头痛病自愈；治疗酒食所伤恶闷、痞满、醋心等病症，则根据平时生活习惯，如膏粱之人，可服木香导饮丸，若是田野乌菟之人，可用进食丸；治疗一切沉积，可先用茶调散吐之，次服七宣丸、木香槟榔丸；治疗因咳嗽或抬举重物等致腰痛气刺，可用不卧散取嚏，汗出痛止则愈。

外 伤 治 法

凡一切刀器所伤，用风化石灰一斤，龙骨四两，二味为细末，先于端四日，采下刺蓟菜，于端午日五更合捣，和成团子，中间穿眼，悬于背阴处，阴干，捣罗为末，于疮上掺贴。亦得里外臁疮，并诸杂疮皆效。

凡犬咬蛇伤，不可便贴膏药及生肌散之类。《内经》云：先治内而后治外可也。先当用导水丸、禹功散之类。可泻惊恐不散、毒气。或泻十余行，实时痛减肿消，然后可用膏药生肌散之类，敷之则愈矣。

凡一切虫兽所伤及背疮肿毒，杖疮焮发，或透入里，可服木香槟榔丸七、八十丸，或至百余丸，生姜汤下五、七行，量虚实加减用之。《经》曰：先治内而后治外是也。

凡落马坠井，因而打扑，便生心恙，是痰涎散于上也。《内经》曰：所谓因气动而病生于外。宜三圣散，空心服之。如本人虚弱瘦瘁，可用独圣散吐之；后服安魄之药，如定志丸之类，牛黄、人参、朱砂之属。

『 按语 』

张氏在本篇中论述了外伤的治疗方法。治疗刀器所伤，用风化锻石、龙骨、蓟菜捣成团，于背阴处阴干后，捣罗为末，掺贴于疮面上，可治愈；治疗犬咬蛇伤，当先用导水丸、禹功散之类泻下，痛减肿消后可用膏药生肌散之类，敷之则愈；治疗虫兽所伤及背疮肿毒，根据病情加减服用木香槟榔丸；落马坠井、打扑而生心疾，是痰涎散于上所致，治疗用三圣散，若本人虚弱瘦瘁，可先用圣独散催吐，后服安魄之药。

妇 人 风 门

凡妇人头风眩运，登车乘船，眩运眼涩，手麻发脱，健忘喜怒，皆胸中宿痰所致。可用瓜蒂散吐之；次以长流水煎五苓散、大人参半夏丸。

凡妇人腰胯痛，两脚麻木，恶寒喜暖，《内经》曰：风寒湿合而为痹。先可服除湿丹七、八十丸，量虚实以意加减；次以禹功散投之，泻十余行，清冷积水，青黄涎沫为验；后用长流水煎生姜、枣，同五苓散服之，风湿散而气血自和也。

凡妇人乳痈发痛者，亦生于心也，俗呼吹奶是也。吹者，风也。风热结于乳房之间，血脉凝注，久而不散，溃腐为脓。宜用益元散，生姜汤调下，冷服；或新汲水，时时呷之勿辍，昼夜可三、五十次，自解矣；或煎解毒汤，顿服之。

『按语』

张氏在本篇中论述了三类妇人风证的治疗方法。妇人因胸中宿痰所致头风眩晕、手麻发脱等证，可用瓜蒂散涌吐，煎服五苓散等药物；妇人腰痛，脚麻，恶寒喜暖，可根据虚实加减服用除湿丹，再用禹功散泻下清冷积水，后用五苓散调服；妇人乳痈发痛者，是风热壅结，血脉凝注，溃腐为脓。宜用益元散或煎解毒汤，可治愈。

火 类 门

凡妇人月事沉滞，数月不行，肌肉渐减，《内经》曰：小肠热已满，移热于大肠，则伏瘕为沉。沉者，月事沉滞不行，故云"伏瘕"。急宜桃仁承气东加当归，大作剂料煎服，不过三服立愈。后用四物汤补之，更宜服《宣明》[①]中槟榔丸。

凡妇人血崩，或年及四十以上，或悲哀太甚故然。《内经》曰：悲哀太甚，则心系急，心系急，则肺举而上焦不通，热气在中。故《经》云：血崩下，心系者，血山[②]也。如久不愈，则面黄、肌热、瘦弱，慎不可以热治之。盖血得热而散，故禁之。宜以当归散等药治之。

凡妇人年五十以上，经脉暴下[③]。妇人经血，终于七七之数。数外暴下者，此乃《内经》所谓火主暴速，亦因暴喜暴怒，忧愁惊恐致然。慎勿作冷病治之。如下峻热药治之必死。止宜黄连解毒汤以清上，更用莲壳、棕毛灰以渗其下，然后用四物汤、玄胡索散，凉血和经之药也。

凡妇人月事不来，室女亦同，《内经》曰：谓月事不来，皆是胞脉闭也。胞脉者，属心而络于胞中。

令气上通于肺，心下不通，故月事不来也。可用茶调散吐之；次用玉烛散、芎劳汤、三和汤、桂苓白术散之类，降心火，益肾水，开胃进食，分阴阳，利水道之药皆是也。慎勿服峻热有毒之药。若服之，变成肺痿，骨蒸潮热，咳嗽咯脓，呕血喘满，小便不利，寝汗不止，渐至形瘦脉大，虽遇良医，亦成不救。呜呼！人之死者，岂命使之然也。

凡怀孕妇人病疟，可煎白虎汤、小柴胡、柴胡饮子等药。如大便结硬，可用大柴胡汤下。微利过，不可大吐泻，恐伤其孕也。《经》曰：夏伤于暑，秋必痎疟。

凡双身妇人，伤寒、时气、温疫，头痛身热，可用升麻散一两，水半碗，大作剂料，去滓，分作二服，先一服吐了，后一服勿吐；次以长流水加生姜、枣，煎五苓散，热服之，汗尽其痛立止。

凡妇人双身，大、小便不利，可用八正散，大作剂料，去滑石，加葵菜子煎服。《经》曰：膀胱不利为癃。癃者，小便闭而不通也。如八正散加木香取效更捷。《经》曰：膀胱气化则能出焉。然后服五苓散，三、五服则愈矣。

凡妇人身重，九月而喑哑不言者，是胞之络脉不相续也，故不能言。《经》曰：无治也。然有是言，不若煎玉烛散二两，水半碗，同煎至七分，去滓，入蜜，放温，时时呷之，令火下降，肺金自清，故声复出也。肺主声音也。

凡妇人难产者，皆因燥涩紧敛，故产户不得开通。宜先于降诞之月④，自月之日，用长流水调益元散，日三服，产必易。产后亦无一切虚热气血不和之疾。如未入月，则不宜服之，以滑石滑胎故也。

凡妇人大产后，或脐腹腰痛，乃败血恶物之致然也。医者便作虚冷，以燥热药治之，误已久矣！《难经》曰：诸痛为实。实者，热也。可用导水丸、禹功散，泻三、五行；然后以玉烛散和血通经、降火益水之药治之。独不可便服黑神散燥热之药，当同半产治之。

凡妇人产后心风者，不可便作风治之。宜调胃承气汤二两，加当归半两，细锉，用水三、四盏，同煎去滓，分作二服，大下三、五行则愈矣。如未愈，以三圣散吐之。盖风狂便属阳。

凡妇人产后一、二日，渐热口干，可用新汲水调玉烛散，或水调甘露散亦妙。勿作虚寒治之。

『注释』

①《宣明》：即指刘完素所著《黄帝素问宣明论方》。
②血山：维持血液运行的场所。
③经脉暴下：此处指妇人阴道突然大量出血。
④降诞之月：指预计婴儿将诞生的月份。

『按语』

张氏在本篇中介绍了火热之邪侵袭妇人所致各类疾病的治疗方法。

妇人经迟、消瘦，是由于热在小肠或大肠，治疗可用桃仁承气汤加当归，愈后继续用四物汤补之。妇人血崩久不愈，见面黄、肌热等症状不可用热药治疗，以防耗散精血，宜用当归散等。五十岁以上的妇人，本已经闭，但因七情火盛致妇人经脉暴下，治疗时以清热凉血之药治疗，勿用峻热之品。女性经闭，是由于心气不通所致，治疗先用茶调散涌吐，然后再用降心火、益肾水、开胃进食、分阴阳、利水道的药物，切忌勿服峻热有毒之药。

若孕妇病疟，可用清热和解之品。若外感伤寒、时气等，头痛身热，可将升麻散分作二服，一服涌吐，一服勿吐，再用长流水加生姜、枣煎五苓散，使其发汗而痛止。孕妇大、小便不利，可用八正散去滑石，加葵菜子煎服。小便不通，则用八正散加木香，然后服五苓散。孕妇喑哑，煎玉烛散去滓后加蜜，放温，时时呷之，使肺火下降后则开口能言。

妇人难产，可在预产期之前服用益元散，可使临产容易，且在产后没有虚热、气血不和的疾病。但要注意，不足月不可服用，以免滑胎。败血恶物可致妇人产后脐腹腰痛，可用导水丸、禹功散等泻下，后以玉烛散和血通经及降火益水之药治疗。治疗妇人产后心风，宜用调胃承气汤泻下，如未愈，以三圣散吐之。若妇人产后身热口干，可予新汲水调玉烛散等，不能当作虚寒治疗。

湿　门

凡妇人赤白带下，或出白物如脂，可服导水丸、禹功散，或单用无忧散，量虚实加减；泄讫，服桂苓散、五苓散、葶苈木香散，同治湿法。或用独圣散上涌亦是。室女白带下，可用茶调散吐之；吐讫，可服导水丸、禹功散泻之；次服葶苈木香散、四物汤、白术散之类则愈矣。治白带者，同泻湿法则是也。妇人有浊污水不止，亦同此法也。

『按语』

张氏在本篇中指出了治疗带下的方法，可先用泄、吐之法祛除体内实邪，然后服用利水祛湿之品，调理机体，则可治愈。

寒 门

凡妇人年二、三十，无病而无子，经血如常，或经血不调者，乃阴不升而阳不降，此上下不得交通，有所滞碍，不能为用故也。可用独圣散，涌讫寒痰二、三升；后用导水丸、禹功散，泄三、五行或十余行；单用无忧散，泄十余行，见寒热虚实用之；次服葱白粥三、五日。胃气宣通，肠中得实，可服玉烛散，更助白术散、茯苓之类。降火益水，既济之道，当不数月而有孕。《内经》曰：妇人有癃、痔、遗溺、嗌干诸症，虽服妙药针灸，亦不能孕。盖冲脉、督脉、任脉有此病不能孕故也。

『 按语 』

治疗妇人无子，可用独圣散，涌讫寒痰，后用导水丸、禹功散、无忧散等泄下，胃气宣通后，可服玉烛散。此法可致阴升阳降，降火益水，当不数月便可有孕。

半 产

凡妇人半产，俗呼曰"小产"。或三、四月，或五、六个月，皆为半产，以男女成形故也。或因忧恐暴怒、悲哀太甚，或因劳力扑打损伤，及触冒暑热。慎勿用黑神散，以其犯热药，恐转生他疾。止宜用玉烛散、和经汤之类。凡妇人天生无乳者，不治。或因啼泣、暴怒、郁结，气血闭塞，以致乳脉不通，用精猪肉清汤，调和美味，于食后调益元散五七钱，连服三、五服；更用木梳梳乳房周回，则乳汁自下也。

又一法：猪蹄调下益元散，连服之。

又一法：针肩井二穴，长验。

『 按语 』

张氏在本案中指出，妇人半产，因忧恐暴怒、劳力损伤、触冒暑热所致时，慎勿用黑神散，以其犯热药，转生他疾，宜用玉烛散、和经汤之类。妇人乳汁不下，除非是天生无乳，余者均可采用下列方法，一是服用精猪肉清汤和益元散，

"更用木梳梳乳房周回，则乳汁自下也"；二是用猪蹄汤调益元散，连续服用；三是针刺肩井二穴。

小 儿 风 门

凡小儿三、五岁，或七、八岁，至十余岁，发惊涎潮，抽搐如拽锯，不省人事，目瞪喘急，将欲死者，《内经》曰：此者得之在母胎。胞之所受悸惕、惊骇、恐惧之气，故令小儿轻者为惊风天吊，重者为痫病风搐。胎中积热者为脐风。以上诸风证，可用吐涎散吐之；吐讫，宜珠、犀、龙、麝，清凉坠痰之药。其食乳子母，皆宜服之。

安魂定魄之药，定志丸之类是也。故妇人怀孕之月，大忌悲忧惊怖，纵得子，必有前疾。小儿风热涎嗽者，可以通圣加半夏，同煎温服。

凡小儿痦涩眼，数日不开，皆风热所致。可服凉膈散，泻肝经风热郁甚，郁结散而自开也。

凡小儿通身浮肿，是风水肿也。小便不通者，宜利小便则愈。《内经》曰：三焦闭塞，水道不利。水满皮肤，身体痦肿，是乘之故。可用长流水加灯心，煎五苓散，时时呷之；更于不透风处浴之，汗出则肿消。一汗减半，再汗减七、八分，三汗消尽。内外俱行也。

『 按语 』

若小儿惊风、痫病为母亲妊娠期受惊惕、惊骇、恐惧所致，治疗可先用吐涎散涌吐，然后服用清凉坠痰的药物，尚在哺乳期，母子同时服上药。张氏提出妇人怀孕的时候，切忌悲忧惊怖，以免小儿出生后患风疾。

若小儿患有痦眼，可服凉膈散清泻肝经风热。若小儿患有风水肿，治疗时可采用两种方法，一是小便不通者，宜利小便而愈；二是发汗的方法治疗，用长流水加灯心煎五苓散，同时沐浴，三次汗出后便可治愈。

二 火 类

凡小儿疮疱瘾疹，麸疮[①]丹熛等疾，如遇火运胜时[②]，荧惑乱行之者，不可便用升麻散解之。升麻汤味辛性温，《内经》曰：积温而成热，是谓重火。止可以辛凉之剂解之。如遇平时，可以辛温。盖平时无事，便同水化。然而更宜审察病机，甚者亦不可以辛温。但发散之后，便以凉膈散加当归，及白虎汤、玉露散煎服之。更甚者，解毒汤、调胃散下之。古人云：斑疹疮疱，首尾俱不可下。皆误矣。岂不闻扬汤止沸，不如抽薪。《内经》曰：五寅五申之岁，多发此病者，盖明相火之所为也。又曰：少阳客气胜，丹疹外发。又曰：诸痛痒疮疡，皆属心火。王太仆又谓：百端之起，皆自心生。岂可便用辛温发散乎？致热势增剧，渐成脏毒下血，切牙发搐，大热明矣。如白虎加人参，凉膈散加当归、桔梗，勿问秋冬，但见疮疹，用之神良。

凡小儿疮疱瘾疹，麸疮、丹熛、斑毒之后，脏毒下血，《内经》曰：少阳客气胜，则丹熛疮疹发于外也。盖余热不解，故脏毒下血。治以黄连解毒汤、白虎汤、凉膈散，临证选而用之。所谓白虎，旧说秋冬勿用，皆误也。但有此证便用之。盖其证属相火故也。大人亦同。

凡小儿丹瘤浮肿，毒赤走引遍身者，乃邪热之毒也。可用磁片刮出紫血，其病立愈。如不愈者，后用凉膈散加大黄、芒硝，利三、五行为妙；次用拔毒散，扫三、五度必愈矣。《经》曰：丹熛赤瘤，火之色也，相火主之。

凡小儿有赤瘤暴肿，可先用牛黄通膈丸泻之；后用阳起石散敷之，则肿毒自消。如不消，可用铓针砭刺，血出而愈矣。

凡小儿甜疮久不愈者，俗呼为香疮是也。多在面部两耳前。一法：令母口中嚼白米成膏，子卧涂之，不过三上则愈矣。小儿并母，皆忌鸡、猪、鱼、兔、酒、醋动风发热之物。如治甜指③，亦同此法。

凡小儿面上疮谓眉炼疮，耳上谓之辙耳；足上疮谓之靴癣。此三者一究其本，皆谬名也。《经》曰：诸痛疮疡，皆属心火。乃血热剧而致然也。或谓《内经》曰：大概不可使热，以为皆然。此不明造化之道也，慎勿妄信。可用铓针刺之出血。一刺不愈，当复刺之；再刺不愈，则三刺必愈矣。《内经》曰：血实者决之。眉炼不可用药敷之，以其疮多痒，痒则爬矣，药入眼则目必损矣。

凡小儿牙疳齿龋者，是龈腐烂也。下牙属手阳明大肠之经，燥金为主；上牙属足阳明胃经湿土，上下是肠胃二经也。或积热于内，或因服银粉、巴豆大毒之药，入于肠胃，乳食不能胜其毒，毒气循经而至于齿龈、牙缝嫩薄之分，反为害也。可以麝香、玉线子治之。乳母临卧，常服黄连解毒汤一服，牙疳病则愈矣。

凡小儿身热，吐泻腹满，不进饮食，可急与牛黄通膈丸，下过四、五行，则自愈矣。盖乳食便属水，甚则成湿，以治湿法治之，用燥热之药非也。

凡小儿水泄不止，可用五苓散与益元散各停，用新汲水调下三、二钱，频服，不拘时候。若暴速注下，甚者属火，凉膈、通圣等散治之。用者勿轻④，非深于造化者，未易此语。

凡小儿、大人，小便不通，《内经》谓三焦约。约者，不行也。可用长流水煎八正散，时时灌之，大、小便利则止。若不因热药所攻而致此者，易治。或因多服热药而燥剧至此者，非惟难治，不幸夭耳。亦可用蜜水调益元散，送通膈丸。

凡小儿久泻不止，至八、九月间，变为秋深冷痢者，泄泻清白，时时撮痛，乳癖不化。可用养脾丸，如黍米大，每服二、三十丸，米饮送下，日进三服则愈。益黄散亦可用之。

凡治小儿之法，不可用极寒极热之药及峻补峻泻之剂，或误用巴豆、杏仁、硫黄、腻粉之药。若用此药，反生他病。小儿易虚易实，肠胃嫩弱，不胜其毒。若治之，用此阴阳，利水道，最为急，用桂苓甘露散之类。

『注释』

①麸疮：麻疹的别称。
②火运胜时：火运太过的年份。
③甜指：小儿发于手指上的疮。
④轻：轻视。

『按语』

张氏在本篇中介绍了火热之邪侵袭小儿所致各类疾病的治疗方法。

凡小儿疮疱、瘾疹、麸疮、丹熛、斑毒等疾，皆因火热太过所致。治疗用辛凉之剂解之，如凉膈散、白虎汤、解毒汤、调胃散等。若疾病之后，见脏毒下血，是因余热不解所致，则根据症状选用黄连解毒汤、白虎汤、凉膈散等治疗。治疗小儿丹瘤浮肿，可用磁片刮出紫血即可治愈。如不愈者，后用凉膈散加大黄、芒硝利下，再用拔毒散必愈。治疗小儿赤瘤暴肿，用牛黄通膈丸泻下后，外敷阳起石散可治愈，若不愈，可用针砭刺血，血出则愈。小儿甜疮、甜指的治疗方法是让母亲将白米嚼成膏，涂在小儿患处可治愈，且母子不能食用动风发热之物。小儿面上疮、辙耳、靴癣是由于血热而致，治以针刺放血。小儿牙疳、龋齿是因热积于肠胃二经，或因服银粉、巴豆等大毒之药所致，可以用麝香玉线子治之，并且乳母在临睡时，常服黄连解毒汤一服，牙疳病则愈。

治疗小儿身热，吐泻腹满，采用治湿的方法，用牛黄通膈丸泻下则愈。小儿水泄不止，可频服新汲水调的五苓散与益元散。若暴速注下，用凉膈散、通圣散等治疗。凡小儿、大人，小便不通，可用长流水煎八正散，亦可用蜜水调益元散，送服通膈丸。小儿久泻不止变为冷痢者，可用米饮送下养脾丸或益黄散。

张氏在本篇之末提到，凡是治疗小儿的方法，都不可用极寒、极热或是峻补、峻泻及大毒的药物。因小儿肠胃嫩弱，易虚易实，不胜其毒。治疗时，可用分阴阳、利水道的方法治疗，效果较好。

卷 十 二

三 法 六 门

吐 剂

三圣散

防风 三两，去芦 瓜蒂 三两，剥净，碾破，以纸卷定，连纸锉细，去纸，用粗箩子箩过，另放，末将滓炒微黄，次入末，一处同炒黄用 藜芦 去苗及心，加减用之，或一两，或半两，或一分

上各为粗末。每服约半两，以齑汁三茶盏，先用二盏，煎三、五沸，去齑汁，次入一盏，煎至三沸，却将原二盏，同一处熬二沸，去滓，澄清，放温，徐徐服之。不必尽剂，以吐为度。

瓜蒂散

瓜蒂 七十五个 赤小豆 七十五个 人参 半两，去芦 甘草 半两或三钱五分
上为细末。每服一钱，或半钱，或二钱，量虚实加减用之，空心，齑汁调下服之。

稀涎散

猪牙皂角 不蛀者，去皮弦，称一两，炙用之 绿矾 藜芦 半两
上为细末。每服半钱，或一、二钱，斡①开牙关，浆水调下灌之。

郁金散

郁金 滑石 川芎 各半两
上为细末。每服一、二钱，量虚实加减，以齑汁调下，空心服之。

茶调散

亦一名二仙散
瓜蒂 不以多少，好茶中停
上为细末。每服二钱，齑汁调下，空心用之。

独圣散

瓜蒂 不以多少

上为细末。每服一钱，或二钱，齑汁调服之。胁痛，加全蝎；头痛，加郁金。

碧云散

治小儿惊风有涎。

胆矾 半两　铜青 一分　粉霜 一钱　轻粉 一分

上研为细末。每服一字，薄荷汤调下用之，如中风，用浆水调服。

常山散

常山 二两　甘草 二两半

上为细末。水煎，空心服之。

青黛散

猪牙 皂角 二个　玄胡索 一个　青黛 少许

上为细末。鼻内灌之，其涎自出。

『注释』

①斡（wò 握）：开，撬开。

汗 剂

防风通圣散

防风　川芎　当归　芍药　大黄　薄荷　麻黄 去根不去节　连翘　芒硝 以上各半两　石膏　黄芩　桔梗 以上各二两　滑石 三钱　甘草 二两　荆芥　白术　山栀子 以上各一两

上为粗末。每服五、七钱，水一大盏，生姜三片，煎至七分，去滓热服。如涎嗽，加半夏五钱，生姜制过。

双解散

通圣散与益元散相合中停，水一钟，生姜、豆豉、葱白同煎。

浮萍散

治癞风。

浮萍 一两 荆芥 川芎 甘草 麻黄 去根 以上各一两。

或加当归、芍药。

上为粗末。每服一两，水二盏，煎至七分，去滓，温服，汗出则愈。

升麻汤

升麻 去土 葛根 芍药 甘草 炒，以上各一两

上为粗末。每服三钱，水一盏半，煎至七分，去滓温服，不拘时候。

麻黄汤

麻黄 一两，去根 官桂 七钱 甘草 三钱半，炙 杏仁 二十二个，去皮尖，麸炒黄色用

上为粗末。每服三钱，水一钟，煎至七分，去滓温服，汗出自解。

桂枝汤

桂枝 一两 茯苓 半两 芍药 一两 甘草 七钱

上为粗末。每服三钱，水一盏，生姜枣一同煎，温服。

下　　剂

导水丸

大黄 二两 黄芩 二两 滑石 四两 黑牵牛 四两，另取头末

加甘遂一两，去湿热腰痛，泄水湿肿满；久病，则加。

加白芥子一两，去遍身走注疼痛；

加朴硝一两，退热，散肿毒，止痛；久毒，宜加。

加郁李仁一两，散结滞，通关节，润肠胃，行滞气，通血脉；

加樟柳根一两，去腰腿沉重。

上为细末，滴水丸梧桐子大。每服五十丸，或加至百丸，临卧温水下。

禹功散

黑牵牛 头末四两 茴香 一两，炒，或加木香一两

上为细末。以生姜自然汁调一、二钱，临卧服。

通经散

陈皮 去白 当归 各一两 甘遂 以面包，不令透水，煮百余沸，取出，用冷水浸过，去面，焙干。

上为细末。每服三钱，温汤调下，临卧服。

神祐丸

甘遂 依前制用　大戟 醋浸煮，焙干用　芫花 醋浸煮，各半两　黑牵牛 一两　大黄 一两

上为细末，滴水丸小豆大。每服五、七十丸，临卧温水下。

琥珀丸

上为前神祐丸加琥珀一两是也。

益胃散

甘遂 依前制过用

上为细末。每服三钱，以獖猪腰子，细批破，以盐椒等物淹透，烂切，掺药在内，以荷叶裹，烧熟，温淡酒调服。

大承气汤

大黄 半两　厚朴 一两　枳实 一枚，麸炒　芒硝 半两

上为粗末。每服三、五钱，水一盏，煎至七分，去滓服。以意加减。

小承气汤

大黄　厚朴 以上各一两　枳实 一枚

上为粗末。同前煎服。

调胃承气汤

大黄　甘草 炙　朴硝 以上各半两

上为粗末。每服五、七钱，水一盏，煎三、五沸，去滓温服，食后。

桃仁承气汤

桃仁 一十二个，去皮尖　官桂　甘草　芒硝 以上各半两

上锉如麻豆大。每服三、五钱，水一大盏，煎至七分，去滓，温服。

玉井散

瓜蒌根 二两　甘遂 一两，制用

上为细末。以射香①汤调下三钱，临卧服。

水煮桃红丸

黑牵牛 头末半两　瓜蒂末 二钱　雄黄 一钱，水飞过用之　干胭脂 少许

上以黄酒调面为丸，以水煮，令浮熟取出，冷水拔过。麝香汤下。

无忧散

黄芪　木香　桑白皮　陈皮　以上各一两　胡椒　白术　木香　各半两　牵牛头末　四两

上为细末。每服三、五钱，以生姜自然汁调下，食后。

泄水丸

又方，藏用丸一料，加芒硝半两，商陆半两。为末，水丸。依前服之。

大戟　芫花　甘遂　海带　海藻　郁李仁　续随子　以上各半两　樟柳根　一两

上为细末，水煮枣肉为丸，如小豆大。每服五、七十丸，水下。

牛黄通膈丸

黑牵牛　大黄　木通　以上各半两，各另取末

上为细末，水丸，如黍粒大。量儿大小，三、五十丸，或百丸，水下。

四生丸

一名润肠丸。

黑牵牛　大黄　朴硝　皂角　去皮弦，蜜炙，以上各等分

上为细末，水丸，如梧桐子大。每服七、八十丸，食后温水下。

内托散

大黄　牡蛎　以上各半两　甘草　三钱　瓜蒌　二个

上为末，水一大盏，煎三、五沸。去滓，露冷服。

藏用丸

大黄　黄芩　以上各二两　滑石　黑牵牛　各四两

上为末，水丸，桐子大。每服五、七十丸，食后温水下。

神芎丸

藏用丸一料，内加黄连、薄荷、川芎各半两，水丸，桐子大。水下。

进食丸

牵牛　一两　巴豆　三粒，去油、心、膜

上为末，水丸。每服二、三十丸，食后，随所伤物送下。

牛黄白术丸

治腰脚湿。

黑牵牛末　大黄　以上各二两　白术　一两

上为末，滴水丸桐子大。每服三十丸，食前生姜汤下。要利，加至百丸。

玉烛散

以四物汤、承气汤、朴硝各等分。水煎，去滓，食前服之。

三和汤

以四物汤、凉膈散、当归各中停，水煎服。

丁香化癖散

治小儿脾。

白丁香　密陀僧　舶上硫黄　以上各一钱　硇砂　半钱　轻粉　少许

上为细末。每儿一岁服半钱，男病女乳调，女病男乳调，后用通膈泄。

抵当汤

水蛭　十个　虻虫　十个，去翅、足，熬　大黄　一两　桃仁　七枚，去皮、尖，捶

上锉如麻豆。作一服，水二盏，煎至七分，去滓，温服。

抵当丸

虻虫　五个　桃仁　六枚　大黄　三分　水蛭　五个

上为细末，只作一丸。水一大盏，煮一丸，至七分，顿服之。

十枣汤

紫芫花　醋浸煮　大戟　甘遂　制，以上各等分

上为末。每服半钱，水一盏，枣十枚，同煎，取半盏服。

除湿丹

槟榔　甘遂　威灵仙　赤芍药　泽泻　葶苈　以上各二两　乳香　另研　没药　另研，以上各一两　黑牵牛末　半两　大戟　三两，炒　陈皮　四两，去白

上为细末，面糊和丸，如桐子大。每服三、五十丸，水送下。

利膈丸

牵牛　四两，生　槐角子　一两，炒　木香　一两　青皮　一两　皂角　去皮，酥炙　半夏　洗，各二两

上为细末，生姜、面糊为丸，桐子大。每服四、五十丸，水送下。

三一承气汤

大黄　芒硝　厚朴　去皮　枳实　以上各五两　甘草　一两

上锉如麻豆大。每服半两，水一大盏，生姜三片，煎至六分，入硝，去滓，热服。

大陷胸汤

大黄　一两半　芒硝　一两八钱半　甘遂末　一字

上以水一盏，煮大黄至八分，去滓，入硝一沸，下甘遂末，温服。

小陷胸汤

半夏　汤洗，一钱五分　黄连　一分　瓜蒌实　一枚，用四分之一

上锉麻豆大。水二盏，先煮栝蒌至一盏半，下诸药，取八分，去滓，温服未利再服。

握宣丸

槟榔　肉桂　干姜　附子　甘遂　良姜　韭子　巴豆　以上各等分入硫黄一钱

上为细末，软米和丸，桐子大。早晨先椒汤洗手，放温揩干，用生油少许泥手心，男左女右，磨令热，握一丸，宣一、二行。

『 注释 』

①射香：即麝香。

风　　门

防风通圣散

方在汗门中附。

防风天麻散

防风　天麻　川芎　羌活　白芷　草乌头　荆芥　当归　焙制　甘草　滑石　白附子　以上各半两

上为末。热酒化蜜少许，调药半钱，加至一钱，少时觉药行，微麻为度。如作丸，炼蜜和弹子大。热酒化下一丸，或半丸。

防风汤

防风　麻黄　独活　秦艽　去芦　黄芩　石膏　当归　白术　以上各半两

上为粗末。入半夏片子，令搅匀，每服四钱，水二中盏，入生姜七片，煎至一盏，去滓，取清汁六分，入射香少许，带热食后服。

祛风丸

川乌 炮，去皮脐 草乌 炮 天南星 半夏 姜制 蒸豆粉 甘草 川芎 僵蚕 藿香 零陵香 地龙 去土 蝎梢 炒，以上各一两 川姜 半两

上为细末，药末一两，用蒸豆粉一两，以白面二两，滴水和丸，如桐子大，阴干。细嚼，茶清下三、五丸至五、七丸，食后初服三丸，以渐加之。

排风汤

当归 去芦 杏仁 去皮尖，麸炒 防风 去芦 白藓皮 白术 芍药 官桂 去粗皮 川芎 甘草 炒，各三两 独活 麻黄 去节 茯苓 去皮，各三两

上为粗末。每用三钱水一盏半，入生姜四片，同煎至八分，去滓，温服，不拘时候。

小续命汤

麻黄 去节 人参 去芦 黄芩 芍药 川芎 甘草 炙 杏仁 汤泡，去皮尖，炒 防己官桂 去皮 防风 去芦，各一两 附子 半两，去皮脐

上除附子、杏仁外，合捣为粗末，后入二味搅匀。每服三钱，水一盏半，生姜五片，煎至一盏，去滓，少热服，食后。

消风散

川芎 羌活 去芦 人参 去芦 白茯苓 去皮 白僵蚕 炒 蝉壳 去土，以上各一两 陈皮 去白 厚朴 去粗皮，姜制，以上各一两

上为细末，每服二钱，茶清调下。

川芎散

川芎 荆芥 甘菊 薄荷 蝉壳 蔓荆子 以上各二两 甘草 一两，炙

上为细末。茶酒任下三、二钱，食后服。

搜风丸

一名人参半夏丸。

人参 茯苓 南星 以上各半两 半夏 干生姜 白矾 生 凝水石 以上各一两 蛤粉 二两 薄荷 半两 藿香 半两

上为细末，与藏用丸末各中停，水丸如豌豆大。每服三十丸，生姜汤送下。

当归川芎散

当归 川芎 以上各半两　甘草 二两　黄芩 四两　薄荷 一两　缩砂仁 一分

上为细末。温水调下一、二钱。

愈风饼子

川乌 半两，炮制　川芎 甘菊 白芷 防风 细辛 天麻 羌活 荆芥 薄荷 甘草炙，以上各一两

上为细末，水浸蒸饼为剂，捏作饼子。每服三、五饼子，细嚼，茶酒送下，不计时候。

疏风丸

通圣散一料，加天麻、羌活、独活、细辛、甘菊、首乌各半两。

上为细末，炼蜜和丸，弹子大，朱砂为衣。每服一丸，细嚼，茶酒下。

通顶散

石膏 川芎 瓜蒂 以上各等份　藜芦 少许

上为细末。鼻内嗅之。

胃风汤

人参 去芦　茯苓 去皮　川芎 官桂 当归 芍药 白术

上件各等分，为末。每服三钱，水一盏，入陈粟米煎，空心服之。

香芎散

香附子 炒　川芎 石膏 水飞　白芷 甘草 薄荷 以上各一两　川乌 半两，炒，去皮脐

上为细末。每服二钱，温酒茶清调下，无时。

铁弹丸

地龙 去土　防风 白胶香 没药 木鳖 去皮　草乌头 水浸炮　白芷 五灵脂 当归 以上各一两　细墨 三钱　麝香 另研　乳香 另研　升麻 各二钱

上为末，糯粥丸弹子大。每服一丸，生姜酒下。

暑门疟附

白虎汤

知母 一两半，去皮　甘草 一两　糯米 一合　石膏 四两，乱纹者，另为末

上锉如麻豆大，粳米拌匀，另水一盏，煎至六分，去滓。温服，无时，日三、四或眩呕者，加半夏半两，姜汁制过用之。

桂苓甘露散

官桂 半两　人参　藿香 以上各半两　茯苓　白朮　甘草　葛根　泽泻　石膏　寒水石 以上各一两　滑石 二两　木香 一分

上为细末。每服三钱，白汤点下，新水或生姜汤亦可用之。

化痰玉壶丸

南星　半夏 并生用　天麻 以上各半两　白面 三两

上为细末，滴水丸，如桐子大。每服三十丸，用水一大盏，先煎令沸，下药煮，候浮即熟，漉出放温，另用生姜汤下，不拘时服。

益元散

滑石　六两　甘草　一两

上为细末。每服三钱，蜜调，新水送下。

玉露散

治暑。

寒水石　滑石　石膏　瓜蒌根　以上各四两　甘草　一两

上为细末。每服五钱，新水调下。

石膏散

石膏　一两　人参 去芦　甘草 炙，各半两

上为细末。新水蜜水调三钱，生姜汤亦可。

辰砂丹

治疟。

信[①] 一钱　雄黑豆 六十个或二两重

上为细末，朱砂为衣，端午日合。不令鸡犬妇人见。每服一丸，无根水下。

温脾丸

信 一钱　甘草 二钱　紫河车 三钱　豆粉 四两

上为末，滴水丸。每服半钱，作十丸，临卧，无根水下。

温脾散

紫河车绿豆 以上各一两　甘草 半两　砒 一钱，另研

上为细末，后入砒，研匀。每服半钱，新水一盏调下。如是隔日发，直待临睡服药；如频口发，只夜深服。忌荤、酒、鱼、兔等。

『注释』

①信：信石的简称，即砒霜。

湿 门 嗽 附

五苓散

官桂　泽泻　猪苓　去黑皮　茯苓　去皮　白术　各半两
上为细末。每服二钱，热汤，或新水调下。

葶苈木香散

苦葶苈　茯苓　去皮　猪苓　去皮，以上各一分　木香　半钱　泽泻　木通　甘草
各半两　官桂　一分　滑石　三钱
上为细末。每服三钱，生姜汤调下，食前服。

白术木香散

白术　猪苓　泽泻　赤茯苓　各半两　木香　槟榔　各三钱　陈皮　一两，去白
官桂　一钱　滑石　三两
上为细末。每服五钱，水一盏，生姜三片，同煎至六分，温服，食后。

大橘皮汤

橘皮　一两半　木香　一分　滑石　六两　槟榔　三钱　茯苓　一两　猪苓　去
黑皮　泽泻　白术官桂　以上各半两　甘草　二钱
上为末。每服五钱，水一盏，生姜五片，煎至六分，去滓，温服，食后。

神助散

苦葶苈　二两，炒　黑牵牛　三两半，微炒，取头末用之　泽泻　二两　猪苓　二两，
去皮　椒目　半两
上为细末。每服，葱白三茎，浆水一盏，煎至半盏，入酒半盏，调药三钱，
绝早面东服之。

桂苓白术丸

官桂　茯苓　半夏　以上各一两　白术　干生姜　一分　橘皮　去白　泽泻

黄连 各半两 黄柏 二两

上为末，面糊为丸，如小豆大。每服三、五十丸，姜汤，食后服之。

桂苓白术散

官桂 茯苓 白术 以上各半两 甘草 泽泻 石膏 寒水石 以上各一两 滑石 二两

上为细末。热汤调三钱，新水生姜汤亦可，食后服。

白术调中汤

白术 茯苓 橘皮 去白 泽泻 以上各半两 甘草 一两 干姜 炒 官桂 缩砂仁 藿香 以上各一分

上为末。白汤化蜜少许，调下二钱，无时。炼蜜每两作十丸，名曰白术调中丸。

宁神散

治嗽。

御米壳 二两，蜜炙 人参 苦葶苈 以上各一两

上为末。入乌梅同煎三、五沸，去滓，稍热服，食后。

宁肺散

御米 蜜炒，去穰 甘草 干姜 当归 白矾 陈皮 以上各一两

上为末。煎齑汁调三钱。

人参补肺散

人参 麻黄 去节 白术 防己 防风 各等分 桑白皮 倍加

上锉㕮咀。以浆水一碗，煎至半，去滓，温服，每用半两，各秤过。

白术汤

白术 甘草 当归 陈皮 桔梗 枳壳 各等分

上为粗末。水煎，去滓，温服三、五钱。

薏苡仁汤

桔梗 一两 甘草 二两 薏苡仁 三两

上锉如麻豆大。每服五钱，水煎，入糯米为引，米软为度，食后服之。

益黄散

治小儿痢。

陈皮　一两　青皮　诃子肉　甘草　以上各半两　丁香　二钱

上为细末。每服二钱，水煎，食前服之。

香连丸

木香　诃子肉　面炒　黄连　炒，以上各半两　龙骨　二钱

上为细末，饭丸如黍米大。每服二十丸，米饮汤下。

火　门

凉膈散

大黄　一两　连翘　四两　甘草　黄芩　薄荷　朴硝　山栀　以上各一两

上为粗末。每服三、五钱，水一盏，入蜜竹叶煎三、五沸，去滓，温服，无时。

黄连解毒汤

黄连　黄柏　黄芩　大栀子　以上各等分

上锉为麻豆大。每服五钱，水二盏，煎至八分，去滓，温服之。

泻心汤

大黄　甘草炙　当归　芍药　麻黄　荆芥　以上各一两半　白术　二钱半

上为细末。每服二钱，水一盏，生姜、薄荷少许，同煎至七分，去滓，温服。

八正散

大黄　瞿麦　木通　萹蓄　车前子　甘草　山栀子　以上各一两　滑石　二两

加木香一两尤佳。

上为粗末。每服三、五钱，水二盏，入灯心，煎至七分，去滓，温服。

调胃散

治伤寒吐逆，四肢厥冷。

水银　舶上硫磺　各半两

上二味，先研硫磺极细，次入水银，同研至深黑。每服一钱，病重者二钱，温米饮，调服，不拘时。

三黄丸

大黄　黄芩　黄柏　以上各等分

上为末，水丸。每服三十丸，水下。

又方：去黄芩用黄连。

芍药柏皮丸

芍药　白者　黄柏　去皮，各一两　当归　黄连　各半两

上为末，水丸桐子大。每服三十丸，水下，食前。

大金花丸

黄连　黄柏　黄芩　大黄　各等分

上为末，水丸。新水下三十丸。加栀子减大黄，名栀子金花丸。

清凉饮子

大黄　蒸　赤芍药　当归　甘草　炒，以上各等分

上为末。每服一、二钱，水一盏煎至七分，去滓，温服，食后，以意加减。

黄连清心汤

凉膈散加黄连半两是也。

犀角散

黄连　大黄　芍药　犀角　甘草　各等分

上为粗末。每服五钱，水一盏煎至七分，去滓，无时温服之。

黄连木通丸

治心经蓄热，夏至则甚。

黄连　二两　木通　半两

上为末，生姜汁打面糊和丸。每服三十丸，食后，灯心汤下，日三服。

燥　　门

神功丸

大黄　面裹，蒸　诃子皮　麻子仁　另捣　人参　去芦，以上各一两

上为细末，入麻子仁捣，研匀，炼蜜，丸如桐子大。每服二十丸，温水下，或酒、米饮下，食后临卧。如大便不通，加服。

脾约丸

麻仁　一两二钱半　枳实　麸炒　厚朴　去粗皮　芍药　以上各二两　大黄　四两，蒸　杏仁　去皮尖，炒黄，一两二钱

上为细末，炼蜜为丸，桐子大。每服二十丸，临卧温水送下。

麻仁丸

郁李仁 去皮,另捣　火麻仁 另捣,二味各二两　大黄 二两,半生半熟　槟榔 半两　干山药　防风 去芦　枳壳 炒,去瓤,七钱半　羌活　木香 各五钱半

上为细末,入另捣者,三味搅匀,炼蜜丸如桐子大。每服二十丸至三十丸,温水下,食后。牵牛、滑石^①。

润体丸

郁李仁　大黄　桂心　黑牵牛　当归　黄柏 并生用,各半两　轻粉 少许

上为细末,滴水丸如桐子大。每服三十丸至四十丸,温水或生姜汤下。

『注释』

①滑石:《四库》本此后有"亦少",可参。

寒　门

姜附汤

干姜二两,另为粗末　附子一两,生用,去皮脐,细切

上二味,搅匀。每服三钱,水一盏半,煎至一盏,去滓,温服,食前。

四逆汤

甘草 三两　干姜 半两　附子 半两,生用,去皮脐,切作片片

上为粗末。每服三、五钱,水一盏半,煎至一盏,去滓,温服,无时。

二姜汤

良姜　干姜 炮,二味各三两

上为细末,酒煮糊为丸桐子大。每服三十丸,空心米饮汤下。

朮附汤

黑附子 重一两　白朮 一两半　甘草 七钱半,炙

上为细末。每服三、五钱,水一盏半,生姜五片,枣二枚,劈破,同煎至一盏,去滓,温服,食后。

大已寒丸

附子 炮,去皮脐　川乌头 炮,去皮脐,作豆大,再炒黄　干姜 炮制　良姜 炒　官桂 去粗皮　吴茱萸 以上各一两

上为细末，醋糊为丸，桐子大。每服五、七十丸，米饮下，食前。

理中丸

人参 去芦　白术　干姜　甘草 炙　附子 炮，去皮脐，以上各一两

上为细末，炼蜜为丸，每两作十丸，弹子大。每服一丸，以水一盏化破，煎至七分，稍热，空心服之。

平胃散

厚朴 姜制　陈皮 二味各三两　苍术 五两，泔浸　甘草 三两，炒

上为末。每服二钱，水一盏，生姜三片，枣二枚，煎至七分，去滓，食前，温服。

养脾丸

干姜 炮　缩砂 各二两　茯苓 去皮　人参 去芦　麦蘖 炒，各一两　白术 半两
甘草 炒，一两半

上为细末，炼蜜为丸，每两作八丸。每服一丸，细嚼，生姜汤下。

兼治于内者

大柴胡汤

柴胡　四两　黄芩　赤芍药　各一两半　半夏　一两二钱半　枳实　二钱半　大黄　一两

上为粗末，入半夏片子。每服三钱，水一盏半，入生姜五片，枣一枚，煎至一中盏，滤去滓，温服，食后。

小柴胡汤

柴胡　四两，去芦　黄芩　人参　半夏 汤洗七次，切片　甘草 以上各一两半

上为粗末。每服三钱，水一盏半，生姜五片，枣一枚，劈破，同煎至七分，去滓，温服，不拘时候。

柴胡饮子

柴胡　人参　黄芩　甘草　大黄　当归　芍药 以上各半两

上为粗末。每服三钱，水一盏，生姜三片，煎至七分，去滓温服。

防风当归饮子

柴胡　人参　黄芩　防风　甘草　芍药　大黄　当归　滑石 以上各一两

上为粗末。每服三、五钱，生姜三片，水一盏，煎至七分，去滓，温服，不拘时侯。

白朮汤

治孕妇痢呕吐血

白朮　黄芩　当归　各等分

上为末。每服二、三钱，水煎，食前服。

兼治于外者

桂苓汤·麻黄汤·升麻汤

以上三方，在前汗法中附。

五积散

苍朮　二两四钱　桔梗　一两四钱　枳壳　麸炒　陈皮　二味各六钱　白芷　川芎　当归　甘草炙　官桂　去粗皮　半夏　汤浸　茯苓　各三钱　麻黄　一钱，去节　厚朴　干姜　各四钱

上除官桂、枳①壳别为末外，以慢火炒，令黄色，为末，与官桂等搅匀。每服三钱，水一盏半，入生姜五片，葱白三寸，盐、豉七粒，同煎至②七分。去滓温服，无时。

青衿散

治咽喉。

益元散加薄荷、青黛，生蜜丸如弹子大。嚼化。

『注释』

①枳：原作"芷"，文义不符，据《四库》本改。
②至：原缺，据《四库》本补。

独治于内者

陷胸汤

大黄　二两半　芒硝　一两八钱半　甘遂　一字，另为末

上以水三盏，先煮大黄至一盏，去滓，下芒硝，令沸，次下甘遂末，放温服之。

大黄丸

大黄　黑牵牛　枳壳　木通　以上各一两

上为末，滴水为丸，如桐子大。每服三十丸，食后，以生姜汤下。

备急丸

巴豆　去皮油　大黄　干姜　炮，以上各一两

上为细末，炼蜜丸，桐子大。每服三丸，温水下，不拘时服之。

枳壳丸

商枳壳　一两，麸炒　牵牛头末　四两

上为细末，水丸如桐子大。每服三十丸，食前，温酒或生姜汤下。

莲壳散

治血崩。

棕皮　烧灰　莲壳　烧灰存性，二味各半两　香附子　三两，炒

上为末。米饮调下三、四钱，食前。

木香槟榔丸

木香　槟榔　青皮　陈皮　广茂　炮，各一两　黄连[①]　大黄　各三两　香附子
炒　牵牛　各四两

上为细末，水丸如小豆大。每服三十丸，食后，生姜汤送下。

导饮丸

青皮　陈皮　京三棱　炮　广茂　炮　黄连　枳壳　麸炒，以上各一两　大黄
黄柏　以上各三两　香附子　炒　黑牵牛　以上各四两

上为细末，桐子大，用水丸。每服三、五十丸，食后，生姜汤下。

五香连翘散

丁香　青木香　沉香　熏陆香　麝香　木通　连翘　桑寄生　独活　升麻
大黄　以上各等分

上为粗末。以竹沥煎五、七钱。未利，加大黄。去滓，稍热，以利为度。

四物汤

川芎　当归　熟地黄　芍药　以上各等分

上为粗末。每服三、四钱，水一盏，煎三、五沸，去滓，温服[②]，空心。加草
龙胆、防己，名一醉散。治目暴发，加蒲黄。

治娠妇漏血。

当归散

治血崩。

当归 一两 龙骨 二两，炒赤 香附子 三钱，炒 棕毛灰 五钱

上为末。米饮调三、四钱，空心服。

又一方：当归 白芍药 香附 炒，各等分 为末。米饮汤调下，食前服。

又当归散

行经。

当归 杜蒺藜 各等分

上为末。米饮汤调服，食前。

葛根散

解酒毒。

甘草 干葛花 葛根 缩砂仁 贯众 各等分

上为粗末。水煎三、五钱，去滓，服之。

定志丸

柏子仁 人参 茯苓 远志 去心 茯神 酸枣仁

上为末，酒糊丸，小豆大。每服五、七十丸，生姜汤下。

槟榔丸

槟榔 一钱半 陈皮 一两 木香 二钱半 牵牛 半两

上为末，醋糊丸，桐子大。每服三十丸，生姜汤下。

小槟榔丸

枳壳 陈皮 牵牛 以上各等分

上为细末，水丸。食后，生姜汤下三、四十丸。

瞿麦散

治酒积。

甘遂 半两，制 瞿麦 葛根 麦蘖 以上各一两

上为末。每服二钱，酒调服。

治气积方

香附子为末，生姜汤调下三、二钱。

『注释』

①连：《四库》本作"柏"，可参。
②服：原缺，据《四库》本补。

独治于外者

青金散

芒硝　半钱　青黛　半钱　乳香　没药　各少许
上为细末。鼻内嗅之。

拔毒散

寒水石　不以多少，烧令赤
上研为末。以新水调，鸡翎扫痛处。

水澄膏

雄黄　水飞，三钱　黄连　半两　郁金　二钱　黄柏　半两　大黄　半两　黄丹
半两，水飞

上为细末，量所肿处，用药多少，新汲水半盏，炒药在内，须臾药沉，慢去
其澄者，水尽，然后用槐柳枝搅药数百余转，如面糊相似匀。以小纸花子摊药，
涂肿处。更以鸡翎撩凉水，不住扫之。

鱼胆丸

草龙胆　青盐　脑子　以上各半两　黄连　一两，去须　硇砂　南硼砂　麝香
鲤鱼胆　以上各二钱

上除草龙胆、鲤鱼胆外，同为细末，先将草龙胆同微研破，以河水三升浸，
春秋二宿，夏一宿，冬三宿。将浸者摩揉极烂，用绢袋滤去滓，于石器内，慢火
熬成膏子，点于水内，不散，用指头捻开有丝，乃膏子成，然后入鱼胆拌匀，将
膏和上件药末作剂，丸如粟米，徐徐点，可视之。

金丝膏

黄丹　代赭石　玄精石　以上各半两　炉甘石　一两，烧　脑子　半钱　黄连
蕤仁　去皮、油，二味各三钱　白丁香　南硼砂　二味各一钱

上除硼砂、脑子外，同为细末，以河水一升，白砂蜜三两，同熬三、五沸，
然后入药末，再熬至半茶盏，以上用绵子滤过，去滓，次入硼砂脑末，搅匀定，
瓷器内放。徐徐点眼，大有神效。

生肌散

黄连 三钱 密陀僧 半两 干胭脂 二钱 雄黄 一钱 绿豆粉 二钱 轻粉 一钱

上为细末。以温浆水洗过，用无垢软帛，搵净，药贴之，大有效矣。

赴筵散

五倍子 密陀僧 以上各等分

上为细末。先入浆水漱过，干贴。

麝香玉线子

豆粉 半两 信 一钱 枯白矾 一钱半

上三件，同研入麝香半钱，再研为细末，滴水和于手背上，捻作线。如用时，先以浆水嗽了口，用毛翎撩缝中净，临卧干贴。或为线子，住于缝中。

化瘿丹

治瘿。

海带 海藻 海蛤 昆布 以上四味皆焙 泽泻 炒 连翘 以上并各等分 猪靥 羊靥 各十枚

上为细末，蜜丸，如鸡头大。临卧嚼化一、二丸。

通气丸

同上所治。

海藻 海带 昆布 木通 甘草 以上各一两 诃子 薄荷 以上各半两 杏仁 少许，煮，浸去皮尖，用之

上为细末，炼蜜和丸。每夜嚼化一丸。忌油腻物。

又方：海藻 海带 昆布 泽泻 木通 猪靥 羊靥 各五枚 海蛤 连翘

上为细末，研靥为丸，如鸡头大。每服一丸，临卧嚼化下，效。

消毒散

治喉肿。

当归 荆芥 甘草 各等分

上为末。水煎三、五钱，去滓，热漱之。

煮肝散

治雀目。

青蛤粉　夜明砂　谷精草　各等分
上为细末。每服五、七钱，猪肝内煮熟，细嚼，茶清下。

枯瘤方

硇砂　粉霜　雄黄　以上各二钱　轻粉　没药　乳香　以上各一钱　土黄　三钱
麝香　少许
上为细末。以津调涂瘤顶，外边歇一韭叶，先花纸贴之，上以小黄膏贴之。

小黄膏

黄柏　黄芩　大黄　以上各等分
上为细末。以水调为糊，比前药大一遭，三日一易，至八九上不取，直候可取。

刀箭药

石灰　一斤，陈年者　龙骨　四两　刺蓟　一小束
上为末，杵作泥，为饼子，或为散。贴，端午日合。

木香槟榔散

木香　槟榔　黄连　乳香　轻粉　密陀僧　以上各等分
上为细末。干掺之，先以口噙浆水洗之。
又方：加黄柏，麝香。

阳起石散

阳起石　烧
上研末。新水调涂肿处。

铅白霜散

铅白霜　干胭脂　寒水石　以上各等分　脑子　轻粉　各少许
上为末。掺之。

雄黄散

雄黄　乳香　没药　麝香　少许
上为末。量疮大小干贴。

化斑汤

紫草　升麻　甘草　炙，各半两
上锉麻豆大。水一盏，糯米二十粒，煎至一盏，去滓，温服。

调　治

无比山药丸

干山药　二两　肉苁蓉　四两,锉,酒浸,焙　五味子　六两,拣净　菟丝子　三两,酒浸　杜仲三两,去粗皮,炒　牛膝　一两,酒浸　泽泻　一两　熟地黄　干,一两　山茱萸　一两　茯苓去皮,一两　巴戟　一两,去心　赤石脂　一两

上为细末,炼蜜和丸,桐子大。每服二、三十丸,食前温酒下,米饮亦可。

当归丸

当归　香附子　炒　杜蒺藜　芍药　各等分

上为末,酒糊为丸,如小豆大。每服三、五十丸,米饮送下。

香薷汤

香薷　五钱,去土　厚朴　五钱,姜制　白扁豆　二钱半,生炒

上为末。每服三钱,水一盏,入酒煎,去滓,温服。

石苇散

石苇　去毛　木通　各二两　当归　甘草　王不留行　以上各一两　滑石　白术　瞿麦　葵子　芍药　以上各三两

上为细末。每服二钱,煎小麦汤调下。

妙功丸

京三棱　一两,炮　川乌　四钱,生,去皮　大黄　一两

以上同为细末,好醋半升,熬膏。不破,积水丸。

积水丸

神曲　麦蘖　以上各一两　干姜　二钱,炒裂用　巴豆　两个,去皮油心　半夏　半两　茴香　一两,炒香　官桂　牵牛　三两,拣净

上为细末,用膏丸小豆大。生姜汤下十丸、十五丸。温凉水亦可。以意加减,以利为度。

人参散

石膏　甘草　以上各一两　滑石　四两　寒水石　二两　人参　半两

上为末。每服二钱,温水调下,食后。

茴香丸

茴香　八两,炒　川楝子　炒　川乌　炮去皮　威灵仙　洗去土　防风　去芦

陈皮 _{以上各三两} 地龙 _{一两，去土，微炒} 乌药 _{五两} 赤小豆 _{八两}

上为末，酒糊为丸。每服三、五丸，茶酒下。

七宣丸

大黄 _{湿纸裹煨} 枳实 _{麸炒} 木香 柴胡 _{去芦} 诃子皮 _{各五两} 桃仁 _{六两，炒，去皮尖} 甘草 _{四两，炒}

上为末，炼蜜和丸，如桐子大。每服三十丸，酒下。

人参调中汤

沉香 _{二两} 木香 _{半两} 白豆蔻 _{一两，用仁} 甘草 _{一分} 脑子 _{一钱} 麝香 _{半钱} 人参 _{半两}

上为细末。每服半钱，用沸汤点服。或入生姜盐少许，食后服。

乌金散

当归 _{一两} 自然铜 _{金色者，煅为末，醋熬，一两} 乌金石铁炭是也，三两 大黄 _{一两童子小便浸用}

上为末。每服二钱，红花酒半盏，童子小便半盏，同调下，食前，日二服。

沉香降气丸

沉香 木香 缩砂仁 白豆蔻仁 青皮 _{去白} 陈皮 _{去白} 广茂 _煨 枳实 _{麸炒，以上各一两} 萝卜子另末，一两 黑牵牛 _{末，二两} 大黄 _{二两，炒}

上为末，生姜汁浸，蒸饼为丸，如桐子大。每服三十丸，橘皮汤下。

枳朮丸

治气不下降，胸膈满闷。

枳实 _{麸炒} 白朮 _{各半两}

上为细末，烧饭为丸，如桐子大。每服五十丸，诸饮送下。

卷 十 三

刘河间先生三消论

因在前此书未传于世，恐为沉没，故刊而行之。

《易》言天地，自太虚至黄泉，有六位^①。《内经》言人之身，自头至足，亦有六位。今余又言，人胸腹之间，自肺至肾，又有六位。人与天地造化五行，同一炉鞴^②，知彼则知此矣。故立天之气，曰金与火；立地之气，曰土与水；立人之气，曰风与火。故金与火合，则热而清；水土合则湿而寒；风火合则温而炎。人胸腹之间，亦犹是也。肺最在上，为金主燥；心次之，为君火主热；肝又次之，为风木主温；胆又次之，为相火主极热；脾又次之，为湿土主凉；肾又次之，黄泉^③为寒水主寒。故心肺象天，脾肾象地，肝胆象人。不知此者，不可与论人之病矣。夫土为万物之本，水为万物之元。水土合德，以阴居阴，同处乎下，以立地为气，万物根于地，是故水土湿寒。若燥热阳实，则地之气不立，万物之根索泽，而枝叶枯矣。

《五常政大论》曰：根于中者，命曰神机。是为动物，根本在于中也。根本者，脾、胃、肾也。食入胃，则脾为布化气味，荣养五脏百骸。故酸入肝而养筋膜；苦入心而养血脉；甘入脾而养肌肉；辛入肺而养皮毛；咸入肾而养骨髓。五气亦然。故清养肺，热养心，温养肝，湿养脾，寒养肾也。凡此五味五气，太过则病，不及亦病，惟平则常安矣。故《六节藏象论》曰：五味入口，藏于肠胃，味有所藏，以养五气，气和而生，津液相成，神乃自生。是其理也。又《太阴阳明论》云：脾病而四肢不用者，何也？岐伯曰：四肢皆禀气于胃，而不得至经，必因于脾乃禀也。今脾病不能为胃行其津液，不得禀水谷气，脾日以衰，脉道不利，筋骨肌肉，皆无气以生，故不用焉。帝曰：脾不主时，何也？岐伯曰：脾者，土也，治中央，常以四时长四脏，各十八日寄治，不得独主于时也。脾脏者，常著胃土之精也。土者生万物，而法天地。故上下至头足，不得独主于时也。

帝曰：脾与胃以膜相连尔，而能行其津液，何也？岐伯曰：足太阴者，三阴也，其脉贯胃，属脾络嗌。故太阴为之行气于三阴。足阳明者，表也，五脏六腑之海也，亦为之行气于三阳。脏腑各因其经而受气，以益阳明，故为胃行其津液。四肢不得禀水谷，气日以衰，阴道不利，筋骨肌肉，皆无气以生，故不用焉。不用者，谓不能为之运用也。由是观之，则五脏六腑，四肢百骸，皆禀受于脾胃，行其津液，相与濡润滋养矣。后之医者，欲以燥热之剂，以养脾胃，滋土之气，不亦外乎？况消渴之病者，本湿寒之阴气极衰，燥热之阳气太甚，更服燥热之药，则脾胃之气竭矣。叔世④不分五运六气之虚实，而一概言热为实，而虚为寒，彼但知心火阳热一气之虚实，而非脏腑六气之虚实也。盖肺本清，虚则温；心本热，虚则寒；肝本温，虚则清；脾本湿，虚则燥；肾本寒，虚则热。假若胃冷为虚者，乃胃中阴水寒气实甚，而阳火热气衰虚也，非胃土湿气之本衰，故当温补胃中阳火之衰，退其阴水寒气之甚。又如胃热为实者，乃胃中阳火实而阴水虚也，故当以寒药，泻胃中之实火，而养其虚水。然此皆补泻胃中虚热，水火所乘之邪，非胃为湿者之本。其余例同法。

　　夫补泻脾胃湿土之水气者，润其湿者是补湿，燥其湿者是泻湿，土本湿故也。

　　凡脏腑诸气，不必肾水独当寒，心火独当热，要知每脏每腑，诸气和同，宣而平之可也。故余尝谓：五常之道，阴中有阳，阳中有阴。孤阴不长，独阳不成。但有一物皆备，五行递相济养，是谓和平。交互克伐，是谓衰兴。变乱失常，患害由行。故水少火多，为阳实阴虚而病热也；水多火少，为阴实阳虚而病寒也。其为治者，泻实补虚，以平为期而已矣。故治消渴者，补肾水阴寒之虚，而泻心火阳热之实，除肠胃燥热之甚，济身津液之衰，使道路散而不结，津液生而不枯，气血利而不涩，则病日已矣。况消渴者，本因饮食服饵失宜，肠胃干涸，而气液不得宣平；或耗乱精神，过违其度；或因大病，阴气损而血液衰虚，阳气悍而燥热郁甚之所成也。故《济众》云：三消渴者，皆由久嗜咸物，恣食炙爆，饮酒过度；亦有年少服金石丸散，积久石热，结于胸中，下焦虚热，血气不能制石热⑤，燥甚于胃，故渴而引饮。若饮水多而小便多者，名曰消渴；若饮食多而不甚渴⑥，小便数而渐瘦者，名曰消中；若渴而饮水不绝，腿消瘦而小便有脂液者，名曰肾消。如此三消者，其燥热一也，但有微甚耳。

　　余闻世之方，多一方而通治三消渴者，以其善消水谷而喜渴也。然叔世论消渴者，多不知本。其言消渴者，上实热而下虚冷。上热故烦渴多饮，下寒故小便多出。本因下部肾水虚，而不能制其上焦心火，故上实热而下虚冷。又曰：水数一，为物之本，五行之先。故肾水者，人之本，命之元，不可使之衰弱。根本不坚，则枝叶不茂；元气不固，则形体不荣。消渴病者，下部肾水极冷，若更服寒药，则元气转虚，而下部肾水转衰，则上焦心火亢甚而难治也。但以暖药补养元气，若下部肾水得实而胜退上焦火，则自然渴止，小便如常而病愈也。若此之言，正与仲景相反。

所以巧言似是，于理实违者也。非徒今日之误，误已久哉！又如蒋氏《药证病原》中，论消渴、消中、消肾病曰：三焦五脏俱虚热，惟有膀胱冷似冰。又曰：腰肾虚冷日增重。又曰：膀胱肾脏冷如泉。始言三焦五脏俱虚热，惟有膀胱冷似冰，复言五脏亦冷，且肾脏水冷言为虚，其余热者，又皆言其虚。夫阴阳兴衰，安有此理？且其言自不相副，其失犹小，至于寒热差殊，用药相反，过莫大焉！或又谓：肾与膀胱属水，虚则不能制火。虚既不能制火，故小便多者愈失之远矣。彼谓水气实者，必能制火，虚者不能制火。故阳实阴虚，而热燥其液，小便淋而常少；阴实阳虚，不能制水，小便利而常多。岂知消渴小便多者，非谓此也。何哉？盖燥热太甚，而三焦肠胃之腠理，怫郁结滞，致密壅塞，而水液不能渗泄浸润于外，荣养百骸。故肠胃之外燥热太甚，虽复多饮于中，终不能浸润于外，故渴不止。小便多出者，如其多饮，不能渗泄于肠胃之外，故数溲也。故余尽言《原病式》曰：皮肤之汗孔者，谓泄汗之孔窍也。

一名气门者，谓泄气之门户也。一名腠理者，谓气液之隧道纹理也。一名鬼门者，谓幽冥之门也。一名玄府者，谓玄微之府也。然玄府者，无物不有。人之脏腑皮毛，肌肉筋膜，骨髓爪牙，至于万物，悉皆有之，乃出入升降，道路门户也。故《经》曰：出入废则神机化灭，升降息则气立孤危。故非出入，则无以生长壮老已；非升降，则无以生长化收藏。是知出入升降，无器不有。故知人之眼、耳、鼻、舌、身、意、神、识，能为用者，皆有升降出入之通利也。有所闭塞，则不能用也。若目无所见，耳无所闻，鼻不闻香，舌不知味，筋痿骨痹，爪退齿腐，毛发堕落，皮肤不仁，肠胃不能渗泄者，悉有热气怫郁，玄府闭塞，而致津液血脉，荣卫清气，不能升降出入故也。各随郁结微甚，而有病之大小焉。病在表则怫郁，腠理闭密，阳气不能散越，故燥而无汗，而气液不能出矣。叔世不知其然，故见消渴数溲，妄言为下部寒尔。

岂知肠胃燥热怫郁使之然也？予之所以举此，世为消渴之证，乃肠胃之外燥热，痞闭其渗泄之道路，水虽入肠胃之内，不能渗泄于外，故小便数出而复渴。此数句，足以尽其理也。

试取《内经》凡言渴者尽明之矣。有言心肺气厥而渴者；有言肝痹而渴者；有言脾热而渴者；有言肾热而渴者；有言胃与大肠热结而渴者；有言脾痹而渴者；有言小肠瘅热而渴者；有因病疟而渴者；有因肥甘石药而渴者；有因醉饱入房而渴者；有因远行劳倦遇大热而渴者；有因伤害胃干而渴者；有因肾热而渴者；有因病风而渴者。虽五脏之部分不同，而病之所遇各异，其归燥热一也。

所谓心肺气厥而渴者，《厥论》曰：心移热于肺，传为膈消。注曰：心热入肺，久而传化，内为膈热消渴多饮也。所谓肝痹而渴者，《痹论》曰：肝痹者，夜卧则惊，多饮，数小便。如脾热而渴者，《痿论》曰：脾气热则胃干而渴，肌肉不仁，发为肉痿。

所谓肾热而渴者，《刺热论》曰：肾热病者，先腰痛胻酸，苦渴数饮，身热。《热论》曰：少阴脉贯肾，络于肺，系舌本，故口燥舌干而渴。叔世惟言肾虚不能制心火，为上实热而下虚冷，以热药温补肾水，欲令胜退心火者，未明阴阳虚实之道也。夫肾水属阴而本寒，虚则为热；心火属阳而本热，虚则为寒。若肾水阴虚，则心火阳实，是谓阳实阴虚，而上下俱热明矣。故《气厥论》曰：肾气衰，阳气独胜。《宣明五气论》曰：肾恶燥，由燥肾枯水涸。《藏气法时论》曰：肾苦燥，急食辛以润之。夫寒食属阴，能养水而泻心；热物属阳，能养火而耗水。今肾水既不胜心火，则上下俱热，奈何以热药养肾水？欲令胜心火，岂不谬哉？又如胃与大肠热结而渴者，《阴阳别论》：二阳结谓之消。注曰：阳结，胃及大肠俱热结也。肠胃藏热，善消水谷。又《气厥论》曰：大肠移热于胃，善食而瘦。《脉要精微论》曰：瘅成为消中，善食而瘦。

如肠痹而渴者，数饮而不得中，气喘而争，时发飧泄。夫数饮而不得中，其大便必不停留。然则消渴数饮而小便多者，止是三焦燥热怫郁，而气衰也明矣。岂可以燥热毒药，助其强阳，以伐衰阴乎？此真实实虚虚之罪也！夫消渴者，多变聋、盲、疮、癣、痤、痱之类，皆肠胃燥热怫郁，水液不能浸润于周身故也；或热甚而膀胱怫郁，不能渗泄，水液妄行而面上肿也。

如小肠瘅热而渴者，《举痛论》曰：热气留于小肠，肠中痛，瘅热焦渴，则便坚不得出矣。注曰：热渗津液而小便坚矣。

如言病疟而渴者，《疟论》曰：阳实则外热，阴虚则内热，内外皆热，则喘而渴，故欲饮冷也。然阳实阴虚而为病热，法当用寒药养阴泻阳，是谓泻实补衰之道也。

如因肥甘石药而渴者，《奇病论》曰：有口甘者，病名为何？岐伯曰：此五气之所溢也，病名脾瘅。瘅为热也，脾热则四脏不禀，故五气上溢也。先因脾热，故曰脾瘅。又《经》曰：五味入口，藏于胃，脾为之行其精气，津液在脾，故令人口甘。此肥美之所发也。此人必数食甘美而多肥也。肥者令人内热，甘者令人中满，故其气上溢，转而为消渴。《通评虚实论》曰：消瘅仆击，偏枯痿厥，气满发逆，肥贵之人，膏粱之疾也。或言人惟胃气为本。脾胃合为表里，脾胃中州，当受温补以调饮食。今消渴者，脾胃极虚，益宜温补。若服寒药，耗损脾胃，本气虚乏而难治也。此言乃不明阴阳寒热虚实补泻之道，故妄言而无畏也。岂知《腹中论》云：帝曰：夫子数言热中消中，不可服芳草石药。石药发癫，芳草发狂。

注言：多饮数溲，谓之热中；多食数溲，谓之消中。多喜曰癫，多怒曰狂。芳，美味也。石，谓英乳。乃发热之药也。《经》又曰：热中消中，皆富贵人也。

今禁膏粱，是不合其心；禁芳草石药，是病不愈，愿闻其说。岐伯曰：芳草之味美，石药之味悍，二者之气，急疾坚劲，故非缓心和人，不可服此二者。帝曰：何以然？岐伯曰：夫热气剽悍，药气亦然。所谓饮一溲二者，当肺气从水而出也，其水谷之海竭矣。凡见消渴，便用热药，误人多矣。故《内经》应言：渴者皆如是。岂不昭晰欤？然而犹有惑者，诸气过极反胜也者，是以人多误也。如阳极反似阴者是也。若不明标本，认似为是，始终乖矣。故凡见下部觉冷，两膝如冰，此皆心火不降，状类寒水，宜加寒药，下之三、五次，则火降水升，寒化自退。然而举世皆同执迷，至如《易》《素》二书，弃如朽坏，良可悲夫！故处其方，必明病之标本，达药之所能，通气之所宜，而无加害者，可以制其方也已。所谓标本者，先病而为本，后病而为标，此为病之本末也。标本相传，先当救其急也。又云：六气为本，三阴三阳为标。盖为病，脏病最急也。又云：六气为胃之本。假若胃热者，胃为标，热为本也。处其方者，当除胃中之热，是治其本也。故六气乃以甚者为邪，衰者为正，法当泻甚补衰，以平为期。养正除邪，乃天之道也。为政之理，补贱之义也。

大凡治病，明知标本，按法治之，何必谋于众？《阴阳别论》曰：谨熟阴阳，无与众谋。《标本病传论》曰：知标知本，万举万当。不知标本，是谓妄行。《至真要大论》曰：知标知本，用之不殆。明知逆顺，正行无问。不知是者，不足以言诊，适足以乱经。故《大要》曰：粗工嘻嘻，以为可知，言热未已，寒病复起，同气异形，迷诊乱经，此之谓也。

夫标本之道，要而博，小而大，可以言一而知百。言标与本，易而弗损。察本与标，气可令调。明知胜复，为万民式，天之道毕矣。《天元纪大论》曰：至数极而道不惑。可谓明矣。所谓药之巧能者，温凉不同，寒热相反，燥湿本异云云，前已言之矣。斯言气也，至于味之巧能，如酸能收，甘能缓，辛能散，苦能坚，咸能软，酸属木也。燥金主于散落而木反之，土湿主于缓而水胜之，故能然也。若能燥湿而坚火者，苦也。《易》曰：燥万物者，莫熯⑦乎火。凡物燥则坚也。甘能缓苦急而散结。甘者，土也。燥能急结，故缓则急散也。辛能散抑、散结、润燥。辛者，金也。金主散落，金生水故也。况抑结散，则气液宣行而津液生也。《藏气法时论》曰：肾苦燥，急食辛以润之。开腠理，致津液，通气也。咸能软坚。咸者，水也。水润而柔，故胜火之坚矣。此五脏之味也。其为五味之本也淡也。淡，胃土之味也。胃土者，地也。地为万物之本，胃为一身之本。《天元纪大论》曰：在地为化，化生五味。故五味之本淡也。

以配胃土，淡能渗泄利窍。夫燥能急结，而甘能缓之；淡为刚土，极能润燥，缓其急结，令气通行，而致津液渗泄也。故消渴之人，其药与食，皆宜淡剂。《至真要大论》曰：辛甘发散为阳，酸苦涌泄为阴；咸味涌泄为阴，淡味渗泄为阳。六者，或散，或收，或缓，或急，或燥，或润，或坚，或软，所以利而行之，调其气也。《本草》云：药有三品：上品为君，主养命，小毒，以应天；中品为臣，主养性，常毒，以应人；下品为佐使，主治病，大毒，以应地。

不在三品者，气毒之物也。凡此君臣佐使者，所以明药之善恶也。处方之道，主治病者为君，佐君者为臣，应臣之用者为佐使。适其病之所根，有君、臣、佐、使、奇、偶、小、大之制；明其岁政君臣脉位，而有逆、顺、反、正、主疗之方，随病所宜以施用。

其治法多端，能备所用者，良工也。寒者热之，热者寒之，温者清之，清者温之，结者散之，散者收之，微者逆而制之，甚者从而去之，燥者润之，湿者燥之，坚者软之，软者坚之，急者缓之，客者除之，留者却之，劳者温之，逸者行之，惊者平之，衰者补之，甚者泻之，吐之下之，摩之益之，薄之劫之，开之发之，灸之制之，适足为用，各安其气，必清必净，而病气衰去，脏腑和平，归其所宗，此治之大体也。

《阴阳应象大论》曰：治不法天之纪，不用地之理，则灾害至矣。又《六节脏象论》曰：不知年之所加，气之所衰，不可以为工矣。

今集诸经验方附于篇末。

『注释』

①六位：指上、下、左、右、前、后六个方位。
②鞴（bài 败）：古代鼓风吹火的皮囊。
③黄泉：此处指肾。因位最下，类似黄泉。
④叔世：后世。
⑤石热：久服金石丸散所致的内热。
⑥渴：原作"饥"，据《四库》本改。
⑦熯（hàn 汉）：烘干，烘烤。

神白散

治真阴素被损虚，多服金石等药，或嗜炙熯咸物，遂成消渴。

桂府　滑石　六两　甘草　一两，生用

上为细末。每服三钱，温水调下。或大渴欲饮冷者，新汲水尤妙。

猪肚丸

治消渴、消中。

猪肚 一枚 黄连 五两 瓜蒌 四两 麦门冬 四两，去心 知母 四两，如无，以茯苓代之

上四味为末，纳猪肚中，线缝，安置甑中，蒸极烂熟，就热于木臼中捣可丸，如硬，少加蜜，丸如桐子大。每服三十丸，渐加至四、五十丸，渴则服之。如无木臼，于沙盆中用木杵研亦可，以烂为妙矣。

葛根丸

治消渴，消肾。

葛根 三两 瓜蒌 三两 铅丹 二两 附子 一两 煮炮，去皮脐用

上四味，捣罗为细末，炼蜜为丸，如梧桐子大。每服十丸，日进三服。治日饮硕水者。春夏去附子。

胡粉散

治大渴，百方疗不瘥者，亦治消肾。

铅丹 胡粉 各半两 瓜蒌 一两半 甘草 二两半，炙 泽泻 石膏 赤石脂 白石脂 各半两

上八味为细末。水服方寸匕，日二服。壮者一匕半。一年病，一日愈；二年病，二日愈。渴甚者二服；腹痛者减之。如丸服亦妙，每服十丸，多则腹痛也。

三黄丸

主治男子妇人，五劳七伤，消渴，不生肌肉，妇人带下，手足发寒热者。

春三月：黄芩 四两 大黄 二两 黄连 四两

夏三月：黄芩 六两 大黄 一两 黄连 一两

秋三月：黄芩 六两 大黄 二两 黄连 三两

冬三月：黄芩 三两 大黄 五两 黄连 二两

上三味，随时加减，捣为细末，炼蜜为丸，如大豆大。每服五丸，日三服。不去者加七丸。服一月病愈，尝试有验矣。

人参白术散

治胃膈瘅热，烦满不欲食；或瘅成为消中，善食而瘦；或燥郁甚而消渴，多饮而数小便；或热病；或恣酒色，误服热药者，致脾胃真阴血液损虚。肝心相搏，风热燥甚，三焦肠胃燥热怫郁，而水液不能宣行，则周身不得润湿，故瘦瘁黄黑。

而燥热消渴，虽多饮，而水液终不能浸润于肠胃之外，渴不止，而便注为小便多也。叔世俗流，不明乎此，妄为下焦虚冷，误死多矣。又如周身风热燥郁，或为目瘴、痛疸、疮疡，上为喘嗽，下为痿痹，或停积而湿热内甚，不能传化者，变水肿腹胀也。

凡多饮数溲为消[①]渴，多食数溲为消中，肌肉消瘦，小便有脂液者为消肾。此世之所传三消病也。虽无所不载，以《内经》考之，但燥热之微甚者也。此药兼疗一切阳实阴虚，风热燥郁，头目昏眩，风中偏枯，酒过积毒，一切肠胃涩滞壅塞，疮癣痿痹，并伤寒杂病烦渴，气液不得宣通，并宜服之。

人参　白朮　当归　芍药　大黄　山栀子　泽泻　各半两　连翘　瓜蒌根干葛　茯苓　以上各一两　官桂　木香　藿香　各一分　寒水石　二两　甘草　二两石膏　四两　滑石盆硝　各半两

上为粗末。每服五钱，水一盏，生姜三片，同煎至半盏，绞汁，入蜜少许，温服。渐加十余钱，无时，日三服。

或得脏腑疏利亦不妨，取效更妙；后却常服之，或兼服消痞丸。似觉肠胃结滞，或湿热内甚自利者，去大黄、芒硝。

人参散

治身热头痛；或积热黄瘦；或发热恶寒，蓄热寒战；或膈痰呕吐，烦热烦渴；或燥湿泻痢；或目疾口疮；或咽喉肿痛；或中[②]风昏眩；或蒸热虚汗，肺痿劳嗽，一切邪热变化，真阴损虚，并宜服之。

石膏　一两　寒水石　二两　滑石　四两　甘草　二两　人参　半两

上为细末。每服二钱，温水调下。或冷水亦得。

三消之论，刘河间之所作也。因麻征君寓汴梁，暇日访先生后裔，或举教医学者，即其人矣。征君亲诣其家，求先生平昔所著遗书。乃出《三消论》、《气宜》、《病机》三书未传于世者。文多不全，止取《三消论》，于卷首增写六位藏象二图，其余未遑润色，即付友人穆子昭。子昭乃河间门人，穆大黄之后也，时觅官于京师，方且告困，征君欲因是而惠之。由是余从子昭授得一本。后置兵火，遂失其传。偶于乡人霍司承君祥处，复见其文。然传写甚误，但依仿而录之，以待后之学者，详为刊正云。时甲辰年冬至日，锦溪野老，书续方柏亭东，久亭寺僧，悟大师传经验方。

治饮水百杯，尚犹未足，小便如油，或如杏色。服此药三、五日，小便大出，毒归于下，十日永除根本。此方令子和辨过，云是重剂可用，悟公师亲验过矣。

水银　四钱　锡　二钱，用水银研成砂子　牡蛎　一两　密陀僧　一两　知母　一两　紫

花苦参 一两　贝母 一两　黄丹 半两　瓜蒌根 半斤

　　上为细末，男子用不生儿猪肚一个，纳药，妇人用獯猪肚一个，麻线缝之，新瓦一合，绳系一两遭，米一升，更用瓜蒌根末半斤，却于新水煮熟，取出放冷，用砂盆内研烂，就和为丸。如猪肚丸法用之。

　　『 注释 』

　　①消：原缺，据《四库》本补。
　　②中：原缺，据《四库》本补。

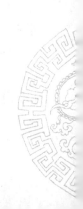

卷 十 四

扁鹊华佗察声色定死生诀要

病人五脏已夺，神明不守，声嘶者，死。

病人循衣缝，谵语者，不可治。

病人阴阳俱绝，掣衣撮空，妄言者，死。

病人妄语错乱，及不能言者，不治；热病者，可治。

病人阴阳俱绝，失音不能言者，三日半死。

病人两目眦有黄色起者，其病方愈。

病人面黄目青者，至期而死，重出在下文。

病人面黄目赤，不死；赤如衃血者，死。

病人面黄目白者，不死；白如枯骨者，死。

病人面黄目黑者，不死；黑如炲，死。

病人面黑目青者，不死。

病人面目俱黄者，不死。

病人面青目白者，死。

病人面黑目白者，不死。

病人面赤目青者，六日死。

病人面黄目青者，九日必死。是谓乱经。饮酒当风，邪入胃经，胆气妄泄，目则为青，虽天救亦不可生。

病人面赤目白者，十日死；忧、恚、思，心气内索，面色反好，急棺椁。

病人面白目黑者，死。此谓荣华已去，血脉空索。

病人面黑目白，八日死。肾气内伤，病因留积。

病人面青目白，五日死。

病人着床，心痛短气，脾气内竭，后百日复愈。能起仿徨，因坐于地，其上倚床，能治此者也。

病人耳目鼻口，有黑色起于入口者，必死。

病人目无精光，若土色不受饮食者，四日死。

病人目无精光，及牙齿黑色者，不治。

病人耳目及颧颊赤者，死在五日中。

病人黑色出于额上发际，直鼻脊两颧上者，亦死在五日中矣。

病人黑色出天中，下至上颧上者，死。

病人及健人黑色，若白色起，入目及鼻口者，死在三日中。

病人及健人面忽如马肝色，望之如青，近之如黑者，必死矣。

病人面黑，直视恶风者，死。

病人面黑唇青者，死。

病人面青唇黑者，死。

病人面黑，两胁下满，不能自转反者，死。

病人目不回，直视者，一日死。

病人头目久痛，卒视无所见者，死。

病人阴结阳绝，目睛脱，恍惚者，死。

病人阴阳结绝，目眶陷者，死。

病人眉系倾者，七日死。

病人口如鱼口，不能复闭，而气出多不返者，死。

病人卧，遗尿不觉者，死。

病人尸臭者，不可治。

肝病皮白，肺之日，庚辛死。

心病目黑，肾之日，壬癸死。

脾病唇青，肝之日，甲乙死。

肺病颊赤目肿，心之日，丙丁死。

肾病面肿唇黄，脾之日，戊己死。

青欲如苍璧之泽，不欲如蓝。

赤欲如帛裹朱，不欲如赭。

白欲如鹅羽，不欲如枯骨。

黑欲如黑漆，不欲如炭。

黄欲如罗裹雄黄，不欲如土。

目赤色者病在心，白在肺，黑在肾，黄在脾，青在肝，黄色不可名者，病在胸中。

诊目病，赤脉从上下者，太阳病也；从下上者，阳明病也；从外入内者，少阳病也。

诊寒热瘰疬，目中有赤脉，从上下至瞳子，见一脉，一岁死；见一脉半，一岁半死；见二脉，二岁死；见二脉半，二岁半死；见三脉，三岁死。

诊牙齿痛，按其阳明之脉来太过者，独热在右，右热；热在左，左热；热在上，上热；热在下，下热。热诊血者，脉多赤多热，多青多痛，多黑多黄，多痹多赤，多黑多青，皆见者，寒热身痛，面色微，齿垢，黄爪甲上，黄疸也。安卧少黄赤，脉小而涩者，不嗜食。

诊百病死生诀第七

诊伤寒热盛，脉浮大者，生；沉小者，死。

伤寒已得汗，脉沉小者，生；浮大者，死。

温病三、四日以下，不得汗，脉大疾者，生；脉细小难得者，死不治。

温病穰穰[①]大热，其脉细小者，死。《千金》"穰穰"作"时行"。

温病下痢，腹中痛甚者，死不治。

温病汗不出，出不至足者，死。

厥逆汗出，脉坚强急者，生；虚缓者，死。

温病二、三日，身体热，腹满，头痛，食如故，脉直而疾者，八日死；四、五日，头痛，腹痛而吐，脉来细强，十二日死；八、九日，头不疼，身不痛，目不变，色不变而反利，脉来喋喋，按之不弹手，时时，心下坚，十七日死。

热病七、八日，脉不软（一作喘）、不散（一作数）者，当有喑，喑后三日，温汗不出者，死。热病七、八日，其脉微细，小便不利，加暴口燥，脉代，舌焦干黑者，死。

热病未得汗，脉盛躁疾，得汗者，生；不得汗者，难瘥。

热病已得汗，脉静安者，生；脉躁者，难治。

热病已得汗，大热不去者，亦死。

热病已得汗，热未去，脉微躁者，慎不得刺治。

热病发热，热甚者，其脉阴阳皆竭，慎勿刺，不汗出，必下利。

诊人被风，不仁，痿蹶，其脉虚者，生；坚急疾者，死。

诊癫病，虚则可治，实则死。

诊癫病，脉实坚者，生；脉沉细者，死。

又癫疾，脉得大滑者，久而自已，其脉沉小急实，不可疗；小坚急者，亦不可疗也。

诊头痛目痛，久视无所见者，死。

诊人心腹积聚，其脉坚强急者，生；虚弱者，死。又实强者，生；沉者，死。

其脉大，腹大胀，四肢逆冷，其人脉形长者，死；腹胀满，便血，脉大时绝，极下血，小疾者死，肠澼便血，身热则死，寒则生。

肠澼下白沫，脉沉则生，浮则死。

肠澼下脓血，脉悬绝则死，滑大则生。

肠澼之属，身热，脉不悬绝，滑大者，生；悬涩者，死。以脏期之。

肠澼下脓血，脉沉小留连者，生；数疾且大，有热者死。

肠澼筋挛，其脉小细安静者，生；浮大紧者，死。

洞泄食不化，不得留，下脓血，脉微小连者，生；紧急者，死。

泄注，脉缓时小结者，生；浮大数者，死。

蛊蚀阴注，其脉虚小者，生；紧急者，死。

咳嗽，脉沉紧者，死，浮直者，浮软者，生，小沉伏匿者，死。

咳嗽羸瘦，脉形坚大者，死。

咳，脱形发热，脉小坚急者，死；肌瘦下脱，形热不去者，必死。

咳而呕，腹胀且泄，其脉弦急欲绝者，死。

吐血、衄血，脉滑小弱者，生；实大者，死。

汗若衄，其脉小滑者，生；大躁者，死。

吐血脉紧强者，死；滑者，生。

吐血而咳上气，其脉数有热，不得卧者，死。

上气脉数者，死，谓损形故也。

上气喘息低昂，其脉滑，手足温者，生；脉涩，四肢寒者，必死。

上气面浮肿，肩息，其脉大，不可治，加利必死。

上气注液，其脉虚宁伏匿者，生；坚强者，死。

寒气上攻，脉实而顺滑者，生；实而逆者死。《太素》云：寒气在上，脉满实何如？曰：实而滑则生，实而逆则死矣。其形尽满何如？曰：举形尽满者，脉急大坚，尺满而不应。如是者，顺则生，逆则死。何谓顺则生，逆则死？所谓顺者，手足温也；逆者，手足寒也。

病瘅，脉实大，病久可治；脉弦小坚急，病久不可治。

消渴，脉数大者，生；细小浮短者，死。

消渴，脉沉小者，生；实坚大者，死。

水病，脉洪大者，可治；微细，不可治。

水病胀闭，其脉浮大软者，生；沉细虚小者，死。

水病腹大如鼓，脉实者，生；虚则死。

卒中恶咯血数升，脉沉数细者，死；浮大疾快者，生。

卒中恶腹大，四肢满，脉大而缓者，生；紧大而浮者，死；紧细而微，亦生。

疮、腰脊强急、瘛疭，皆不可治。

寒热瘛疭，其脉代绝者，死。

金疮血出太多，其脉虚细者，生；数实大者，死。

金疮出血，脉沉小者，生；浮大者，死。

斫疮出血一、二升，脉来大，二十日死。

斫刺俱有病，多少血出不自止者，其脉来大者，七日死，滑细者生。

从高顿仆，内有血，腹胀满，其脉坚强者，生；小弱者，死。

人为百药所中伤，脉涩而疾者，生；微细者，死；洪大而迟者，生《千金》"迟"作"速"。

人病甚而脉不调者，难治；脉洪大者，易瘥。

人内外俱虚，身体冷而汗出，微呕而烦扰，手足厥逆，体不得安静者，死。

脉实满，手足寒，头热，春秋生，冬夏必死矣。

老人脉微，阳羸阴强者，生；脉大而加疾者，死；阴弱阳强，脉至而代，期月而死。尺脉涩而坚，为血实气虚也。其发腰腹痛，逆满，气上行。此为妇人胞中绝伤，有恶血，久成结瘕，得病以冬时，黍当赤而死。

尺脉细而微者，血气俱不足；细而来有力者，是谷气不充；病得节辄动，枣叶生而死。此病秋时得之。

左手寸口脉偏动，乍大乍小不齐，从寸至关，关至尺，三部之位，其脉动，各异不同，其人病仲夏得之，此脉桃花落而死。

右手寸口，脉偏沉伏，乍小乍大，朝浮大，而暮沉伏。浮大即太过，上出鱼际；沉伏即下，不止关中。往来无常，时复来者，榆华枯而死。

右手尺部脉，三十动一止，有须臾还，二十动止，乍动乍疏，连连相因，因不与息数相应，其人虽食谷，犹不愈，蘩草生而死。

左手尺部脉，四十动而一止，止而复来，来逆如循张弓弦，絚絚然然如两人共引一索，至立冬死。

『注释』

①穰（ráng 瓤）：丰盛，指病势严重。

病　机

诸风掉眩，皆属于肝。甲乙木也，木郁达之。

诸寒收引，皆属于肾。壬癸水也，水郁泄之。

诸气膹郁，皆属于肺。庚辛金也，金郁折之。

诸湿肿满，皆属于脾。戊己土也，土郁夺之。

诸痛痒疮疡，皆属于心。丙丁火也，火郁发之。

诸热瞀瘛，皆属于火。

诸厥固泄，皆属于下。　下，谓下焦，肝肾气也。夫守司于下，肾之气也。门户束要，肝之气也。故厥、固、泄、皆属下也。厥谓气逆也。固谓禁固也。满气逆上行，反谓固不禁，出入无度，燥湿不恒，皆由下焦主守也。

诸痿喘呕皆属于上。　上，谓上焦心肺气也。炎热薄烁，承热分化，肺之气也。热郁化上，故病属上焦。

诸禁鼓栗，如丧神守，皆属于火。热之内作。

诸痉项强，皆属于湿。太阳伤湿。

诸逆冲上，皆属于火。炎上之性用也。

诸胀腹大，皆属于热。热郁于内，肺胀于上。

诸躁狂越，皆属于火。热盛于胃及四末也。

诸暴强直，皆属于风。阳内郁而阴行于外。

诸病有声，鼓之如鼓，皆属于热。

诸病胕肿，疼酸惊骇，皆属于火。

诸转反戾，水液浑浊，皆属于热。反戾，筋转也。水液，小便也。

诸病水液，澄彻清冷，皆属于寒。上下所出，及吐出、溺出。

诸呕吐酸，暴注下迫，皆属于热。

故《大要》曰：谨守病机，各司其属。有者求之，无者求之。盛者责之，虚者责之。必先五胜，疏其血气，令其调达，而致和平。此之谓也。五胜，谓五行更胜也。

标本运气歌

少阳从本为相火，太阴从本湿上坐；厥阴从中火是家，阳明从中湿是我；太阳少阴标本从，阴阳二气相包裹；风从火断汗之宜，燥与湿兼下之可。万病能将火湿分，彻开轩岐无缝锁。

辨十二经水火分治法

胆与三焦寻火治，肝和包络都无异；脾肺常将湿处求，胃与大肠同湿治；恶寒表热小膀温，恶热表寒心肾炽。

十二经，最端的，四经属火四经湿，四经有热有寒时，攻里解表细消息。

湿同寒，火同热，寒热到头无两说。

六分分来半分寒，寒热中停真浪舌。

休治风，休治燥，治得火时风燥了。

当解表时莫攻里，当攻里时莫解表，表里如或两可攻，后先内外分多少。

敢谢轩岐万世恩，争奈醯鸡笑天小。

治 病

不读本草，焉知药性。专泥药性，决不识病。假饶识病，未必得法。识病得法，工中之甲。

六 陈

药有六味，陈久为良，狼、茱、半、橘、枳实、麻黄。

十 八 反

本草名言十八反，半蒌贝蔹芨攻乌，藻戟遂芫俱战草，诸参辛芍叛藜芦。

运 气 歌

病如不是当年气，看与何年运气同。只向某年求治法，方知都在《至真》中。

五 不 及

坎一丁三土五中，一七癸九是灾宫，胜复都来十一位，谁知脏腑与宫同。

断病人生死

《灵枢经》云：人有两，死；而无两，生。阳气前绝，阴气后竭，其人死，身色必青；阴气前绝，阳气后竭，其人死，身色必赤。故阴竭则身青而冷，阳竭则身赤而温。

四　因

夫病生之类，其有四焉：一者，始因气动而内有所成；二者，始因气动而外有所成；三者，不因气动而病生于内；四者，不因气动而病生于外。

因气动而内成者，谓积聚、癥瘕、瘤气、瘿起、结核、癫痫之类是也。

外成者，谓痈肿疮疡，疥疥疽痔，掉浮肿，目赤癜胗，胕肿痛痒之类也。

不因气动而病生于内者，谓流饮、澼食、饥饱、劳损、宿食、霍乱、悲恐、喜怒、想慕、忧结之类。

不因气动而病生于外者，谓瘴气、贼魅、虫蛇、蛊毒、蜚食、鬼击、冲薄、坠堕、风寒、暑湿、斫射、刺割、挞朴之类也。如此四类，有独治内而愈者，有兼治内而愈者；有独治外而愈者；有兼治外而愈者；有先治内后治外而愈者；有先治外后治内而愈者；有须解毒而攻击者，有须无毒而调引者。凡此之类，方法所施，或重或轻，或缓或急，或收或散，或润或燥，或软或坚。方士之用，见解不同，各擅己心，好丹非素，故复问之。

五 苦 六 辛

五苦六辛，从来无解，盖史家阙其疑也。一日，麻征君以此质疑于张先生。先生亦无所应。

行十五里，忽然有所悟，欣然回告于麻征君。以为五苦者，五脏为里属阴，宜用苦剂，谓酸苦涌泄为阴；六辛者，六腑为表属阳，宜用辛剂，谓辛甘发散为阳。此其义也。征君大服其识见深远，凿昔人不传之妙。故曰知其要者，一言而终；不知其要者，流散无穷。

卷　十　五

疮疡痈肿第一

治蝼蛄疮

良姜　白及　沥青　以上各等分

上为细末，嚼，芝麻水同熬为膏，入冷水共定，用绯绢片，火熨斗作膏药。贴疮上。

又方千年石灰　茜根　烧灰

上为细末。用水调，鸡翎涂上。

水沉金丝膏

贴一切恶疮。

沥青　白胶　以上各一两，春秋宜用油，夏宜油蜡二钱半，冬宜用油蜡四钱

上件镕开油蜡，下沥青、白胶，用槐枝搅匀，绵子滤过，入冷水中，扯一千余遍。如疮透了，吃数丸，作剂于疮口填者，亦妙。摊纸上贴。勿令火炙。

乳香散

治下疳。

乳香　没药　轻粉　黄丹　龙骨　乌鱼骨　黄连　黄芩　铜绿　以上各等分　麝香　少许

上为细末。先以温浆水洗过，贴疳疮上。

治蛇伤方

上用蒲公英科根，作泥，贴于伤处，用白面膏药贴之，大效。

紫金丹

治疗疮。

白矾　四两　黄丹　二两

上用银石器内镕矾作汁，下丹，使银钗子搅之，令紫色成也。用文武火，无令太过不及。如有疮，先以周围挑破，上药，用唾津涂上数度着，无令疮干，其疮溃动，取疗出也，兼疮颜色红赤为效。如药未成就，再杵碎，炒令紫色。

治疔疮

生蜜与隔年葱，一处研成膏。

上先将疮周回，用竹针刺破，然后用疮药于疮上摊之，用绯绢盖覆，如人行二十里觉疔出，然后热醋汤洗之。

千金托里散

治一切发背疔疮。

连翘 一两二钱 黄芪 一两半 厚朴 二两 川芎 一两 防风 一两 桔梗 一两 白芷 一两 芍药 一两 官桂 一两 木香 三钱 乳香 三钱半 当归 半两 没药 三钱 甘草 一两 上为细末。每服三钱，用酒一碗，盛煎三沸，和滓温服，膏子贴之。

二圣散

治诸疮肿。

黄丹 二两 白矾 二两，飞

上为细末。每服干掺疮口上，后用保生锭子，捏作饼子贴之。

保生锭子

巴豆 四十九个，另研，文武火烧热 金脚信 二钱 雄黄 三钱 轻粉 半匣 硇砂 二钱

麝香 二钱

上件为末，用黄蜡一两半化开，将药和成锭子，冷水浸少时，取出，旋捏作饼子，如钱眼大。将疮头拨破，每用贴一饼子，次用神圣膏药封贴，然后服托里散。若疮气透里，危者服破棺散，用神圣膏贴之。

神圣膏药

贴治一切恶疮。

当归 半两 没药 三钱 白及 二钱半 乳香 三钱 藁本 半两 琥珀 二钱半 黄丹 四两 木鳖子 五个，去皮 胆矾 一钱 粉霜 一钱 黄蜡 二两 白胶 三两 巴豆 二十五个，去皮 槐柳枝 一百二十条，各长一把 清油 一斤

上件一处，先将槐柳枝下油内，煮焦取出，次后下其余药物，煮得极焦，亦捞出，却将油澄清，再熬成膏子。用绯绢上摊贴之。

破棺丹

大黄 一两半 甘草 二两 荆三棱 一两半 山栀子 二两半 牵牛末 二两

上为细末，炼蜜为丸，如弹子大。每服半丸，食后，酒半盏，研化服之。忌冷水。

三圣散

治臁疮、疔疮、搭手、背疽等疮。

葱白 一斤　马苋 一斤　石灰 一斤

上三味，湿捣为团，阴干为细末。贴疮。如有死肉者，宜先用溃死肉药。

溃死肉药方

炊饭尖半两，各三等 一等半两，入巴豆二个，一等半两，入巴豆三个，一等半两，入巴豆五个，各捻作白锭子。

上先用二巴豆纳疮，如不溃，再用纳三巴豆，又不溃，用五巴豆者，更用丹砂炒红色，掺疮口，追出清水，其恶肉未尽至，追出赤水，是恶肉尽。更用三圣散贴之，用膏药敷之。

治臁疮久不愈者

用川乌头、黄柏各等分为末，用唾津调涂纸上贴之，大有效矣。

治一切恶疮方

以天茄叶贴之。或为细末贴之，亦妙。

又方　用腊月人中白烧灰，油调，涂疮疥上。

又方　以瓦松不拘多少，阴干为末，先用槐枝葱白汤洗之过，掺之，立效。灸疮久不敛者，更妙。

又方　以蒲公英捣之，贴一切恶疮诸刺。

替针丸

治一切恶疮。

川乌 二钱　草乌 二钱　五灵脂 二钱　轻粉 一分　粉霜 一分

又方加斑蝥 二十个，去足翅用　巴豆 二十个，去皮用

上将三件为末，研令匀，次入轻粉粉霜研匀，又入斑蝥、巴豆，以水调糊为锭子。如作散，是谓针头散。

悬蒌散

治发背恶疮。

悬蒌 一个　大黄 一两　金银花 一两　当归 半两　皂角刺 一两

上锉碎，用酒一碗，煎至七分。去滓，温服。如有头者，加枲粘子。

治附骨痈及一切恶疮

当归　半两　甘草　一两　山栀子　十二个　木鳖子　一个

上为细末。每服三、五钱，冷酒调服之。

治诸恶疮

白僵蚕　直者　大黄　二味各等分

上为细末，生姜自然汁与蜜同和为剂，丸如弹子大。每服一丸，细嚼。

治恶疮死肉锭子

巴豆　一钱，去皮油　五灵脂　半两　黄丹　二钱，飞，加枯白矾一钱

上为细末，以糊和丸。锭子入疮内用之。

当归活血散

治疮疡未发出，内痛不可忍，及妇人产前后腹痛。

当归　二钱　没药　一钱半　乳香　半钱　白芍药　三钱

疮疡者，加人参、木香；妇人，加赤芍药。

上为细末。每服一钱，水一中盏，煎至七分，和滓温服，日二服。妇人酒煎；疮既发，不须用。

熏恶疮方

紫花地丁　一名米布袋收

上取根晒干，用四个半头砖，垒成炉子，烧着地丁，用络坯砖一枚盖了，使令砖眼内烟出。熏恶疮，出黄水自愈。

治蛇疮

用蒲公英科根作泥。贴于伤处，用白膏药封之。

接骨散

并治恶疮。

金头蜈蚣　一个　金色自然铜　半两，烧红，醋碎，研为细末用之　乳香　二钱，为细末用之铜钱　重半两者取三文或五文，烧红，醋研碎细　金丝水蛭　一钱半，每个作三截，瓦上煿去气道为度　没药　三钱，研细

上为细末。如疮肿处，津调半钱，涂，立止痛。如见得出脓，先用粗药末少许，小油少半匙，同打匀，再入少半匙，再打匀，又入前药接骨散半钱，再都用银钗子打成膏子，用鸡翎扫在疮肿处，立止痛，天明一宿自破，便效；如打折骨

头并损伤，可用前项接骨散半钱，加马兜铃末半钱，同好酒一大盏，热调，连淬温服；如骨折损，立接定不疼；如不折了，吃了药，立便止住疼痛，此方屡经效验，不可具述。服药，觑可以食前服，食后服。

又外用接骨药

陈烂麻根　两把　羊耳朵　一对　乱丝　一握，多者更妙

上取肥松节劈碎，约量多少，先放三、两根于新瓦上，都于上外三味，在上烧着存性，就研为末，如生，再烧研为度，后入五灵脂或半两。如疼，入好乳香少许，和药如茶褐色为度。用布条子约缠一遭，先摊小黄米粥匀，上撒上药末匀，缠定折处，上又用软帛三、五重，上又竹箅子缠，勒得紧慢得中。初，三日换上一次；再后，五日换一次；又七日再换上一次，无有不接者。

赤龙散

消散一切肿毒。

用野葡桃根，红者，去粗皮，为末，新水调涂肿上，频扫新水。

便痈方

本名血疝

牡蛎　大黄　甘草　以上各半两　悬蒌　一个

上酒浸，露一宿，服之，以利为度。

又方：冬葵子为末，酒调下三、两服。

又方：皂角不蛀者，烧过阴干为末，酒调服之，立效。皂角子七个，水调服之，亦效。

又方：胡桃七个，烧过阴干，研为末，酒调服之，不过三服，大效。

又方：生蜜、米粉调服，休吃饭，利小便为度。

治疮无头者

蛇蜕皮，于肿处贴之。

又方　皂角刺，烧灰阴干。

上为末。每服三钱，酒调，嚼葵菜子三、五个，前药送下，大效。

生肌敛疮药

白芨　定粉　各等分　黄丹　少许

上同为细末。洗净疮口，干贴之。

治诸疮水度肿者

生白矾末，水调涂之，自消。

接骨药

铜钱 半两，醋浸淬焦烧，研为末　木香 一钱　自然铜 一钱　麝香 少许

上为极细末。如在上，食后每服三匙头，嚼丁香一枚，乳香一粒，无灰酒一小盏；在下，食前。如不折，其药反出。服罢，其痛不可当，勿疑，待一日，如骨未接，再服如前。老者十余日[①]，少者不过五、七日。

万圣神应丹

出箭头

莨菪科 一名天仙子，取着中一科，根、本、枝、叶、花、实全者佳

上于端午日前一日，持不语，寻见莨菪科言道：先生你却在这里。那道罢，用柴灰自东南为头围了，用木橛子撅取了根周回土，次日端午，日未出时，依前持不语，用镢头一搅，取出土，用净水洗了，不令鸡犬妇人见，于净室中以石臼捣为泥，丸如弹子大，黄丹为衣，以纸袋封了，悬于高处阴干。如有人着箭，不能出者，用绯绢盛此药讫，放脐中，用绵裹肚系了，先用象牙末于疮口上贴之，后用前药。如疮口生合，用刀子利开贴之。

治冻疮

腊月雀脑子。烧灰研细。小油调，涂冻疮口上。

又方：以正黄柏为细末，用乳汁调，涂疮口上。

又方：以山药少许，生于新瓦上，磨为泥，涂疮口上。

治手足裂

白及，不以多少，为末，水调，涂裂处。

治面上疮

用鏊子底黑煤，于小油中，以匙打成膏子，摊在纸上，贴疮神效。

治金疮血不止

用白薇末贴之，立止。

善应膏药

黄丹 二斤　南乳香 另研　没药 另研　当归　木鳖子 生用　白蔹 生用

白矾 生用　官桂 三寸　杏仁 生　白芷 以上各一两　新柳枝 一斤，各长一寸

上除黄丹、乳、没等外，八件用芝麻油五斤，浸一宿，用铁锅内煎，令黄色；药不用，次入黄丹锅内，柳条搅，令黄色，方可掇下；用柳枝搅出大烟，入乳没匀，令冷；倾在瓷盆内，候药硬，用刀子切作块，油纸裹。

接骨丹

五灵脂 一两 茴香 一钱

上二味为细末，另研乳香为细末。于极痛处掺上，用小黄米粥涂了，后用二味药末掺于上，再用帛子裹了，用木片子缠了。少壮人二日效，老者五、六日见效矣。

治癣如圣丸

黄柏 黄芩 黄连 防风 以上各半两 白僵蚕 一两 全蝎 三分 轻粉 半钱

上为细末，羊蹄根汁浸，蒸饼为丸，如梧桐子。每服二、三十丸，嚼羊蹄根汁送下。随病人上下，分食前后。又羊蹄汁涂癣。

治小儿癣杂疮

白胶香 黄柏 轻粉

上为细末。羊骨髓调涂癣上。

治瘰疬方

斑蝥 去头翅足 赤小豆 白僵蚕 苦丁香 白丁香 磨刀泥

上各等分为细末。十岁以上，服一钱；二十岁以上，服二钱。五更用新汲水一盏调下，比至辰时见效。女人小便见赤白色，三、两次；男子于大便中，见赤白色，为效。当日服白粘粥，不得吃别物，大忌油腻。患三、四年者，只一服；七、八年者，再一服。

玉饼子

治瘰、一切恶疮软疖。

上用白胶一两，瓷器内镕开，去滓，再于镕开后，以蓖麻子六十四个，作泥入胶内搅匀，入小油半匙，头柱点水中，试硬软添减胶油。如得所，量疮大小，以绯帛摊膏药贴之，一膏药可治三、五疖。

又方：治瘰疬

小龙肚肠 一条，炮干 鳖壳裙襕炮 川楝子 五个 牡蛎 大黄 牛蒡子 烧，存性 皂角子 五十个

上为细末，蒸饼为丸，如绿豆大。每服十五丸，食后艾汤下，日三服。

又方：将腊月猫粪，用新瓦两个，合在内，外用盐泥固济，烧成灰。以小油调，涂疮口上。

又方：取小左盘龙，不以多少，为末，陈米饭搜和得所，丸如梧桐子大。每

服三、五十丸，却用陈米汤送下。

治眉炼头疮

小麦不以多少，烧令黑色，存性为末。以小油调，涂疮上。

治小儿秃疮

羊粪熬汤，洗去痂，用屋悬煤，炒罗为末。以小油涂疮上。

圣灵丹

治打扑胁损，痛不可忍者。

乳香 三钱，另研　乌梅 五个，去核，细切，焙干，为末　白莴苣子 二两八钱，炒黄，捣为末　白米 一捻，另研细末

上再入乳钵内，研数百下，炼蜜为丸，如粟大。细嚼，热汤下。病在上，食后；在下，食前。

出靥方

上用荞麦秸一担，不烂者，烧灰存性，入石灰半斤，同灰一齐过，令火灭，然后以热水淋灰窝，淋下灰水，用铁器内煮，以撩起搅成膏子。于靥上点，自出。或先以草茎刺破亦可。

又方桑柴灰、石灰，淋汁熬成膏。草茎刺破，点，以新水沃之。忌油腻等物。

烧汤火方

多年庙上蜘，与走兽为末。小油调，涂烧汤火疮，效。

又方生地黄汁，入小油、蜡，同熬成膏，瓷器内盛。用鸡翎扫烫处。

又方培上青苔，烧灰。小油调，涂烧烫处。

治烧烫方

生地黄，旋取新者，烂捣，取自然汁，入小油、黄蜡少许，银石器中熬成膏子。用鸡翎扫疮上。

又方　血余灰，用腊猪脂调涂。

又方　寒水石，烧过为细末。水调涂之。

枯瘤方

砒　硇砂　黄丹　雄黄　粉霜　轻粉 以上各等一钱　斑蝥 二十个，生用　朱砂 一钱　乳香 三钱　没药 一钱

同研为末，粥糊为丸，捏作棋子样，爆干。先灸破瘤顶，三炷为则，上以疮

药饼盖上，用黄柏末，以水调贴之。数日，自然干枯落下。

又方以铜绿为末，草刺破瘤，掺在上，以膏药涂之。

治头面生瘤子，用蛛丝勒瘤子根。三、二日，自然退落。

乳香散

贴杖疮肿痛。

大黄　黄连　黄柏　黄芩　以上各三钱　乳香　另研　没药　另研，以上各一钱
脑子　少许

上四味为末，后入三味，冷水调匀。摊于绯绢上，贴杖疮上。

治疳疮

马明退　烧灰，三钱　轻粉　少许　乳香　少许

上研为细末。先以温浆水洗净，干掺之。

治疳疮久不愈者

海浮石　烧红，醋淬数次　金银花

上海石二停，金银花一停，同为细末。每服二钱半，如签茶一般，日用二服。
疮在上，食后；在下，食前服；如病一年，服药半年则愈。

泻肺汤

治肺痈喘急，坐卧不安。

桑白皮　锉烧　甜葶苈　隔纸焙，各一两

上二味为粗末。每服三钱，水一盏，煎至六分，去滓，食后温服。以利为度。

桔梗汤

治肺痈吐脓。

桔梗　锉炒，一两半　甘草　炙锉，半两

上为粗末。每服六、七钱，水二盏，煎至半盏，去滓，空心服，须臾，吐脓立愈。

黄柏散

治鹏窠微腰等疮。

黄柏　白及　白蔹　以上各等分　黄丹　少许

上为细末。凉水调涂。

『注释』

①日：原缺，据《四库》本补。

口齿咽喉第二

地龙散

治牙痛。

地龙 去土　玄胡索　荜茇 以上各等分

上为细末。每用一字，用绵子裹，随左右痛，于耳内塞之，大效。

牙宣药

荜茇　胡椒　良姜　乳香 另研　麝香　细辛　青盐　雄黄 以上各等分

上为细末。先以温浆水刷净，后用药末于痛处擦，追出顽涎，休吐了，漱数十次，痛止。忌油腻一、二日。

仙人散

刷牙

地骨皮 二两，酒浸二宿　青盐 一两　黍粘子 一两半，炒　细辛 一两，酒浸

上为细末，入麝香少许。每用一字，临卧擦牙，茶酒漱，良久吐出。

又方石膏　细辛　柳椹 以上各等分

上为末，擦之。

治牙疳

米 二停　盐 一停　盆碱　麝香 少许　白矾

上相合，水拌匀，纸包裹，烧黑焦为末。贴疮上，立愈。

治牙痛

口噙冰水一口，用大黄末纸捻，随左右痛处，鼻内塞之，立止。

又方：韶脑[①] 二钱　好朱砂 一钱

上为末。每用少许，擦痛处。

又方：好红豆 二钱　花碱 少许

上为末。随牙痛处左右，鼻内嗜之。

又方：华细辛 去苗　白茯苓 去皮　川升麻　荜茇　青盐　明石膏　川芎　不蛀皂角 去皮弦，酥炙黄色，以上各等分

上为细末。早晚刷牙，温水漱之，牙痛处，更上少许。

又方：以巴豆去皮，用针刺于灯焰上，炙令烟出，熏牙痛处，熏三、五上。

又方：高良姜　一块　全蝎　一只

上为细末。先用酸浆水漱牙，次用药末擦之，流下涎水即愈。

又方：治牙痛花碱填牙坑，痛立止②。

又方：枯白矾热水漱之。

治走马咽痹

上用巴豆去皮，以绵子微裹，随左右塞于鼻中，立透。如左右俱有者，用二枚。

又方：用生白矾研细，涂于绵针上，按于喉中，立破。绵针，以榆条上用绵缠作枣大是也。又一法如左右喉痹，于顶上分左右头发，用手挽拔之，剥然有声，立效。此法年幼时常见郑六嫂救人甚多，不得其诀，近与子正话及，方得其传。

又一法以马勃吹咽喉中，立止。

治喉痹

大黄　朴硝　白僵蚕

上件同为细末，水煎。量虚实用，以利为度。

口疮方

白矾　一两，飞至半两　黄丹　一两，炒红色放下，再炒紫色为度

上二味，为细末。掺疮上，立愈。

『注释』

①韶脑：原作"韶粉"，据《四库》本改。韶脑即樟脑，《本草纲目》中记载："樟脑出韶州、漳州，状似龙脑，色白如雪，樟树脂膏也。"

②花碱填牙坑，痛立止：原缺，据《四库》本补。

目疾证第三

治倒睫拳毛

将穿山甲，以竹箅子刮去肉，用羊腰窝脂，去皮膜，仍将穿山甲于炭上炙，令黄色用脂擦去山甲上，如此数遍，令酥，为末。随左右眼噙水，鼻内嗜一字，一月余见效。

又方：木鳖子　三个，干炒　木贼　一百二十节　地龙　二条，去土　赤龙爪　一

百二十个，则勾刺针也

上为细末。摘去倒睫，每日以纸捻蘸药噙之，一日三、五次。

又方：穿山甲 炮 地龙 去皮 蝉壳 五倍子 以上各等分

上为细末。如用药时，先将拳毛摘尽，后用药一字，随左右鼻内嗅之。次日目下如线样微肿是验也。

贴赤眼

取青泥中蛆，淘净晒干为末。赤眼上干贴之，甚妙。

贴赤瞎

炉甘石 二两 密陀僧 一两 黄连 朴硝

上方，先将黄连用水熬成汁，入童子小便，再同熬，后下硝，又熬少时，用火煅炉甘石红，黄连汁内淬七次，与密陀僧末同为末。临卧贴之。

贴赤眼

铜绿 轻粉 牙硝 脑子 少许 麝香

上为细末。干贴之。

截赤眼方

黄连 绿矾 杏子 甘草 铜绿 各等分

上为粗末。水煎洗，甚效。

碧霞丹

治赤眼暴发，并治赤瞎。

铜绿 白土 芒硝

上件各分为末，丸如皂子大。每用白汤研化一丸，洗之，立效。

汾州郭助教家神圣眼药

蕤仁 一两 金精石 二两 银精石 二两 炉甘石 四两, 烧 赤石脂 一两 滑石 二两 密陀僧 二两 高良姜 三两 秦皮 一两 黄丹 一两, 飞过 铜绿 三钱 硇砂 三钱 硼砂一钱半 乳香 三钱 盆硝 少用 青盐 脑子 麝香 以上并少用之

上用东流水三升，先入蕤仁，次下余味等，白沙蜜一斤，熬至二升，以线绢细滤过，澄清，入前药搅之。匀点，大效。

视星膏

白沙蜜 一斤, 拣去蜜滓, 可秤十四两 密陀僧 一两, 金色者, 研极细, 水淘可得六、

七钱　新柳算子　四两，去皮心，半干半炒

上用腊雪水五升，与蜜镕调入药，与柳算子同贮于瓷瓶中，以柳木塞瓶口，油绢封勒，于黑豆锅中熬，从朝至暮，仍用柳棒阁瓶，防倾侧；用文武火，另添一锅，豆水滚下，旋于另锅中取水添之；熬成，用重绵滤净，却入瓶中，用井水浸三、两日，埋在雪中更妙，频点为上。

复明膏

治外障。

白丁香　腊月收者尤佳，水飞，秤八钱　拣黄连　一两　防风　去芦，锉一指许，一两
新柳枝　方一寸者三片

上好四味，用新水一升半，雪水更妙，春秋两三时，冬月一宿，以银石器内，熬至六分，滤去滓，另用蜜一斤，密陀僧研极细末三字，入蜜搅匀另熬，以无漆匙撩点，下蜜中急搅，候沸汤定，一人搅蜜，一人旋又搅药汁，都下在内搅匀，再熬三、两沸，色稍变，用新绵三两，重滤去滓。盛器内。点眼如常。本方每药半合，用片脑一麦粒大，不用亦可。

锭子眼药

黄丹　一两，飞　黄柏　半两，去皮　黄连　半两，去须　枯白矾　半两　炉甘石
半两，用黄连制　铜绿　半两　硇砂　三钱　川乌　三钱，炮　干姜　二钱　蝎梢　一
钱　信　半钱，煨　乳香　少许　没药　少许

上为细末，入豆粉四两，浇蜜和就，如大麦许锭子。于眼大眦头，待药化泪出为效。

治冷泪目昏

密蒙花　甘菊花　杜蒺藜　石决明　木贼　去节　白芍药　甘草　各等分
上为细末。茶清调下一钱，服半月后，加至二钱。
又方干姜，肥者，为末。每用一字，浸汤点洗。
又方贝母一枚，腻白者，胡椒七粒，为末。点之。

单治目昏

荆芥穗　地骨皮　楮实　以上各等分
上为细末，炼蜜为丸，桐子大。每服二十丸，米汤下。

治一切目昏

川椒　一斤，微炒，捣取椒红，约取四两　甘菊花　四两，末之　生地黄　一斤，取新

者，杵作泥，极烂

上将地黄黄泥，与前药末同和作饼子，透风处阴干，再为末，以蜜为丸，如梧桐子大。每服三十丸，食后茶清送下。

洗眼黄连散

当归　赤芍药　黄连　黄柏　各等分
上细锉，以雪水或甜水，浓煎汁。热洗，能治一切风毒赤目。

诸物入眼中

好墨清水研，倾入眼中，良久即出。

点攀睛瘀肉

黄丹　一两二钱，水飞过，候干　白矾　一两，银器内化成汁
上将白矾，于银器内化成汁，入黄丹末在内，以银匙儿搅匀，更入乳香、没药各一钱，慢火不住手搅，令枯干为粉，候冷，研极细，熟绢罗过，后入鹰条一钱半，血竭二分，麝香少许，轻粉三分，粉霜二分，共研极匀如粉，再以熟绢罗过。细末点之，大有神效。

青金散

芒硝　一两　螺青　没药　乳香　以上各少许
上为细末。每用少许，鼻内嗅之。

治雀目

真正蛤粉炒黄色，为细末
上油腊就热和为丸，如皂子，纳于猪腰子中，麻缠。蒸熟食之。可配米粥。

头面风疾第四

治䵟黵风刺方

苦参　一斤　红芍药　冬瓜　二味各四两　玄参　一两
上为末。每用一字，用手洗面上。

猪蹄膏

洗面上䵟药。
上用猪蹄一副，刮去黑皮，切作细片，用慢火熬如膏粘，用罗子滤过，再入

锅内,用蜜半盏,又用:白芷　黑豆　去皮　瓜蒌　一个　白及　白蔹　零陵香　藿香　各一两　鹅梨　二个,细切

上将七味药为末,同梨入药一处,再熬,滴水不散方成。以绢滤过,临卧涂面,次日用浆水洗面。

治面风

益母草灰,面汤和,烧七遍。洗面用之。

治面䵟黑斑点方

白附子　一两　白及　白蔹　密陀僧　胡粉　白茯苓　以上各等分
上为细末。洗净,临卧以乳汁调一钱,涂面,但洗光净。牛乳亦可。

治头风

苦丁香　川芎　藜芦　各等分
上为细末。噙水,鼻内嗜之。

芎黄汤

治头目眩晕。
大黄　荆芥穗　贯芎　防风　以上各等分
上为粗末,大作剂料,水煎。去滓服之。以利为度。

耳聋方

蓖麻子　五十个,去皮
上与熟枣一枚,同捣,丸如枣子大,更入小儿乳汁就和。每用一丸,绵裹,纳于聋耳内,觉热为度,一日一易。如药难丸,日中曝干。
又方口噙甘草一枚,耳中塞二块,用绵裹,立通。

脑宣方

皂角不蛀者,去皮弦子,蜜炙捶碎,水中揉成浓汁,熬成膏子。鼻内嗜之,口中咬箸,良久涎出为度。

治耳底方

以枯白矾为末,填于耳中,立效。

治鼻中肉蝼蛄

赤龙爪　苦丁香　以上各三十个　苦葫芦子　不以多少　麝香　少许
上为末。用纸捻子,点药末用之。

肌臭方

乌鱼骨　三钱　枯白矾　三钱　密陀僧　一钱

上为末。先用浆水洗臭处，后用药末擦之。

又方：密陀僧不以多少，研细。先以浆水洗臭处，干擦。

乌头药

细针砂　炒　荞面　炒，以上各一盏　大麦　亦同

酽醋半升，与前二味打糊。

凡用先使皂角水热洗净时，前二味糊，稀稠得所，于髭鬓上涂之均匀，先用荷叶包，次用皮帽裹之，三、五时辰，用温药水洗了，却收取元针沙，其髭发净后，用黑药涂之。

黑药方

没食子　石榴皮　干荷叶　另捣，以上各一两　五倍子　诃子皮　百药煎　金丝矾　绿矾另研，旋点诸药

上将七味为细末。炒熟面五、六匙，入好醋，打面糊，和药末再涂髭须，又用荷叶封裹，后用皮帽裹之，三、五时间，洗净甚黑。若更要黑光，用猪胆浆水泽洗，如鸦翎。

又方：酸石榴　五倍子　芝麻叶。

上同杵碎。用绢袋盛之，于铁器内水浸，掠发自黑。

治大头病兼治喉痹方

歌曰：人间治疫有仙方，一两僵蚕二大黄，姜汁为丸如弹大，井花调蜜便清凉。

又法以砭针刺肿处出血，立效。

治时气

马牙硝　寒水石　黍粘子　鬼臼　川大黄　鬼箭草　以上各等分　脑子　少许

上六味为细末。用新井花水一盏，药末一、二钱，入脑子吃；外一半留用，新水得稠，鸡翎扫在肿处，有风凉处坐。

解利伤寒第五

双解丸

巴豆　六个，去皮油　天麻　二钱半　胭脂　少许

上将巴豆、天麻为末，滴水丸，如秫米大，胭脂为衣。一日一丸，二日二丸，三日三丸。已外不解，先吃冷水一口，后用热水下。如人行十里，以热汤投之。

又一法无药处可用两手指相交，紧扣脑后风府穴，向前礼百余拜，汗出自解。

又一法适于无药处，初觉伤寒、伤食、伤酒、伤风，便服太和汤、百沸汤是，避风处先饮半碗，或以齑汁亦妙；以手揉肚，觉恍惚，更服半碗；又用手揉至恍惚，更服，以至厌饫，心无所容，探吐汗出则已。

不卧散

川芎 一两半　石膏 七钱半　藜芦 半两，去土　甘草 二钱半，生
上为细末。口噙水，鼻内各嗜之，少时，吃白汤半碗，汗出解之。

川芎汤

解利一切伤寒。
川芎　藁本　苍术
上三件为细末。沸汤点三钱。须臾，觉呕逆便解；如不解，再服之。

诸腰脚疼痛第六

皂角膏

上用醇酒二大碗，皂角一斤 去皮弦，捣碎，熬至一半，沸去滓，再用前汁，入银石器熬为膏子。随痛处贴之。

治腰脚疼痛方

天麻　细辛　半夏 以上各二两
上用绢袋二个，各盛药三两，煮熟。交互熨痛处，汗出则愈。

牛黄白术丸

治腰脚湿。
黑牵牛　大黄 各二两　白术 一两
上为细末，滴水丸，桐子大。每服三十丸，食前生姜汤下。如要快利，加至百丸。

妇人病证第七

如圣丹

治妇人赤白带下，月经不来。

枯白矾　蛇床子　以上各等分

上为末，醋打面糊丸，如弹子大，以胭脂为衣。绵子裹，纳于阴户。如热极再换。

诜诜丸

疗妇人无子。

当归　熟地黄　以上各二两　玄胡索　泽兰　以上各一两半　川芎　赤芍药　白薇　人参　石斛　牡丹皮　川芎　各一两

上为末，醋糊为丸。每服五十丸，桐子大，空心酒下。

当归散

治月经欲来前后，腹中痛。

当归　以米醋微炒　玄胡索　生用　没药　另研　红花　生用

上为末，温酒调下二钱，服之。

治产妇横生

蓖麻子　三十个

研烂。妇人顶上剃去发少许，以上药涂之，须臾，觉腹中提正，便刮去药，却于脚心涂之，自然顺生也。

治血崩

蚕砂　不以多少

上为末。每服三、五钱，热酒调下服。

又方贯众　去须，锉碎

或用酒、醋煎三钱，煎至七分，去滓，温服，一服立止。

当归散

治血崩。

当归　一两　龙骨　一两，烧赤　香附子　三钱，炒　棕毛灰　半两

上为细末。空心米饮调下三、四钱。忌油腻、鸡、猪、鱼、兔等物。

莲壳散

干莲蓬 烧灰存性　棕榈皮及毛 各烧灰，以上各半两　香附子 二钱，炒

上为细末。每服三、四钱，空心米饮汤调下服之。

治妇人血枯

川大黄

上为末，醋熬成膏，就成鸡子大，作饼子。酒磨化之。

三分散

治产后虚劳，不进饮食，或大崩后。

白术　茯苓　黄　川芎　芍药　当归　熟干地黄 以上各一两　柴胡　人参 以上各一两六钱　半夏 洗，切　甘草　黄芩 以上各六钱

上为粗末。每服一两，水一大盏，煎至半盏，去滓，温服，日二服。

治产后恶物上潮、痞结，大、小便不通

芒硝　蒲黄　细墨 各等分

上为末。用童子小便半盏，水半盏，调下服之。

治妇人产后虚弱，和血通经

当归 一两，焙　芍药 二两　香附子 三两，炒

上为细末。每服一、二钱，米饮调下，服之无时。

治妇人产后，恶物不出，上攻心痛

赤伏龙肝 灶底焦土，研细

用酒调三、五钱，泻出恶物，立止。

治娠妇下痢脓血及咳嗽

白术　黄芩　当归 各等分

上为末。每服三、五钱，水煎，去滓，食前，加桑皮止嗽。

百花散

治妇人产中咳嗽。

黄柏　桑白皮 用蜜涂，慢火炙黄色为度，二味各等分

上为细末。每服一、二钱，水一盏，入糯米二十粒，同煎至六分，以款冬花 烧灰六钱，搅在药内同调，温服之 。

治妇人吹奶

以桦皮烧灰存性，热酒调下三钱，食后服之。

又方：马明退 五钱，烧灰　轻粉 三钱　麝香 少许

上为细末。每服二钱，热酒调下服之。

又方：以皂角烧灰，蛤粉和，热酒将来调数字，下得喉咙笑呵呵。

又方：以淘米木杓上砂子七个，酒下。以吹帚枝透乳孔，甚妙。

咳嗽痰涎第八

九仙散

九尖蓖麻子叶 三钱飞过　白矾 二钱

上用猪肉四两，薄批，棋盘利开掺药，二味荷叶裹，文武火煨热[1]。细嚼，白汤送下后，用干食压之。

止嗽散

半夏　一两半，汤洗七次　枯白矾 四两

上二味为末，生姜打面糊和丸，桐子大。每服三、二十丸[2]，空心温酒送下。

八仙散

款冬花　佛耳草　甘草　钟乳　鹅管石　白矾　官桂　井泉石　以上各等分

上为细末。每服三钱，水煎服之。又一方掺咽喉中。

三才丸

治嗽。

人参　天门冬　去心　熟干地黄　以上各等分

上为细末，炼蜜为丸，如樱桃大。含化服之。

三分茶

茶　二钱　蜜　二两　荞麦面　四两

上以新水一大碗，约打千余数。连饮之。饮毕，良久，下气不可停，人喘自止。

石膏汤

治热嗽。

石膏 乱纹者，一两　人参 半两，去芦　甘草 半两，炙

上为末。每服三钱，新水或生姜汁；蜜调下亦可。

三生丸

治嗽。

胡桃仁 一两　生姜 一两，去皮，细切　杏仁 一两

上二味，同研为泥，就和作剂，可得十三、四丸。临卧烂嚼一丸，可数服即止。

化痰延寿丹

天麻 半两　枸杞子 二两半　白矾 一两半，半生半熟　半夏 一两半，汤洗七次　干生姜 一两半　人参 一两

上为细末，好糯酒拌匀如砂糖，用蒸饼剂蒸熟，去皮，杵臼捣四、五十杵，便丸，如干，入酒三点，丸如小豆大。每服三、五十丸，生姜汤下。

半夏汤

治哕欲死者。

半夏 一两，洗　生姜 二两

上二味，细切。水二盏，煎至八分，去滓，作二服，食后。

治肺痿喘嗽

汉防己

上为细末。每服三钱，浆水一盏，同煎至七分，和滓温服之。

治年高上气喘促，睡卧难禁

上萝卜子捣罗为末，白汤浸调五、七钱，食后服之。或炒，或用糖蜜作剂，为丸服之。

麻黄汤

治因风寒、衣服单薄致嗽。

麻黄 不去节　甘草 生用　杏仁 生用

上为粗末。每服三、二钱，水煎，食后温服。

『注释』

①热：《四库》本作"熟"，可参。

②丸：原作"次"，文义不符，据《四库》本改。

心气疼痛第九

失笑散

治急心痛，并男子小肠气。

五灵脂 半两　蒲黄 半两，炒

上为末。每服三钱，醋半盏，煎二沸，再入水半盏，再煎二沸，空心，食前，和滓温服之。

又方：醋一盏，加生白矾一小块，如皂子大，同煎至七分，温服，立愈。

又方：高良姜半两，山栀子半两，郁金半两。

又方：以新嫩槐枝一握，切去两头，水二盏，煎至一盏，去滓，分作二服，热服之。

又方：没药　乳香　姜黄　玄胡索 以上各等分

上为末。每服三钱，水煎，食后服之。

小肠疝气第十

抽刀散

川楝子 一两，破，四分，巴豆三个，同炒黄色，去巴豆用之　茴香 一两，盐炒黄色，去盐用之

上为细末。每服三钱，葱白酒调下，空心服之。

治阴痛不可忍

吴茱萸 二两，洗七遍，焙干微炒　槟榔 一两　茴香 一两

上为细末，醋糊为丸。热酒送下十丸，食后服之。

治偏肿

茴香　甘遂

上二味各等分为末。酒调二钱，食前服之。

又方：巴戟 去心　川楝 炒　茴香 炒

各等分为末。温酒调二钱，服之。

治小儿疝气肿硬

地龙　不去土

为末。唾津调涂患处。

治小肠气痛

全蝎　一两　茴香　一两，炒黄

上为细末，醋糊和丸，如梧桐子大。如发时，每服五、七十丸，温酒送下，食前服之。

治小便混浊如精之状

没药　木香　当归　以上各等分

上为末，以刺棘心自然汁为丸，如梧桐子大。每服五、七丸，食前，盐汤下。

治小便频滑数不禁

知母　黄柏　以上各等分。

上锉碎，酒浸透，炒微黄为末，水丸，梧桐子大。如服药前一日，休吃夜饭，来日空心，立服米饮汤下一百丸。只用一服，效，后吃淡白粥一顿。

荡疝丹

川楝子　炒　茴香　炒　破故纸　炒，以上各半两　黑牵牛　二钱　青皮　陈皮　以上各三钱

广茂　四钱　木香　四钱

上八味为细末，用好酒打面糊为丸，如梧桐子大。空心、食前、温酒下三十丸。

灸疝法

放疝边竖纹左右交弦，灸七壮。

肠风下血第十一

神应散

治肠风痔漏。

牛头角腮　一只，酌中者　猪牙皂角　七锭　穿山甲　四十九片，或圆取，或四方取，或一字取之　猬皮　一两　蛇蜕皮　一条

上五味，锤碎，盛在小口瓷器内，盐泥固定，日中曝干，瓶口微露出烟，用文

武火烧红，赤烟微少，取出放冷为细末。如服药日，先一日临卧，细嚼胡桃仁半个如糊，用温醇糯酒一盏送下，不语便睡，至次日交五更服药，验病年月远近，或秤三钱，五、七钱，用水半大碗，醇糯酒半大盏，相合热，和药服之，至辰时再服。

又一服，再依前服药，不须用胡桃仁。久病不过七服。忌油腻、鱼、鳖、鸡、兔、猪、犬等物。大有神效。

温白丸

治脏毒下血。

椿根白皮　凡引者，去粗皮，酒浸，晒干服

上为末，枣肉为丸，如梧桐子大。每服三、五十丸，淡酒送。或酒糊丸。

治脱肛痔瘘

胡荽子　一升　乳香　少许　粟糠　半升或一升

上先泥成炉子，止留一小眼，可抵肛门大小，不令透烟火，熏之。

治脱肛

蔓陀罗花子　莲壳　一对　橡碗　十六个

上捣碎，水煎三、五沸，入朴硝，热洗，其肛自上。

治痔漏下血不止

紫皮蒜　十个，独棵者妙　大椒　六十个　豆豉　四两

上捣烂为泥丸，弹子大。空心细嚼一丸，盐汤下，日进三服，效。

治痔漏

白牵牛头末　四两　没药　一钱

上同为细末。如欲服药，先一日不食晚饭，明日空心，将獖猪精肉四两，烧令香熟，薄批，掺药末在内裹之，渐又细嚼，食尽，然后用宿蒸饼压之，取下脓血为效，量病大小虚实，加减服之。忌油腻、湿面、酒色，三日外不忌。一服必效。或用淡水煮肉熟，用上法亦可。又云：服前一日，不食午饭并夜饭，明日空心用之。

又方：黑白牵牛一合，炒黄为末，猪肉四两，切碎炒熟，与药末搅匀，只作一服，用新白米饭三、二匙压之，取下白虫为效。

又坐药　黑鲤鱼鳞二、三甲，以薄编茧裹，如枣核样纳之，痛即止。

净固丸

治痔漏下血痒痛。

槐花　炒　枳壳　去穰，以上各一两

上为细末，醋糊为丸，如梧桐子大。每服二十丸，米饮汤下，空心，食前。十服见效。

黄连贯众散

治肠风下血。

黄连　鸡冠花　贯众　大黄　乌梅　以上各一两　甘草　三钱，炙　枳壳　炮　荆芥　以上各一两

上为细末。每服二、三钱，温米饮调服，食前。

槐荆丸

治痔漏。

荆芥　槐花　等分　为末。水煎一大碗。服丸亦可为之。

又方豆豉　炒　槐子　炒，各等分

上为末。每服一两，水煎，空心下。

熏渫药

凤眼草　赤皮葱　椒三味捣粗，同浆水滚过。坐盆，令热气熏痔，但通手渫之。如此不过三次愈矣。

小儿病证第十二

治小儿脾疳

芦荟　使君子　以上各等分

上为细末。米饮调下一、二钱，服之。

玉箸散

治小儿马脾风。

甘草　一寸，煎水　甘遂末　一字

上同油、蜜、生姜，银钗儿搅，调下后。用冷水半盏，调夺命散。

夺命散

治小儿胸膈喘满。

槟榔　大黄　黑牵牛　白牵牛　各等分，皆当各半生熟用之。

上为细末。蜜水调服之。

治小儿斑疮入眼

麸炒蒺藜炙甘草，羌活防风等分捣。
每服二钱浆水下，拨云见日直到老。

治疮疹黑陷

铁脚威灵仙　一钱，炒末　脑子　一分
上为末。用温水调下服之，取下疮痂为效。

治小儿黄瘦腹胀

干鸡粪　一两　丁香末　一两
上为末，蒸饼为丸，如小豆大。每服二十丸，米汤下。

黄连散

治小儿头疮。
川黄连　黄柏　去粗皮用　草决明　轻粉　以上各等分
上为细末。用生小油调药，于疮上涂之，立愈。

治斑疮倒压方

胡桃　一个，烧灰存性　干胭脂　三钱
上为末。用胡荽煎酒，调下一钱服之。
又方：人牙烧灰存性，研入麝香少许。每服三钱，温酒调下。少许服之，不拘时。
又方：小猪儿尾尖，取血三、五点，研入脑子少许，新水调下，食后与服之。
又方：人中白，腊月者最佳，通风处，以火煅成煤。水调三、五钱。陷者自出。

消毒散

治疮疹已未出，咽喉肿痛。
牛蒡子　二两，炒　甘草　半两，锉，炒　荆芥　一分
上为粗末。每服三钱，水一盏半，煎至七分，去滓，温服，不拘时。

治小儿斑疮入眼

猪悬蹄甲　二两，坩埚内盐泥固济[①]，烧焦为末用　蝉壳　二两，去土，取末一两　羚羊角　镑为细末，研之用
上二味为末，研入羚羊角细末一分，拌匀。每用一字；百日外儿，服半钱；三岁以上，服三钱。新水或温水调下，日三、四服，夜一、二服。一年以外，则难治之。

又方：透耳药

朱砂 一钱 粉霜 八分

上研为细末。水调少许，用匙杓头倾一两点于耳内中，后用：白菊花 绿豆皮 谷精草 夜明砂

上四味为末，用米泔半碗熬成，去滓，入干柿十余个，再同熬。每日吃三、两个，仍饮煮干柿汤。

又方：治小儿斑疮入眼。

朱砂 脑子 水银 麝香 以上各等分

上四味，研为细末。用水银调，滴入耳中。

发斑药

珠子 七个

研碎，用新水调匀服之。

『注释』

①固济：黏固。

破伤风邪第十三

阴毒伤寒亦附于此

辰砂夺命丹

凤凰台 川乌头 生，以上各二钱 麝香 少许 朱砂 少许

上为细末，枣肉和为丸，如弹子大，朱砂为衣。鳔酒送下。量病人年甲虚实，加减用之；小儿半丸，以吐为度；不止，以葱白汤解之。

治破伤风

病人耳塞，并爪甲上刮末，唾津调涂疮口上，立效。无疮口者难用。

治破伤风

乌梢尾 一个 两头尖 四个 全蝎 四个

上三味，为细末，另用石灰五升，柴灰五升，沸汤五升，淋灰水澄清，下药熬之，铁锅器内搅成膏子，如稠，用唾津调。先用温浆水洗净疮口，后涂药。即

时药行，吐黄水一日，以新水漱口，即愈。

又方：天南星 半生半熟 防风 去芦，二味各等分

上为末。清油调，涂疮上。追去黄水为验。

又方：白芷 生用 草乌头 尖，生用，去皮，二味等分

上为末。每用半钱，冷酒一盏，入葱白少许，同煎服之。如人行十里，以葱白热粥投之，汗出立愈。甚者不过二服。

又方：蜈蚣散

蜈蚣头 乌头尖 附子底 蝎梢 四味各等分

上为细末。每用一字，或半字，热酒调下。如禁了牙关，用此药斡开灌之。

治阴毒、伤寒、破伤风

草乌头 七个，文武火烧熟，去牙头 麝香 半钱 朱砂 一钱

上为细末。每服一字，以热酒调下，食前服之，汗出为度。忌猪、兔、鱼、鳖、粘羖肉。

治阴毒伤寒

用芥末，以新水调膏药，贴脐上，汗出为效。

又方：牡蛎，干姜末，新水调涂，手心握外肾，汗出为效。

诸风疾症第十四

不老丹

治一切诸风，常服乌髭驻颜，明目延年。

苍术 四斤，米泔水浸软，竹刀子刮去皮，切作片子。内一斤，用椒三两去白，炒黄去椒；一斤，盐三两炒黄，去盐；一斤，好醋一升煮汁尽；一斤，好酒一升，煮令汁尽。 何首乌 二斤，米泔水浸软，竹刀子刮去皮，切作片子，用瓦甑蒸，先铺黑豆三升，干枣二升，上放何首乌，上更铺枣二升，黑豆三升，用炊单复着，上用盆合定，候豆枣香熟取出，不用枣豆 地骨皮 去粗皮 重二斤。

上件于石臼内，捣为细末，候有椹汁搜和，如软面剂相似，瓷盆内按平，上更用椹汁，药上高三指，用纱绵帛覆护之，昼取太阳，夜取太阴，使干再捣，罗为细末，炼蜜和丸，如梧桐子大。空心温酒下六十丸。忌五辛之物。

四仙丹

春甲乙采杞叶，夏丙丁采花，秋庚辛采子，冬壬癸采根皮

上为末，以桑椹汁为丸。每服五十丸，茶清酒任下。

起死神应丹

治瘫痪、四肢不举、风痹等疾。

麻黄 去根节，河水五升熬，去滓，可成膏子，五斤 白芷 二两 桑白皮 二两 苍术 二两，去皮 甘松 二两，去土 川芎 三两 苦参 三两半加浮萍二两

以上各为细末，用膏子和丸，如弹子大。每服一丸，温酒一盏化下，临卧服之。

微汗出，勿虑；如未安，隔三、二日再服，手足实时软快；及治卒中风邪，涎潮不利，小儿惊风，服之立效。

愈风丹

芍药 川芎 白僵蚕 炒 桔梗 细辛 去叶 羌活 以上各半两 麻黄 去节 防风 去芦

白芷 天麻 全蝎 炙，以上各一两 甘草 三钱 南星 半两，生姜制用 朱砂 半两为衣

上为末，炼蜜丸，如弹子大。每服一丸，细嚼，茶酒吞下。

香芎散

治偏正头风。

贯芎 香附子 炒 石膏 乱纹者良，水飞 白芷 甘草 薄荷 以上各一两

一方 川乌头 半两，炮去脐皮用之

上为细末。每服二钱，温酒或茶清调下服之。

妙功十一丸

治痫。

丁香 木香 沉香 乳香 麝香 荆三棱 炮 广茂 炮 黑牵牛 微炒 黄连 雷丸 炒 鹤虱 炒 胡黄连 黄芩 大黄 焙 陈皮 青皮 雄黄 熊胆 甘草 炙，各二钱半 赤小豆 三百六十粒，煮 白丁香 直尖者，三百六十个 轻粉 四钱 巴豆 七粒

上二十三味，为细末，赤小豆烂煮研泥，同荞面打糊，和作十一丸，朱砂为衣，阴干。服时水浸一宿，化一丸。大便出，随病各有形状，取出为验；或作化一番，不可再服；曾经火灸者，不治远年愈效。

朱砂滚涎散

治五痫。

朱砂　水飞　白矾　生用　赤石脂　硝石　以上各等分

上同为细末，研蒜膏如丸，绿豆大。每服三十丸，食后，荆芥汤下。

又方朱砂　不以多少，水飞，研为细末

上用猪心血浸，蒸饼为丸，如绿豆大。每服二十丸，空心，金银汤下之。

治诸风疥癣及癞

浮萍　一两　荆芥　川芎　甘草　麻黄　以上各半两　或加芍药　当归

上为粗末。每服一两，水一碗，入葱白根、豆豉，同煎至一半，无时服，汗出为度。

治癞涂眉法

半夏　生用　羊粪　烧，以上各等分

上为末。生姜自然汁调涂。

五九散

治癞。

地龙　去土　蝉壳　白僵蚕　凌霄　全蝎　以上各等九个

上同为末。只作一服，热酒调下。浴室中汗出粘臭气为效。

苦参散

治疠风。

苦参　取头末，秤，二两　猪肚　一个①

上以苦参末掺猪肚内，用线缝合，隔宿煮软，取出，洗去元药。先不吃饭五顿，至第二日，先饮新水一盏，后将猪肚食之，如吐了，再食之，食罢，待一、二时，用肉汤调无忧散五、七钱，取出小虫一、二万，为效。后用皂角一斤，不蛀者，去皮弦及子，捶碎，用水四碗煮至一碗，用生绢滤去滓，再入苦参末，搅热，稀面糊膏子相似，取出放冷，后入余药相和。药附后：何首乌　二两　防风　一两半　芍药　五钱　人参　三钱　当归　一两，焙

上为细末，入皂角膏子为丸，如桐子大。每服三、五十丸，温酒或茶清送下，不拘时候，日进三服。后用苦参、荆芥、麻黄煎汤洗冷。

『注释』

①一个：《四库》本后有"去脂"二字，可参。

水肿黄疸第十五

治通身黄肿

瓜蒂　焙干，三、四钱

上为细末。每用半字，于鼻内吹上，日一度，并吹三日。如不愈，后用黄芩末之，煎汤五钱下。

治蛊气

取环肠草，不以多少，曝干，水煎，利小便为度。

治黄疸面目遍身如金色

瓜蒂　一十四个　母丁香　一个　黍米　四十九粒

上先捣瓜蒂为末，次入二味，同为细末。每用半字，夜卧，令病人先噙水一口，两鼻内各半字，吐了水，令病人便睡，至夜或明日，取下黄水，旋用熟帛了，直候取水定，便服黄连散。病轻者五日，重半月。

黄连散

治黄胆，大小便秘涩壅热。

黄连　三两　川大黄　一两，锉碎，醋拌，炒过用之　黄芩　甘草　炙，各一两

上为细末。每服二钱，食后温水调下，一日三服。

治水肿，不利小便，非其法也。故《内经》云：湿气在上，以苦吐之；湿气在下，以苦泻之。吐泻后，长服益元散加海金沙，煎以长流水服之，则愈矣。大忌脚膝上针刺出水，取一时之效，后必死矣；尤忌房室、湿面、酒、醋盐味，犯之必死。

木通散

治水肿。

海金沙　舶上茴香　巴戟　大戟　甘遂　芫花　木通　滑石　通草　以上各等分

上为细末。每服三钱，以大麦面和作饼子，如当二钱大，烂嚼，生姜汤送下。

下痢泄泻第十六

治痢

紫菀　桔梗　赤芍药　白术　以上各等分

上为细末。每服三、五钱，细切，羊肝拌之，作面角儿烧服之，后用白汤送下，食前。

治痫

杜蒺藜 炒碾为末 酒调下，三、两服。

蒜^①豉丸

治痢。

蒜 为泥　豉 为末

上二味相和作丸，如梧桐子大。米饮汤下五、七十丸，食前服之。

治大人小儿吐泻腹胀、胸膈痞闭

五灵脂　青皮　陈皮　硫黄　芒硝 以上各等分

上将硝黄于铫子内，以文武火熔开，用匙刮聚，自然结成砂子，取出研碎，与前三药同末，面糊为丸，如绿豆大，小儿麻子黄米大。每服二十丸，量虚实加减，米饮汤送下，无时。

又方治泻。

车前子不以多少。

上为细末。每服二钱，米饮汤调下服之。水谷分，吐泻止。

『注释』

①蒜：原作"香"，据《四库》本及本文药物组成改。

诸杂方药第十七

治消渴

拣黄连 二两，八、九节者良
上剉如咬咀。以水一碗，煎至半碗，去滓顿服，立止。

百日还丹

佛茄子　樟柳根 以上各等分
上为末，枸杞汁和丸，如鸡头大。每服十丸，新水送下。

酒癥丸

巴豆 十六个　全蝎 十五个　雄黄 一块　白面 五两

上为末，滴水丸，如豌豆大。每一丸；如痛饮者，二丸。

立应丸

治脏腑泄痢，脓血不止，腹中疼痛。

干姜 一两，炮，另末　百草霜 一两　巴豆连皮 一两，炒用　杏仁 一两，同巴豆和皮炒黑色，杵为泥，后入霜研用

上用黄蜡四两，熔开蜡，次入前四味，用铁器搅匀，旋丸桐子大。每服三、五丸，甘草汤下。白痢，用干姜汤下，食前；若水泻，温水下。

反胃

黄柏末，热酒调三、五钱，食后服之。

治小便多

滑数不禁

金刚骨为末，以好酒调下三钱，服之。

又方白茯苓 去黑皮　干山药 去皮，白矾水内湛过，慢火焙干用之

上二味各等分，为细末。稀米饮调下，服之。

治卒淋痛

芫花散三钱　茴香 二钱，微炒黄色

上为细末。水煎服之。

治跰①方

以水调白面，稀稠得所。糊跰上以纸封之，明日便干。如不曾破者，剥去面便行。

治大便秘

生麻子不以多少，研烂，水调服之。

坐剂

治大便久秘，攻之不透者用之。

又用蜜，不计多少，慢火熬令作剂，稀则粘手，硬则脆，稀稠得所，堪作剂，搓作剂样，如枣核大，粗如箸，长一寸许。蘸小油，内于肛门中，坐良久自透。有加盐少许，以《素问》咸以软之。

交加饮子

治久疟不已，山岚瘴气。

肉豆蔻 十一个，面裹烧一个　草豆蔻 二个，同上法用　厚朴 二寸，一半生用，一半用生姜汁制过用　甘草 二寸半，一半生用，一半炙用　生姜 二块，如枣，纸裹煨过，半生半熟

上为末。每服分一半，水一碗，银石器内，煎至一大盏，去滓，温服。发日，空心。未愈，则再服。

天真丸

补虚损。

佛袈裟 男用女，女用男，以新水四担，洗尽血水，以酒煮烂为泥

威灵仙 一两　当归 半两　缩砂 一两　莲子肉 二两，炒熟　干地黄 一两，酒浸广茂 半两　甘草 二两　牡丹皮 一两　牛膝 一两，酒浸　木香 半两　白术 一两　白茯苓 一两

上为细末，与君主同捣罗为细末，酒浸蒸饼为丸，如梧桐子大。每服三、五十丸，三进日服。

取雕青

水蛭，取阴干为末。先以白马汗擦青处，后用白马汗调药涂之。

治蚰蜒入耳中

上用猫尿灌耳中，立出。取猫尿，用盆盛猫，以生姜擦牙大妙。

又方：黑驴乳灌耳中，亦出。

又方：以湿生虫研烂涂于耳边，自出。

『注释』

①趼（jiǎn 减）：手、脚上因摩擦而生的硬皮。

辟谷绝食第十八

辟谷方

大豆 五升，洗净，蒸三遍，去皮为细末　大麻子 五升，汤浸一宿，漉出，蒸三遍，令口开，去皮为细末用　糯米 五升，淘净，同白茯苓一处蒸熟用之　白茯苓 五两，去皮，同上糯米一处蒸熟为用

上将麻仁末一处捣烂如泥，渐入豆黄末，同和匀，便团如拳大，再入甑蒸，从初更着火至半后夜住火，至寅时出甑，午时曝干，捣为末。服之，以饱为度。不得吃一切物，用麻子汁下。第一顿，一月不饥；第二顿，四十日不饥；第三顿，一千日不饥；第四顿，永不饥。颜采日增，气力加倍。如渴，饮麻仁汁，转更不渴，滋润五脏，若待吃食时分，用葵菜子三合为末，煎汤放冷服之。取其药如后，初间吃三、五日，白米稀粥汤，少少吃之，三日后，诸般食饮无避忌。此药大忌欲事。

又方

茯苓饼子

白茯苓 四两，为末　头白面 一、二两

上同调，水煎，饼面稀调，以黄蜡代油，傅成煎饼，蜡可用三两。饱食一顿，便绝食。至三日觉难受；三日后，气力渐生，熟果芝麻汤、米饮凉水微用些，小润肠胃，无令涸竭开食时，用葵菜汤，并米饮稀粥，少少服之。

又方

保命丹

人参 五两　麻子仁 二两，炒，去皮　干地黄　瓜蒌子 炒　菟丝子 酒浸，以上各二两　生地黄　干大枣 各三两　大豆黄卷 一升，煮，去沫　黑附子 一两生用，一两炮去皮用之　白茯苓　茯神　地骨皮 去粗皮　蔓荆子 煮熟用　杏仁 去皮尖用　麦门冬 炒去心用　地肤子 蒸七遍　黍米 作粉　粳米 作粉　白糯米 作粉　天门冬 去心　车前子 蒸　侧柏叶 煮三遍，以上各二两五钱

上同为细末，各拣选精粹者，腊月内合者妙，他时不可合，日月交蚀不可合，如合时，须拣好日，净室焚香，志心修合，勿令鸡犬妇人见。又将药末用蜡一斤半，滤去滓，白蜜一斤，共二斤半，一处溶开，和匀，入臼杵二千下，微入酥油，丸如梧桐子大。每服十丸，服至五日。如来日服药，隔宿先吃糯米一顿，粳米白面皆可，次日空心，用糯米粥饮送下；如路行人服，如遇好食吃不妨，要止便止；如吃些小蒸饼，嚼烂咽，或干果子，以助药力，不吃更妙。忌盐醋。日后退下药来，于长流水中洗净，再服，可百年不饥矣。

附　　录

张子和《儒门事亲》理论特色研究

（一）张子和的生平及著作

1. 生平

张子和（约 1156—1228 年），名从正，字子和。金代睢州考城人，因春秋时期此地为戴国，自号戴人。其为金元四大家之一，攻邪派的代表人物。

张子和自幼随父亲学医，在《儒门事亲·小儿疮疱丹熛瘾疹旧蔽记》言："余承医学于先人，阅病多矣。"[1] 在《儒门事亲·疟非脾寒及鬼神辨》中又言："余自先世，授以医方，至于今日，五十余年。"另在感风寒一案中又言："戴人时年六十一。"可见其十余岁起跟从父亲学医，深研医经，阅病无数，医术精进。二十余岁开始济世行医。张氏"为人放诞，无威议。颇喜读书、作诗、嗜酒"（《归潜志》）。

张子和于 50 岁左右曾随军行医，有过短暂的军旅生涯。《儒门事亲·五虚五实攻补悬绝法》中曾言："余向日从军于江淮之上，一舟子病，予诊之。"有学者认为子和曾于年轻时从军，但据萧国钢考证[2]，因在 1156~1228 年，宋金大兴军旅战于"江淮之上"有两次。首战时值南宋绍兴三十一年，即 1161 年，此时子和年仅 5 岁，不可能从军。第二次史称"开禧用兵"，时值南宋开禧二年、金泰和六年，即 1206 年。此时子和年 50 岁。张氏在《儒门事亲·疟非脾寒及鬼神辨》中言"余亲见泰和六年丙寅征南师旅大举"，泰和六年，即 1206 年，亦吻合。

后于兴定中（1217—1221 年），朝廷召补太医，张子和遂入太医院，因其持能厌事，不屑于屈膝迎奉，加之其攻邪学说不能被世俗所认可，不久便辞归故里。《归潜志》云："旋告去。"《河南通志》亦云："居无何辞去。"张子和辞官后归隐，在豫东一带行医授徒，交游访道，研究著述，救治百姓无数，后卒于宋理宗绍定元年（1228 年，即金正大五年）秋、冬之际[3]，享年 72 岁。

2. 著作

现传世著作《儒门事亲》十五卷，由张子和及其朋友麻知己、门人常仲明、栾景先等共同润色完成，反映了张子和攻邪的学术思想及临床经验。

据《医籍考》载："《医统正脉》中所辑(《儒门事亲》),是书凡十四卷……盖所谓《儒门事亲》,止其前三卷。"书中前三卷是张子和所撰的《儒门事亲》原稿,是现命名《儒门事亲》的原书内容[4]。主要为医论 30 篇,是张子和主要学术思想的体现,更是全书的精华,著名的汗、吐、下三法及攻邪理论均在其中。

另据《医籍考》等文献史料记载,张子和著作除《儒门事亲》三卷外,还有《治病百法》二卷、《十形三疗》三卷、《杂记九门》一卷、《撮要图》一卷、《治病杂论》一卷、《三法六门》一卷、《治法心要》一卷、《世医神效名方》一卷和《伤寒心镜》一卷,共十种,十五卷。其中《伤寒心镜》附入《刘河间医学六书》,其余的九种共十四卷均收录于今传世的《儒门事亲》之中。也有学者认为,现传世《儒门事亲》原为一部丛书。而今传世的十五卷本《儒门事亲》则又录有《刘河间先生三消论》一卷,为刘河间先生未经刊行的遗著,经麻知己编辑后收入。

关于《儒门事亲》的成书时间,有学者认为[5-6],写于 1210~1228 年,即金卫绍王大安二年至金哀宗正大五年之间的十多年内。

(二)张子和学术思想产生的时代背景及思想渊源

1. 时代背景

张子和学术思想的形成与其所处的时代、社会背景等因素都有着密切的关系。

南宋绍兴二十六年(1156 年,即金贞元四年)张子和出生,时值宋金对峙社会动荡不安之际。绍兴三十一年(1161 年)又逢宋金大战,年幼的他亲眼目睹和饱尝了"天下多故之时,荧惑失常,师旅数兴,饥馑相继"的痛苦。此后"政令烦乱,徭役分冗,朝戈暮载,略无少暇",至泰和六年,又亲见"瘴疠杀人,莫知其数,昏瞀懊㤅,十死八九"。这些对张子和攻邪理论的形成有着一定的影响,故其论病重邪气,强调"病之一物,非人身素有之,或由外而入,或由内而生,皆邪气也"。

同时就当时整个历史背景而言,又存在着滥用温补药物的社会风气[7]。这一点可以苏东坡的死为佐证,在《冷庐医话·慎药》中有关于此事的详细记载。苏东坡学识渊博,善谈医药,并著有《苏沈良方》,但也因为误用补药而亡。可见当时温补时弊的严重。张子和虽晚于苏东坡,但相距时代并不久远,社会嗜食温补之风并未改变。子和曾指出"以太宗、宪宗高明之资,犹陷于流俗之蔽,为方士燥药所误","夫补者人所喜,攻者人所误,医者与其逆病人之心而不见用,不若顺病人之心而获利也,岂复计病者之死生乎?"世人更是"及其闻攻则不悦,闻补则乐之",对此张子和斥责"惟庸工之治病,纯补其虚,不敢治其实,举世皆曰平稳,误人而不见其迹"。张子和亲历时弊,斥责的同时也提出了自己以吐、汗、下三法治病的攻邪理论。

此外，张子和之所以能够创立新说，独树一帜，提出与当时社会风气不同的理论主张，也与当时鼓励创新的局面及"儒之门户分于宋，医之门户分于金元"的学术氛围有一定的关系。

2. 学术思想渊源

有关张子和学术思想渊源，众说纷纭。元·脱脱《金史·本传》指出："其法宗刘守真。"现代著名中医学家任应秋教授指出："从正之学，远则取法乎《素问》《伤寒论》，近则独宗于刘完素。"近年来也有学者研究认为[8-11]，张子和学术思想渊源于扁鹊学派。

通过对《儒门事亲》前三卷（前有论述，此部分确认为张子和著）的统计研究发现，张子和引用《内经》之言达93次，《素问》6次，《灵枢》11次，可见其对《内经》理论的重视。其中又尤其推崇王冰对《内经》理论的注释，曾云"伟哉王冰之言"，在《儒门事亲》前三卷中引用王太仆云26次，启玄子云10次，王冰云4次，而引用仲景之言25次，引用河间之言13次，从引用次数上可见《内经》及王冰注对张子和学术思想的影响最深，其次则是仲景、河间之说。

以汗法为例，《素问·阴阳应象大论》云："其有邪者，渍形以为汗。其在皮者，汗而发之。"《儒门事亲》云："圣人之《刺热》五十九刺，为无药而设也，皆所以开玄府而逐邪气，与汗同。"张子和认为《内经》通过针刺开腠理，驱邪气，其机制不如用药而发之，使人体每一孔窍均达到充分开启，岂不是更为迅速！而发汗之法"仲景曰：大法春夏宜汗。春夏阳气在外，人气亦在外，邪气亦在外，故宜发汗"。张子和则认为药物有寒热温凉的不同，发汗的方法也并非一种，温热可发汗，寒凉也可发汗，熏渍可为汗，导引亦可为汗。因此他进一步发展了仲景之发汗方法，更扩大了汗法的临床运用范围，是对《内经》及仲景之学的创新与突破。

王冰有"木郁达之，达谓吐之，令其条达也"、"土郁夺之，谓下之令无塞碍也"之说，张子和将其发展为攻邪法的治疗机制"凡可吐令条达者，非徒木郁然"、"下者是推陈致新也"。

从《儒门事亲》一书中，也可以看出张子和对刘河间学术思想推崇备至。张子和自述："予用此药四十余年，解利伤寒、温热、中暑、伏热，莫知其数。"这里的药指的就是刘河间辛凉之剂。再如其言"千古之下，得仲景之旨者，刘河间一人而已"，而刘河间思想对张子和影响最大的就是"玄府气液说"。

"玄府"一词最早见于《内经》。《素问·水热穴论》言："所谓玄府者，汗空也。"河间发挥形成了"玄府气液说"，不将"玄府"局限于"皮肤之汗孔"，同时认为"玄府者，谓玄微之府也。然玄府者，无物不有。人之脏腑、皮毛、肌肉、筋膜、骨髓、爪牙、至于万物，悉皆有之，乃出入升降之道路门户也"。河间的"玄府"论主要是为自己"火热"论所服务的，玄府郁闭，则会导致阳气怫郁则化火。

张子和虽推崇河间之学，但自成一派，"玄府"在张子和的理论中成为驱邪外出的通道，凡能开通"玄府"，使津液营血流行通达、气机出入升降有序的治疗手段，都属于汗法之内，故"灸、蒸、熏、渫、洗、熨、烙、针刺、砭射、导引、按摩，凡解表者，皆汗法也"。

总之，张子和学术思想是在吸收了《内经》《伤寒论》的理论，以及刘河间学术思想的基础上的创新与发展。其学术思想冲击着传统的思维框架，给整个医学界带来了新鲜的空气。

（三）《儒门事亲》的学术思想特点

《儒门事亲》中体现了张子和的学术思想以祛邪即是扶正为核心。

1. 治病重祛邪，邪去正自复

在《儒门事亲》中，张子和论病首重邪气，指出疾病的根本原因在于邪气。"夫病之一物，非人身素有之也。或自外而入，或由内而生，皆邪气也"，对于邪气的态度则是"邪气加诸身，速攻之可也，速去之可也"，强调邪气侵犯人体，必须尽早尽快驱逐，并指出有邪之人不可以补，补则如同土堵塞洪水，邪气更加盛实扩散，难以控制，所以治病"先论攻其邪，邪去而元气自复"。这正是张子和攻邪思想的核心。

2. 攻邪之方法，重在汗、吐、下

在《儒门事亲》中，张子和将邪气分为三种，而祛邪的方法，则根据三种邪气的不同，侵犯部位的不同，以及具体症状的不同，因势利导，采用汗、吐、下三法进行治疗。"诸风寒之邪，结搏皮肤之间，藏于经络之内，留而不去，或发疼痛走注，麻痹不仁，及四肢肿痒拘挛，可汗而出之。风痰宿食，在膈或上脘，可涌而出之。寒湿固冷，热客下焦，在下之病，可泄而出之"，即所谓"处之者三，出之者亦三"。攻邪之法重汗、吐、下，而此三法并非将邪气消灭于体内，而是重在祛邪外出，给邪气以出路。

3. 气血贵流通，壅滞则为病

张子和在《内经》惟以气血流通为贵思想的指导下，进一步论述"陈腐去而肠胃洁，癥瘕尽而荣卫昌。不补之中，有真补者存焉"。气是人体生命活动的功能载体，血是人体生命活动的物质基础，气血流通顺畅是人体生命活动正常的根本。而人身之病则在于血气壅滞不通，因此张子和提出"君子贵流不贵滞"的理论。而血气壅滞不通的原因在于邪气的阻遏，所以治病的首要任务就是驱除邪气，使气血宣通，恢复人体正常生理功能。张子和的汗、吐、下三法的理论基础也正源

于此，蕴含了开通玄府郁结，畅达表里上下，流通血气之妙用。

4. 祛邪寓补虚，养生当食补

张子和主张祛邪即是扶正。在《儒门事亲·补论》中指出"补法"的含义在于损有余即是补不足："大抵有余者损之，不足者补之，是则补之义也。阳有余而阴不足，则当损阳而补阴；阴有余而阳不足，则当损阴而补阳。"而在具体的应用中则"取其气之偏胜者，其不胜者自平矣"，"不补之中，有真补者存焉"，"大积大聚、大病大秘、大涸大坚，下药乃补药也"。从中可以看出张子和寓补于攻，攻邪是为了更好地扶助正气，祛邪才是真正补虚的学术思想。

对于补虚之法，张子和更是有自己独到的见解。他反对世人唯以参、芪为补的做法，提出"养生当论食补"的著名观点，认为"凡精血不足，当补之以食"，"五味调和，则可补精益气也"，"补者，以谷肉果菜养口体者也"。注重通过饮食的调摄以扶助正气。更强调"邪未去而不可言补，补之则适足资寇"。服药后亦当以食补为先，"病蠲之后，莫若以五谷养之，五果助之，五畜益之，五菜充之，相五脏所宜，毋使偏倾可也"。

5. 以情胜情法，重心理治疗

张子和治疗情志病方面独具特色，他善用以情胜情之法，治疗因情志刺激所产生的病证。其理论来源于《内经》，其言："《内经》有治法，但以五行相胜之理治之。"《素问·阴阳应象大论》有"怒伤肝，悲胜怒"、"喜伤心，恐胜喜"、"思伤脾，怒胜思"、"忧伤肺，喜胜忧"、"恐伤肾，思胜恐"之说，这是《内经》依据五行原则而形成的情志伤脏、情志相胜的理论。而张子和在此基础上进一步指出以情胜情的具体操作方法，即"悲可以治怒，以怆恻苦楚之言感之；喜可以治悲，以谑浪亵狎之言娱之；恐可以治喜，以迫遽死亡之言怖之；怒可以治思，以污辱欺罔之言触之；思可以治恐，以虑彼志此之言夺之"。

此外，张子和以情胜情之法灵活巧妙，并不局限于情志"五行相胜"的原则，曾以"大笑"之法治疗"怒而不食"的患者，并创造性地运用"习可以治惊"、"逸可以治劳"之法，治疗中还采用暗示诱导、移精变气等心理疗法。

张子和的心理治疗医案设计独特而巧妙，不仅对古代中医心理疗法的发展产生了重要的影响，也对当今中医心理学的发展具有重要的指导和借鉴价值。

6. 防药邪致病，中病应即止

药邪，即是药物对人体所产生的有危害性的作用[12]。金元时期医家喜用温补，病者喜温恶寒、喜补恶泻的不良风气十分流行，张子和在此影响下又依据《内经》等理论最早提出"药邪致病"的观点，指出药物本身是有毒性的，"凡药有毒也，非止大毒小毒谓之毒，虽甘草苦参，不可不谓之毒，久服必有偏胜"。而疗病攻疾则是以药物的寒热温凉之性和酸苦甘辛咸之味来调整机体的阴阳偏颇，故用药时必须谨慎，"相五脏所宜，毋使偏倾可也"。而滥用温补之品，或长期无病服药，均会使体内积聚"药邪"，造成人体阴阳偏胜，甚至毙命。张子和还进一步指出即便是药物对证治疗，也不可久服，邪去则已，中病即止，以免损伤正气而生他疾。

（四）张子和独特的治疗理论与特色治疗方法

1. 独特的治疗理论

张子和形成了以汗、吐、下三法为框架的完备而独特的治疗理论，汗法开玄府逐邪气，吐法令其条达，下法推陈致新，汗、吐、下亦可相互为用，达到一通百通，尽愈诸疾之效。

（1）开玄府逐邪气：张子和汗法的治疗机制，主要在于"开玄府而逐邪气"，他提出"凡解表者，皆汗法也"。

其所创汗法突破传统辛温发汗解表，指出"并不可一概而用"，应因地因时因人的不同进行变通，分别采用辛温、辛热、苦寒和辛凉之剂。不仅在药物治疗上扩展了汗法的治疗范围，还把凡能"开玄府逐邪气"的治疗手段，如灸、蒸、熏、渫、洗、熨、烙、针刺、砭射、导引、按摩等都列入汗法当中，并且"开玄府而逐邪气"之汗法并非只针对表邪而设，而重在宣通人体表里上下内外，开通玄府郁结，运行气血，驱散外邪。

（2）吐之令其条达：张子和曾言吐法虽不被人们所喜爱，但自古淳于意、华佗、仲景皆曾用之，而如今使用吐法之人，却被指为"山野无韵之人"。张子和亦曾见到"病之在上者，诸医尽其技而不效"，于是他在实践中不断摸索与思考，体会到"一吐之中，变态无穷"，并指出了吐法的真谛，即"凡可吐，令其条达者，非徒木郁然"。

张子和将其独特的吐法理论衍化到了更高的层次，其吐法并不仅仅是去上焦之实邪，更可以通过一吐，激发身体真气上行，使上焦气机宣畅，腠理得开，清阳得升；通过一吐，使上下气机通畅，恢复中焦脾升胃降之职；通过一吐，还得以条达肝气，通调水道，交通心肾。正所谓一吐而动全身，通过吐使得气机条达，血脉流通顺畅。这也与其"血气贵流不贵滞"的学术思想相吻合。

（3）下者推陈致新：金元以前，下法主要是指用导泻的药物，荡涤肠胃燥结之法[13]。而经过张子和的演绎，下法的治疗机制扩展至"下者，推陈致新也"，即通过祛除机体的陈腐，以达到生新的目的，"陈腐去而肠胃洁，癥瘕尽而荣卫昌"。

张子和的下法主要是针对病邪而言，并非针对邪实之证，所以逐邪突破了胃家实的阳明腑实证，更注重邪气所导致的气血郁滞。在张子和看来，热壅、寒结、水聚、痰滞、血瘀等证，无论哪种邪气滞留于人体，均会导致气机不畅、血流异常，脏腑功能失调，也就均可以采用"推陈"之下法，理顺气机，使上下通畅，气血流通正常，以达到"致新"的目的，故"催生下乳、磨积逐水、破经泄气，凡下行者，皆下法也"。

张子和下法的理论核心就在于推陈致新，它丰富了下法的理论内涵，拓展了中医辨治的思路，对中医理论的发展具有重要的指导意义。

张子和通过汗、吐、下三法从理论到实践的论述，建立了开玄府逐邪气、吐之令其条达、下者推陈致新的理论框架，达到开外、上达、下通、流通表里上下、使经络气血通达的功效，使邪气尽去，正气自复。

2. 特色治疗方法

张子和治疗方法的特色在于赋予了汗、吐、下三法新的内容，所谓汗法不止于麻黄、升麻；吐法不止于瓜蒂；下法不止于巴豆、牵牛、朴硝、大黄。实则是以此三法兼众法。"如引涎、漉涎、嚏气、追泪，凡上行者，皆吐法也；灸、蒸、熏、渫、洗、熨、烙、针刺、砭射、导引、按摩，凡解表者，皆汗法也；催生下乳、磨积逐水、破经泄气，凡下行者，皆下法也"。

（1）汗法之灵活多变：张子和汗法的最主要特色在于灵活多变，不止局限于药物发汗。在《儒门事亲·十形三疗》162个病例中，应用发汗法39例，药物发汗仅有9例（发汗剂中通圣散使用6例，双解散使用2例，麻黄汤使用1例），占23.1%；其余均以外治发汗为主，如砭射、导引、按摩、熏、蒸、洗、熨等。

砭射之法是张子和汗法中最具特色的取汗方法之一，通过砭刺放血，使邪气发泄于外。在张子和看来，"出血之与发汗，名虽异而实同"。《儒门事亲·十形三疗》载："戴人女僮至西华，目忽暴盲不见物。戴人曰：此相火也。太阳阳明气血俱盛。乃刺其鼻中、攒竹穴与顶前五穴，大出血，目立明。"张子和认为"圣人虽言目得血而能视，然而血有太过、有不及"，太过则玄府壅塞郁闭，又有不便于发汗之处，便通过泻血代替发汗，开通玄府，发泄逐邪。《儒门事亲·喉舌缓急砭药不同解》言："治喉痹之火，与救火同，不容少待。《内经》'火郁发之'。发，谓发汗。然喉咽中，岂能发汗。故出血者，乃发汗之一端也。"张子和常运用针刺放血之法治疗喉痹、风搐反张、肾风、舌肿、腰胯痛、目盲、目赤、小儿面上赤肿、痤疖、湿癣、背疽、瘤等各类病证。在《儒门事亲·十形三疗》162个病例中，应用发汗法39例，其中针刺放血10例，占25.6%。

在张子和的《儒门事亲》中，也有大量使用导引、熏蒸、热熨、洗浴等物理疗法发汗的论述，指出"所谓导引而汗者，华元化之虎、鹿、熊、猴、鸟五禽之戏，使汗出如傅粉，百疾皆愈。所谓熏渍而汗者，如张苗治陈廪丘，烧地布桃叶蒸之，大汗立愈"。故其在前人的启发下，独创"九曲玲珑灶"，蒸以汗出。再如治疗小儿悲哭不止"浴以温汤，渍形以为汗也。肺主皮毛，汗出则肺热散矣。浴止而啼亦止"。亦有熨治腰脚疼痛，"治腰脚疼痛方，天麻、细辛、半夏各二两，用绢袋二个，各盛药三两，煮熟。交互熨痛处，汗出则愈"，更有用熏法治疗风蛀牙疼，"夫风蛀牙疼久不愈者，用针插巴豆一枚，于灯焰上燎，烟未及枯，存性，于牙窝根盘上熏之则愈"，在《儒门事亲·十形三疗》162个病例中，应用发汗法39例，熏、蒸、洗浴等物理疗法使用11次，占28.2%。

此外，张子和指出"因其一涌，腠理开发，汗出周身，复将余药温热而服之，仍以酸醋辛辣浆粥投之，可以立愈"。借涌泄之势可使腠理开发，汗出而愈。如在治疗风水一证时，采用"汗随涌出，肿去八九"。在《儒门事亲·十形三疗》162个病例中，应用发汗法39例，汗随涌出、战汗、大下汗出9例，占23.1%。

张子和之汗法，不拘一格，灵活多变。法虽各异，但机制却不尽相同，都是通过发汗通经逐邪，宣发腠理，开通玄府，以达到驱邪外出之功，因此汗法成为张子和治疗方法的一大特色所在。

（2）吐法之攻中求巧：张子和的吐法也尤具特色，它是建立在"吐之令其条达"的机制之上，不局限于药物涌吐之法，更是变化巧妙。"如引涎、漉涎、嚏气、追泪，凡上行者，皆吐法也"。例如嚏气法，是用药物或物品刺激鼻内致打喷嚏或出血的治疗方法。在《儒门事亲·治病百法·解利伤寒》中，"用不卧散解之，于两鼻内嗜之，连嚏喷三、二十次"，并自述"嚏喷者，同吐法也"。治疗两目赤肿，痛不能开者，将青金散纳于鼻内取嚏，通过取嚏气起到"真气上涌，邪气自出"的功效。除了药物取嚏，张子和还巧妙地用草茎，"左右鼻窍内弹之"，刺激出血以泻火达到立愈，可见张子和治疗方法攻中求巧。其吐法突破了传统的治疗理念，通过向上、外达的宣通、开郁作用，调节气机，调和脏腑，使邪气外出，尽显其治疗之特色。

（3）下法之衍生变化：张子和在独创的"下者推陈致新也"思想指导下，逐邪不拘于结粪，将汗、吐二法之外的一切攻邪之法几乎都涵盖在下法的范围之内。如"催生下乳、磨积逐水、破经泄气，凡下行者，皆下法也"。在《儒门事亲·十形三疗》162个病例中，应用下法93例，占各类治法的57.4%。因此在《儒门事亲》中下法的应用是最为广泛的，既可治疗湿邪为患的水肿、风水、黄疸、停饮、湿痹、洞泻，也可治疗火热为患的狂、痫、疮、淋、吐血、呕血、口疮、牙痛，更可治疗内伤、外伤、妇、儿等多科疾病，如孕妇下血、孕妇便结、经闭、血崩、伏惊、足闪肭痛、膝胻跛行、肥气积、伏瘕、虚劳等。

如妊娠下血，张子和以三和汤（承气汤、四物汤加朴硝）煎之，下数行，痛如手拈，下血亦止。对于暴病卒痛，气机壅遏，血脉瘀滞之证，张子和认为"上涌下泄，可以夺病之大势"，如吐血一例中，岳八郎吐血近一年，身黄如橘，昏愦发作，数日不省，浆粥不下，强直如厥，用舟车丸百余粒，浚川散五六钱，大下十余行后，血止而苏。更指出"诸痛为实，痛随利减"，对于疼痛一证，从实则泻之入手，广泛应用下法。张子和之下法不拘于结粪，尽显"推陈"以到达"致新"的治疗特色。

（五）张子和及其《儒门事亲》对后世的影响

张子和的学术理论承于《内经》、《难经》、《伤寒论》及河间之学，但其尊古而不泥古，不流于世俗，勇于创新，精于辨证，灵活多变，攻中求巧，独具匠心。其汗、吐、下三法不拘一格，以攻为补，以通为用。其法虽各异，但其机制却有着异曲同工之妙，均在于开玄府、散郁结、通经络、调气机，更体现了中医辨证论治之特点。张子和的学术思想纠正了当时社会滥用温补的不良风气，促进中医理论与实践相结合，对后世内、外、妇、儿、五官各科，以及温补学、民间医学甚至日本汉方医学[14]都产生了很大的影响。对当今人们崇尚滋补养生，而忽视攻邪之法的社会风气来说，亦具有重要的现实意义。

参 考 文 献

[1] 张子和. 儒门事亲 [M]. 北京：中华书局，1991.

[2] 萧国钢. 张子和生平有关史料简述[J]. 中医文献杂志. 2005，3：15.

[3] 钱超尘，温长路. 对张子和及其《儒门事亲》的考辨[J]. 河南中医. 2007，27（1）：26-29.

[4] 丹波元胤. 中国医籍考[M]. 北京：人民卫生出版社，1983：616.

[5] 方春阳. 张子和考[J]. 上海中医药杂志. 1985，19：43.

[6] 焦振廉，赵琳，孙力. 《儒门事亲》版本源流述略[J]. 陕西中医学院学报. 2008，31（1）：63-65.

[7] 刘理想. 试论张子和攻邪理论产生历史背景及对其养生理念的影响[J]. 中医文献杂志. 2009，27：20-21.

[8] 冯志广，杨建宇，侯勇谋，等. 张子和学术思想溯源[J]. 湖北中医杂志. 2001，23（8）：3-4.

[9] 肖国钢. 张子和学术思想源流探[J]. 中医文献杂志. 2006，24：17-21.

[10] 杨建宇. 试论张子和是扁鹊学派传人[J]. 内蒙古中医药. 2000，19：40.

[11] 赵留记，杨建宇，杨剑凯. 略论张子和对扁鹊学派的继承[J]. 中医研究. 2001，14（2）：22.

[12] 张淼，杨卫彬，王彤. 具有创新精神的张从正学术思想探析[J]. 中国中医基础医学杂志. 2012，18（1）：23-25.

[13] 何云锋，何云长. 对张子和下法的探讨[J]. 中国中医基础医学杂志. 2002，8（8）：77.

[14] 岳旭东. 张从正攻邪学说对医学发展的影响[J]. 山西中医学院学报. 2001，2（4）：12-14.